RRB

रेलवे भर्ती बोर्ड

पैरा-मेडिकल स्टाफ

15

प्रैक्टिस सेट्स

RRB
रेलवे भर्ती बोर्ड
पैरा–मेडिकल स्टाफ
15
प्रैक्टिस सेट्स

विवेक शुक्ला

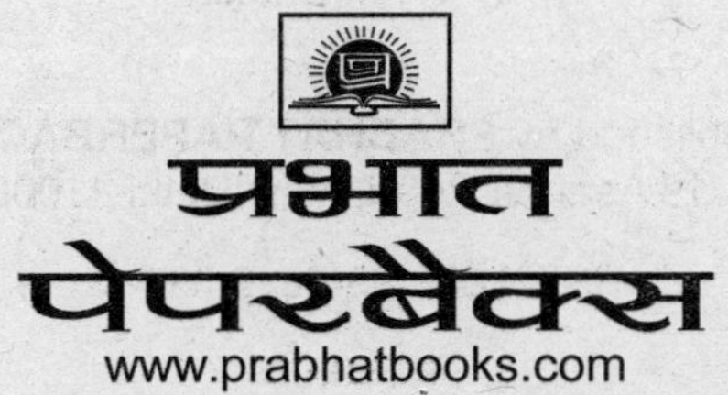

www.prabhatbooks.com

प्रकाशक

प्रभात पेपरबैक्स

4/19 आसफ अली रोड, नई दिल्ली-110002

फोन: 23289555 • 23289666 • 23289777 • हेल्पलाइन/ 7827007777

इ-मेल : prabhatbooks@gmail.com ❖ वेब ठिकाना : www.prabhatbooks.com

संस्करण

प्रथम, 2019

मूल्य

एक सौ तीस रुपए

अ.मा.पु.स. 978-93-5322-337-3

मुद्रक

जापान आर्ट, दिल्ली

———— ★ ————

RRB RAILWAY BHARTI BOARD
PARA-MEDICAL STAFF

15 PRACTICE SETS
by Vivek Shukla

Published by **PRABHAT PAPERBACKS**
4/19 Asaf Ali Road, New Delhi-110002

ISBN 978-93-5322-337-3

₹ 130.00

विषय-सूची

Notification

GOVERNMENT OF INDIA, MINISTRY OF RAILWAYS

Railway Recruitment Boards (RRBs)/CENTRALISED EMPLOYMENT NOTICE (CEN) No. 01/2019, 02/2019 & 03/2019
Railway Recruitment Cells (RRCs)/CENTRALISED EMPLOYMENT NOTICE (CEN) No. RRC-01/2019

Railway Recruitment Boards (RRBs) and Railway Recruitment Cells (RRCs) invite ONLINE applications from eligible candidates for around 1,30,000 vacancies for the posts of:-

(a) **NON TECHNICAL POPULAR CATEGORIES (NTPC)** like Junior Clerk cum Typist, Accounts Clerk cum Typist, Trains Clerk, Commercial cum Ticket Clerk, Traffic Assistant, Goods Guard, Senior Commercial cum Ticket Clerk, Senior Clerk cum Typist, Junior Account Assistant cum Typist, Commercial Apprentice, Station Master, etc.**The opening date of registration of online applications is 28.02.2019- RRB/CEN 01/2019;**

(b) **PARA-MEDICAL STAFF** like Staff Nurse, Health & Malaria Inspector, Pharmacist, ECG Technician, Lab Assistant, Lab Superintendent, etc.**The opening date of registration of online applications is 04.03.2019-RRB/CEN 02/2019;**

(c) **MINISTERIAL AND ISOLATED CATEGORIES** like Stenographer, Chief Law Assistant, Junior Translator (Hindi), etc. The opening date of registration of online applications is 08.03.2019- RRB/CEN 03/2019;

(d) **LEVEL-1 POSTS** like Track Maintainer Grade IV, Helper/Assistant in various technical departments (Electrical, Engineering, Mechanical and S&T departments), Assistant Pointsman, and level-1 posts in other departments. **The opening date of registration of online applications is 12.03.2019- RRC- 01/2019;** in various Zonal Railways and Production Units of Indian Railways.

1.0 Vacancies:

Sl. No	CEN No.	Exam Group	Total Combined Vacancies (approx.)
1	RRB/CEN 01/2019	Non-Technical Popular Categories (NTPC)	
2	RRB/CEN 02/2019	Para-Medical Staff	**30,000**
3	RRB/CEN 03/2019	Ministerial And Isolated Categories	
4	RRC-01/2019	Level-1 Posts	**1,00,000**

- Detailed CEN will be published on the official websites of all the participating RRBs or RRCs, as indicated at Para 15.0 or 16.0 below. The detailed CEN will be published in the official websites on the opening date of registration of online application of respective CEN.
- Vacancies indicated above and in the CEN are provisional and may increase or decrease in total or in specific units/communities/posts at a later stage depending upon the actual needs of the Railway administration.
- The Post Parameters and Vacancy Table indicating the vacancies for UR/SC/ST/OBC/EWS/Ex.SM and PwBD for various posts in various Railways/Production Units can be seen in the detailed CEN to be published on the official websites of RRBs/RRCs.

2.0 Age as on 01.07.2019: For details about the prescribed lower/upper age limits (including upper age relaxation) prescribed for various posts, please refer to the detailed CEN to be published on the official websites of RRBs or RRCs, whichever applicable.

3.0 Pay and Allowances: Different posts carry different Pay Levels and allowances as admissible as per 7th CPC Pay Matrix.For full details please refer to the detailed CEN to be published on the official websites of RRBs or RRCs, whichever applicable.

4.0 Educational Qualification: Different educational qualifications are prescribed for various posts. For details please refer to the detailed CEN to be published on the official websites of RRBs or RRCs, whichever applicable.

5.0 Candidates should ensure that they possess/fulfil all eligibility conditions prescribed for the post(s) **as on the closing date of online registration. CANDIDATES WAITING FOR RESULTS OF PRESCRIBED EDUCATIONAL QUALIFICATION SHOULD NOT APPLY.**

6.0 Medical Standards: Candidates must ensure that they fulfil the prescribed Medical Standards for the post(s) for which they are applying. For this, they should refer to the medical standards for each post as available in the detailed CEN to be published on the official websites of RRBs/RRCs. **Candidates found medically unsuitable for the applied post(s) shall not be given any alternative appointment.**

7.0 Reservation and suitability for Persons with Benchmark Disabilities(PwBD): For details refer to the detailed CEN to be published on the official websites of RRBs or RRCs.

8.0 Reservation for Ex Servicemen (ExSM): For details refer to the detailed CEN to be published on the official websites of RRBs or RRCs.

9.0 Reservation for Economically Weaker Section (EWS) Candidates: For details refer to the detailed CEN to be published on the official websites of RRBs or RRCs.

10.0 Mode of Examination: Computer Based Test (CBT).

11.0 Examination Fee:

SI. No	Candidate Categories	Free
1	For all candidates except the fee concession categories mentioned below at Sl. No 2. Out of this fee of Rs 500/- an amount of Rs 400/- shall be refunded duly deducting bank charges, on appearing in 1st Stage CBT	Rs 500/-
2	For candidates belonging to SC/ST/Ex-Servicemen/PwBDs/ Female/Transgender /Minorities/ Economically Backward Class.This fee of Rs 250/- shall be refunded duly deducting bank charges as applicable on appearing in 1st Stage CBT.	Rs 250/-

12.0 Important Dates & Time:

Event	Date & Time
Opening of online registration of Applications (NTPC) by RRBs	28.02.2019 at 10.00 hrs
Opening of online registration of Applications (Para-Medical Staff) by RRBs	04.03.2019 at 10.00 hrs
Opening of online registration of Applications (Ministerial & Isolated Categories) by RRBs	08.03.2019 at 10.00 hrs
Opening of online registration of Applications (Level-1) by RRCs	12.03.2019 at 10.00 hrs

13.0 Candidates are required to go through the Post Parameter Table,Vacancy Table and ascertain their eligibility to apply through ONLINE mode to any **one RRB or RRC only,** whichever applicable, depending upon their eligibility. **The selection of RRB or RRC,** whichever applicable, **once exercised shall be final. Application to more than one RRB or RRC,** whichever applicable, will lead to rejection of all the applications for the respective CEN.

14.0 Eligibility of the candidates will be considered only on the strength of the information furnished in the ONLINE Application. Candidates need NOT send printouts of application or Certificates or copies to RRBs or RRCs concerned by post. If at any stage of recruitment or thereafter, it is found that any information furnished by the candidate in his/her application is false/incorrect or the candidate has suppressed any relevant information or the candidate does not satisfy the eligibility criteria for the post(s), his/her candidature will be rejected forthwith. **After submission of application against the CEN(s), RRBs or RRCs shall not entertain any representation for modification of the information furnished in the application.**

15.0 Candidates are advised to refer only to the official websites of RRBs as mentioned below for detailed RRBs' CEN No. 01/2019, 02/2019 & 03/2019 and submission of online applications:-

RRB	Website Address	RRB	Website Address
Ahmedabad	www.rrbahmedabad.gov.in	**Jammu-Srinagar**	www.rrbjammu.nic.in
Ajmer	www.rrbajmer.gov.in	**Kolkata**	www.rrbkolkata.gov.in
Allahabad	www.rrbald.gov.in	**Malda**	www.rrbmalda.gov.in
Bangalore	www.rrbbnc.gov.in	**Mumbai**	www.rrbmumbai.gov.in
Bhopal	www.rrbbpl.nic.in	**Muzaffarpur**	www.rrbmuzaffarpur.gov.in
Bhubaneswar	www.rrbbbs.gov.in	**Patna**	www.rrbpatna.gov.in
Bilaspur	www.rrbbilaspur.gov.in	**Ranchi**	www.rrbranchi.gov.in
Chandigarh	www.rrbcdg.gov.in	**Secunderabad**	www.rrbsecunderabad.nic.in
Chennai	www.rrbchennai.gov.in	**Siliguri**	www.rrbsiliguri.org
Gorakhpur	www.rrbgkp.gov.in	**Thiruvananthapuram**	www.rrbthiruvananthapuram.gov.in
Guwahati	www.rrbguwahati.gov.in		

16.0 Candidates are advised to refer only to the official websites of RRCs as mentioned below for detailed CEN No.RRC...01/2019 (Level-1 posts) and submission of online applications.

RRB	Website Address	RRB	Website Address
Central Railway	www.rrccr.com	**North western Railway**	www.nwr.indianrailways.gov.in
Eastern Railway	www.rrcer.com	**Southern Railway**	www.rrcmas.in
East Central Railway	www.rrcecr.gov.in	**South Central Railway**	www.scr.indianrailways.gov.in
East Coast Railway	www.rrcecor.org	**South Eastern Railway**	www.ser.indianrailways.gov.in
Northern Railway	www.rrcnr.org	**South East Central Railway**	www.secr.indianrailways.gov.in
North Central Railway	www.rrcald.org	**South Western Railway**	www.rrchubli.in
North Eastern Railway	www.ner.indianrailways.gov.in	**Western Railway**	www.rrc-wr.com
Northeast Frontier Railway	www.nfr.indianrailways.gov.in	**West Central Railway**	www.wcr.indianrailways.gov.in

RRB
पैरा-मेडिकल स्टाफ भर्ती परीक्षा
प्रैक्टिस सेट-1

सम्बन्धित विषय

1. आन्तरिक कान किससे सम्बन्धित होते हैं?
(a) सन्तुलन से
(b) श्रवण से
(c) श्रवण व सन्तुलन से
(d) चिन्तन से

2. पुरुष में मूत्रमार्ग की लम्बाई होती है–
(a) 18–20 से.मी.
(b) 25–30 से.मी.
(c) 15–20 से.मी.
(d) 10–15 से.मी

3. Ossicles की पहली छोटी अस्थि है–
(a) मैलिअस
(b) इनकस
(c) स्टेपिज
(d) उपरोक्त सभी

4. अतिशय-धड़कन (Tachcardia) क्या है?
(a) नाड़ी की तेज दर
(b) नाड़ी की कम दर
(c) हृदय की कम दर
(d) हृदय की तेज दर

5. पेरिफरल न्यूराइटिस (पॉलिन्यूराइटिस) होने के कारण हैं–
(a) दीर्घ मद्यपान
(b) विटामिन-B की कमी
(c) डिप्थीरिया
(d) उपरोक्त सभी

6. किस स्थिति में नाड़ी की गति दर पूर्णत: अनियमित होती है?
(a) एट्रिअल-फ्लटर
(b) एट्रिअल-फिब्रिलेशन
(c) एक्ट्रास्टिलिस
(d) साइनस-एरट्मिआ

7. वह हेपेटाइटिस जो केवल यकृत कोशिकाओं में ही वृद्धि करता है–
(a) हेपोटाइटिस-B
(b) हेपेटाइटिस-A
(c) हेपेटाइटिस-C
(d) हेपेटाइटिस-B

8. लार-ग्रन्थियों में पीड़ा युक्त वृद्धि व सूजन होना क्या कहलाता है?
(a) रूबेला
(b) पैराटाइटिस (मम्पस)
(c) रूबिओला
(d) फैरिन्जाइटिस

9. वह पोलियो जिसमें क्रेनियल तंत्रिकाएं पूरी तरीके से प्रभावित होती हैं–
(a) बल्बर-फार्म पोलियो
(b) आब्सट्रक्टेटिव
(c) हीमोलाइटिक पोलियो
(d) कोई नहीं

10. निम्न में से छोटी-माता (चिकन पॉक्स) रोग का कारण है–
(a) रोटा वाइरस (b) टोगा वाइरस
(c) हरपीज वायरस (d) कोई नहीं

11. निम्न में से कौन-सी परीक्षण रिपोर्ट Osteomye litis की जांच में सहायक है?
(a) हेमाटोक्रिट (b) ESR
(c) सीरम K^+ (d) WBC की गिनती

12. निम्न में से कौन-सा कारक बच्चे के बुद्धि/विकास को प्रभावित करता है–
(a) आनुवंशिकता (b) पर्यावरण
(c) पोषक स्तर (d) उपर्युक्त सभी

13. दूध/अण्डे में वसा का कौन-सा प्रकार पाया जाता है?
(a) दृश्य वसा
(b) अदृश्य वसा
(c) दृश्य और अदृश्य वसा
(d) उपर्युक्त में से कोई नहीं

14. भोजन को किस प्रकार से सुरक्षित रखा जा सकता है?
(a) कोल्ड स्टोरेज प्रक्रिया से
(b) डीहाइड्रेशन प्रक्रिया से
(c) स्मोकिंग प्रक्रिया से
(d) उपर्युक्त सभी

15. ऐसी बीमारी जिसमें व्यक्ति को बार-बार लगता है कि उसने इस वस्तु या स्थान को पहले भी कभी देखा–
(a) डेजा-vu
(b) डेजा-entendu
(c) पुनरावृत्ति
(d) इनमें से कोई नहीं

16. चेहरे में पाई जाने वाली हड्डियों में से स्थिर हड्डियाँ कौन-सी होती हैं–
(a) जाइगोमैटिक (Zygomatic) हड्डी
(b) मेग्जिला
(c) बोमर
(d) उपर्युक्त सभी

17. निम्न में से कौन-सा एन्जाइम स्टार्च को माल्टोज में परिवर्तित करता है?
(a) टाइलिन (b) लेक्टोज
(c) एमाइलेज (d) जल

18. T.V. infusion के दौरान शरीर के किस भाग को स्थिर रखने के लिए किस प्रकार के splint का प्रयोग किया जाता है?
(a) थोमस स्पलिंट
(b) स्ट्रेट स्पलिंट
(c) ब्रोन स्पलिंट
(d) उपर्युक्त में से कोई नहीं

19. Lasix या Furosemide है–
(a) लूप मूत्रवर्धक
(b) आसमाटिक मूत्रवर्धक

(c) कार्बनिक एनहाइड्रेज अवरोधक
(d) पोस्टसियम विलुप्त मूत्रवर्धक

20. जीवाणुओं से हुए संक्रमण के कारण कौन-सा Shock होता है?
(a) हृदयजनित शॉक
(b) सेप्टिक शॉक
(c) हाइपोवॉल्मिक शॉक
(d) तंत्रिकाजन्य शॉक

सामान्य ज्ञान

21. भारत में वन्य-जीव संरक्षण अधिनियम कब लागू किया गया?
(a) 1972 (b) 1986
(c) 1964 (d) 1956

22. निम्नलिखित में से कौन-सी चट्टान अवसादी चट्टान होती है?
(a) ग्रेनाइट
(b) चार्नोकाइट
(c) असिताश्म (बेसॉल्ट)
(d) आर्कोज

23. कृषि के अत्यधिक विशेषीकृत रूप का संबंध किससे है, जिसमें कॉफी, चाय और रबड़ जैसी फसलें उगाई जाती हैं?
(a) बहुविध फसल (b) बागान कृषि
(c) सीढ़ीदार खेती (d) विस्तृत खेती

24. अंतर्राष्ट्रीय ओजोन दिवस कब मनाया जाता है?
(a) 5 सितंबर (b) 16 सितंबर
(c) 11 सितंबर (d) 20 सितंबर

25. भारत में अनेक कोयला क्षेत्र (कोल फील्ड) कहाँ मिलते हैं?
(a) कावेरी घाटी (b) कृष्णा घाटी
(c) गंगा घाटी (d) दामोदर घाटी

26. अंडे से नया-नया निकला टैडपोल किसके माध्यम से श्वास लेता है?
(a) फेफड़ों से
(b) बाहरी गलफड़ों से
(c) भीतरी गलफड़ों से
(d) उपर्युक्त सभी से

27. लैटिन में वाइरस का क्या अर्थ है?
(a) मधुर (b) लघु
(c) तरल (d) विष

28. किस जैविक प्रक्रिया में वायु-जीव अवायु-जीव दोनों ही कार्बनिक पदार्थ को अवक्रमित करते हैं?
(a) खाद बनाने (b) कम्पोस्टीकरण
(c) पाचन (d) नाइट्रीकरण

29. उपत्वचा किसमें नहीं होती?
(a) पत्ती (b) तना
(c) जड़ (d) फल

30. विभिन्न कम्प्यूटर केबिल और ______ द्वारा लैन (LAN) से जुड़े होते हैं।
(a) मोडम (b) इंटरफेस कार्ड
(c) विशेष तारों (d) टेलीफोन लाइनों

31. भारत छोड़ो प्रस्ताव (1942) से अहिंसक जन संघर्ष का प्रारंभ वृहद्तम पैमाने पर हुआ। इस संघर्ष के लिए "करो या मरो" का मंत्र किसने दिया था?
(a) महात्मा गाँधी
(b) सुभाषचंद्र बोस
(c) जवाहरलाल नेहरू
(d) सरदार वल्लभभाई पटेल

32. वाटरलू युद्ध में नेपोलियन को अंत में किस वर्ष पराजय मिली?
(a) 1814 (b) 1813
(c) 1815 (d) 1816

33. भारतीय राष्ट्रीय कांग्रेस की प्रथम महिला अध्यक्ष कौन थी?
(a) सरोजिनी नायडू
(b) सुचेता कृपलानी
(c) राजकुमारी अमृत कौर
(d) एनी बेसेंट

34. कोणार्क में प्रसिद्ध सूर्य मंदिर का निर्माण किसने कराया था?
(a) प्रतापरुद्र (b) अनंतवर्मन
(c) नरसिम्हा-प्रथम (d) नरसिम्हा-द्वितीय

35. अशोक ने समूचे भारत और सीलोन में बौद्ध धर्म का प्रसार किस प्रकार किया?
(a) त्रिरत्नों की शिक्षा देकर
(b) धर्म प्रचारकों को भेज कर
(c) युद्ध करके
(d) बौद्ध भिक्षु बन कर

36. इण्डिया पोस्ट पेमेण्ट्स बैंक का शुभारम्भ कब किया गया है?
(a) 1 सितम्बर, 2018
(b) 2 सितम्बर, 2018
(c) 3 सितम्बर, 2018
(d) 4 सितम्बर, 2018

37. 'सतत विकास लक्ष्य' 2017 के सूचकांक में भारत का कौन-सा स्थान है?
(a) 116वां (b) 125वां
(c) 108वां (d) 95वां

38. प्रवासी भारतीय दिवस, 2019 के आयोजन हेतु चिन्हित किया गया है—
(a) इलाहाबाद (b) वाराणसी
(c) लखनऊ (d) कानपुर

39. भारत का सर्वोच्च नागरिक पुरस्कार कौन-सा है?
(a) पदम विभूषण (b) भारत रत्न
(c) परमवीर चक्र (d) वीर चक्र

40. क्रिकेट विश्व कप प्रतियोगिता सबसे अधिक किस देश ने जीती है?
(a) भारत (b) इंग्लैण्ड
(c) आस्ट्रेलिया (d) वेस्टइंडीज

अंकगणितीय क्षमता

41. यदि $x + y + z = 1, xy + yz + zx = -1, xyz = -1$, तो $x^3 + y^3 + z^3$ है—
(a) -2 (b) -1
(c) 0 (d) 1

42. यदि $x^2 + y^2 + z^2 = xy + yz + zx, (x \neq 0)$, तो $\frac{4x + 2y - 3z}{2x}$ का मान है—
(a) 0 (b) 1
(c) $\frac{3}{2}$ (d) $\frac{1}{2}$

43. यदि $x\left(3 - \frac{2}{x}\right) = \frac{3}{x}, x \neq 0$, तो $x^2 + \frac{1}{x^2}$ का मान है—
(a) $2\frac{1}{3}$ (b) $2\frac{2}{3}$
(c) $2\frac{4}{9}$ (d) $2\frac{5}{9}$

44. $ax + by = c$ (जहाँ a, b दो धनात्मक वास्तविक संख्याएँ हैं) के ग्राफ और निर्देशक अक्षों द्वारा बनी त्रिभुज का क्षेत्रफल है—
(a) $\frac{c^2}{ab}$ वर्ग एकक (b) $\frac{a^2}{2bc}$ वर्गएकक
(c) $\frac{c^2}{2ab}$ वर्ग एकक (d) $\frac{a^2}{bc}$ वर्ग एकक

45. एक दुकानदार अपनी वस्तुओं पर उनके क्रय मूल्य से 40% अधिक अंकित करता है। वह अपनी $\frac{3}{4}$ वस्तुओं का विक्रय इस मूल्य पर कर लेता है और शेष वस्तुओं का 40% छूट पर करता है। यह मान कर कि दुकानदार ने जितनी वस्तुएं क्रय की हैं उन सभी का विक्रय कर दिया है, पूरे सौदे पर उसकी हानि या लाभ प्रतिशत के रूप में ज्ञात कीजिए।

(a) 20% हानि (b) 23% हानि
(c) 26% लाभ (d) 30% लाभ

46. संख्या $[(57)^{25} - 1]$ का अंतिम अंक अर्थात् इकाई के स्थान पर अंक है–

(a) 6 (b) 8
(c) 0 (d) 5

47. पाँच क्रमिक पूर्णांकों का योगफल a है और अगले पाँच क्रमिक पूर्णांकों का योगफल b है, तो $\frac{(b-a)}{100}$ है–

(a) $\frac{1}{4}$ (b) $\frac{1}{2}$
(c) 4 (d) 2

48. $\frac{3\sqrt{2}}{\sqrt{6}-\sqrt{3}} - \frac{4\sqrt{3}}{\sqrt{6}-\sqrt{2}} - \frac{6}{\sqrt{8}+\sqrt{12}} = ?$

(a) 1 (b) $-\sqrt{3}$
(c) $\sqrt{3}+\sqrt{2}$ (d) $\sqrt{3}-\sqrt{2}$

49. एक संख्या N तीन अंकों की धनात्मक संख्या है। यदि उसके सैकड़े के स्थान पर x है और इकाई के स्थान पर y है, तो संख्या $N - 100x - y$ सदा विभाज्य होती है–

(a) 8 से (b) 9 से
(c) 10 से (d) 11 से

50. एक ट्राउजर के अंकित मूल्य पर 40% छूट के फलस्वरूप अजीत ने 320 रुपए मूल्य की एक कमीज भी क्रय कर ली। ट्राउजर के लिए अजीत ने कितना भुगतान किया?

(a) ₹ 480 (b) ₹ 540
(c) ₹ 800 (d) ₹ 400

51. 40 लीटर मिश्रण में ऐल्कोहॉल और जल का अनुपात 5 : 3 है। 8 लीटर मिश्रण निकाल कर उसकी जगह जल डाल दिया गया। अब परिणामी मिश्रण में ऐल्कोहॉल और जल का अनुपात है–

(a) 1 : 2 (b) 1 : 1
(c) 2 : 1 (d) 1 : 3

52. राम का व्यय और बचत 3 : 2 के अनुपात में है। उसकी आय में 10 प्रतिशत की वृद्धि होती है और उसका व्यय भी 12% बढ़ जाता है। उसकी बचत में कितनी वृद्धि होती है?

(a) 7% (b) 10%
(c) 9% (d) 13%

53. दस वर्ष पूर्व, P और Q की औसत आयु 20 वर्ष थी। अब P, Q और R की औसत आयु 30 वर्ष है। 10 वर्ष बाद, R की आयु होगी–

(a) 35 वर्ष (b) 40 वर्ष
(c) 30 वर्ष (d) 45 वर्ष

54. संख्याओं 15, 21, 32, 35, 46, x, 59, 65 एवं 72 का औसत मान 43 से अधिक या उसके बराबर और 44 से कम या उसके बराबर होना चाहिए। तब x का मान होना चाहिए–

(a) $42 \le x \le 51$ (b) $43 \le x \le 50$
(c) $42 < x \le 49$ (d) $43 < x < 50$

55. एक लम्ब पिरामिड का आधार 4 सेमी. भुजा वाला एक समबाहु त्रिभुज है। पिरामिड की ऊंचाई उसकी तिरछी ऊंचाई से आधी है। उसका आयतन है–

(a) $\frac{8}{9}\sqrt{2}$ सेमी^{3}
(b) $\frac{7}{9}\sqrt{3}$ सेमी^{3}
(c) $\frac{8}{9}\sqrt{3}$ सेमी^{3}
(d) $\frac{7}{9}\sqrt{2}$ सेमी^{3}

56. आधार 150 × 100 मीटर वाली एक टंकी में एक नल से, जिसका अनुप्रस्थ-परिच्छेद 2 डेसी मीटर × 1.5 डेसी मीटर है, 15 किलोमीटर प्रति घंटा की गति से जल प्रवाह होता है। कितने समय में जल 3 मीटर गहरा हो जाएगा?

(a) 100 घंटे (b) 120 घंटे
(c) 140 घंटे (d) 150 घंटे

57. एक तम्बू 3 मीटर की ऊंचाई तक लम्बवृत्तीय बेलन के आकार का है और फिर जमीन के ऊपर 13.5 मीटर की अधिकतम ऊंचाई तक लम्बवृत्तीय शंकु बन जाता है। यदि आधार की त्रिज्या 14 मीटर हो, तो 2 रुपए प्रति वर्ग मीटर की दर से तम्बू के भीतरी भाग को पेंट करने की लागत है–

(a) ₹ 2,050 (b) ₹ 2,060
(c) ₹ 2,068 (d) ₹ 2,080

58. एक त्रिभुज की भुजाएं 50 सेमी., 78 सेमी. और 112 सेमी. हैं। सबसे छोटा शीर्ष लम्ब है–

(a) 20 सेमी. (b) 30 सेमी.
(c) 40 सेमी. (d) 50 सेमी.

59. रहीम ने उपहार की एक वस्तु 15% छूट मिलने के बाद, 510 रुपए में क्रय की। फिर वह अंकित मूल्य से 5% अधिक पर उसका विक्रय कर देता है। इस सौदे में अर्जित लाभ है–

(a) ₹ 150 (b) ₹ 120
(c) ₹ 100 (d) ₹ 90

60. किसी धनराशि पर साधारण ब्याज मूलधन का $\frac{1}{9}$ है और वर्षों की संख्या, दर प्रतिशत प्रति वर्ष के बराबर है। दर प्रतिशत प्रति वर्ष है–

(a) 3% (b) $\frac{1}{3}$%
(c) $\frac{1}{10}$% (d) $3\frac{1}{3}$%

सामान्य बुद्धिमत्ता

निर्देश : निम्नलिखित प्रश्नों में उसे चुनिए, जो अन्य तीन विकल्पों से भिन्न है–

61. (a) भूकंप (b) तूफान
(c) सूखा (d) विस्फोट

62. अक्षरों का कौन-सा समूह खाली स्थानों पर क्रमवार रखने से दी गयी अक्षर शृंखला को पूरा करेगा?

__wi _ _ w _ nt _ in _ wi _

(a) nttwiwn
(b) ttinwin
(c) tntiwtn
(d) tntwitn

निर्देश : निम्नलिखित प्रश्नों में एक अनुक्रम दिया गया है, जिसमें एक पद लुप्त है। दिए गए विकल्पों में से वह सही विकल्प चुनिए, जो अनुक्रम को पूरा करे–

63. FNC, HQG, JTK ?

(a) LXO (b) LMO
(c) KMT (d) LWO

64. प्रश्न आकृतियाँ :

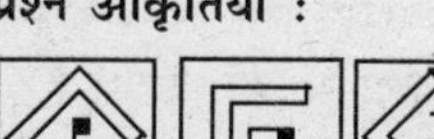

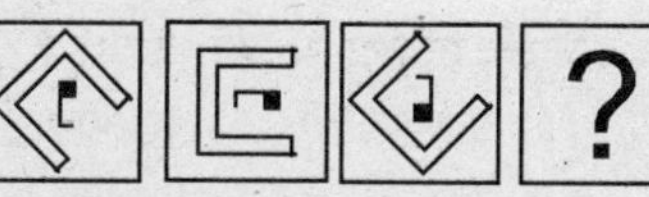

उत्तर आकृतियाँ :

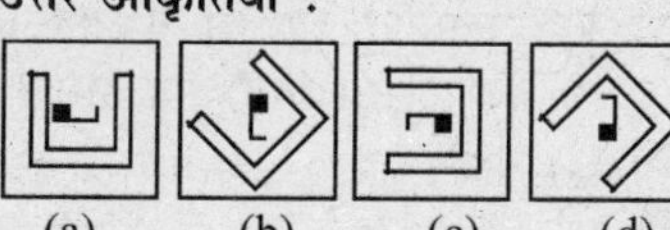

65. प्रश्न आकृतियाँ :

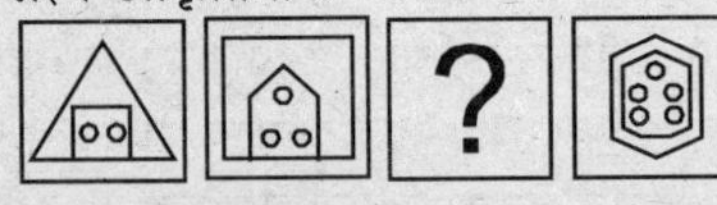

उत्तर आकृतियाँ :

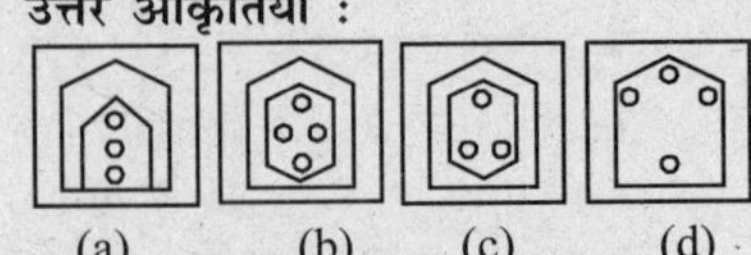

(a) (b) (c) (d)

66. निम्नलिखित विकल्पों में से वह शब्द चुनिए, जो दिए गए शब्दों के अक्षरों का प्रयोग करके नहीं बनाया जा सकता–

Given word : ORGANISATION

(a) STRONG (b) ORANGE
(c) NOTION (d) GROAN

67. दिए गए शब्द में हर अक्षर की संख्या हर विकल्प में दी गई है। सही विकल्प चुनिए–

COMMISSION

(a) C1 O2 M2 I2 S2 N1
(b) C1 O1 M2 I2 S2 N1
(c) C2 O2 M2 I2 S2 N1
(d) C1 O2 M2 I2 S2 N2

68. यदि RUSH को कूट भाषा में 66 लिखा जाए तो GIRL को कैसे लिखा जाएगा?

(a) 75 (b) 64
(c) 47 (d) 46

69. यदि TORTISE को कूट भाषा में VQT-VKUG लिखा जाए तो ELEPHANT को कैसे लिखा जाएगा?

(a) GRJPVNOR (b) RNRQGCOV
(c) GNGRJCPV (d) GRJCPVGN

70. सुमा उमा से छोटी है, नेहा सुमा से लंबी है, सुधा उमा से लंबी है लेकिन हेमा से छोटी है, उमा नेहा से लंबी है। उनमें सबसे लंबी कौन है?

(a) हेमा (b) उमा
(b) सुधा (d) नेहा

71. किसी फोटोग्राफ में एक महिला की ओर संकेत करते हुए मीरा ने कहा, "उसके पिता के एकमात्र पुत्र की पत्नी मेरी सास है।" मीरा के पति का फोटो वाली महिला से क्या संबंध है?

(a) भतीजा (b) चाचा
(c) पुत्र (d) पिता

72. यदि परसों शुक्रवार था तो आगामी परसों के बाद तीसरा दिन क्या होगा?

(a) बृहस्पतिवार (b) शुक्रवार
(c) शनिवार (d) रविवार

73. 16 लड़कियों की एक पंक्ति में जब हेमा को दो स्थान बायीं ओर खिसकाया गया तो वह बाएँ सिरे से 7वीं हो गई। पहले दाएँ सिरे से उसकी क्या स्थिति थी?

(a) 7वीं (b) 8वीं
(c) 9वीं (d) 10वीं

74. आपकी आयु आपकी माता की आयु के आधे से 10 वर्ष कम है जो आपके पिता से 5 वर्ष छोटी है। यदि आपके पिता की आयु 45 वर्ष है तो आपकी क्या आयु है?

(a) 20 वर्ष (b) 15 वर्ष
(c) 10 वर्ष (d) 5 वर्ष

75. कुछ समीकरण एक विशेष पद्धति पर आधारित है। उसी आधार पर अनुत्तरित समीकरण का सही उत्तर ज्ञात कीजिए–

यदि $14 \times 13 = 128$ और

$16 \times 13 = 280$

तो $15 \times 11 = ?$

(a) 516 (b) 156
(c) 165 (d) 615

76. उत्तर आकृतियों में से कौन-सी आकृति प्रश्न आकृति की बिल्कुल सही प्रतिकृति होगी, जबकि दर्पण *xy* पर रखा हो?

प्रश्न आकृति :

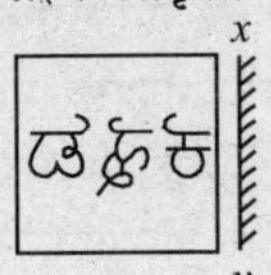

उत्तर आकृतियाँ :

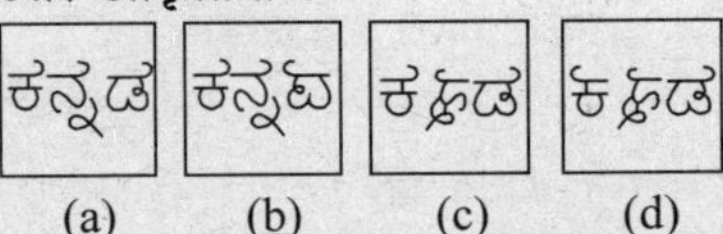

(a) (b) (c) (d)

77. कौन-सा आरेख भाषा, अंग्रेजी, हिन्दी का संबंध दर्शाता है?

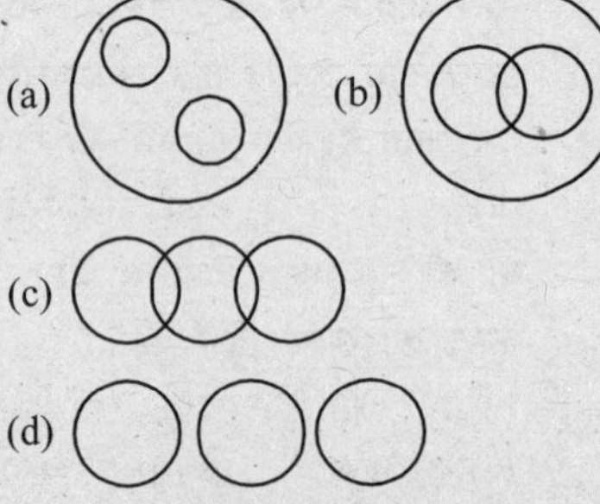

78. यदि → का अर्थ + है, ← का अर्थ – है, ↑ का अर्थ ÷ है, ↓ का अर्थ × है, ↗ का अर्थ = है, तो कौन-सा सही है?

(a) 2 ↓ 5 ← 6 → 2 ↗ 6
(b) 5 → 7 ← 4 ↑ 2 ↗ 3
(c) 3 ↓ 6 ↑ 2 → 3 ← 6 ↗ 5
(d) 7 ← 43 ↑ 6 ↓ 1 ↗ 4

79. एक बच्चा 25 फीट उत्तर की ओर चलता है, दाएँ घूमता है और 40 फीट चलता है, फिर दाएँ घूमता है और 45 फीट चलता है। फिर वह बाएँ घूमता है और 20 फीट चलता है। वह फिर बाएँ घूमता है और 20 फीट चलता है। अंततः वह अपनी बायीं ओर घूमता है और फिर 20 फीट चलता है। वह बच्चा अपने आरंभिक स्थल से किस दिशा में है?

(a) उत्तर (b) दक्षिण
(c) पश्चिम (d) पूर्व

80. निम्नलिखित आकृतियों में एक घन के विभिन्न दृश्य दिखाए गए हैं। हर फलक पर कोई संख्या है, किंतु घन 4 में एक फलक खाली है। उत्तर विकल्पों में से वह संख्या चुनिए जो खाली स्थान में होनी चाहिए।

प्रश्न आकृतियाँ :

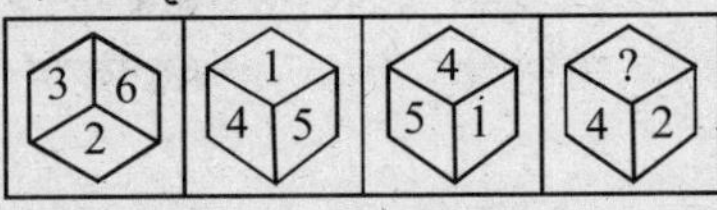

(a) 1 (b) 5
(c) 6 (d) 3

सामान्य विज्ञान

81. अभिक्रिया ऊष्मा निर्भर नहीं करती है-

(a) अभिक्रिया के ताप पर
(b) उस पथ पर जिससे अंतिम उत्पाद प्राप्त किया जाता है
(c) अभिकारकों और उत्पादों की भौतिक स्थिति पर
(d) चाहे अभिक्रिया स्थिर दाब पर की गई है या स्थिर आयतन पर

82. दो धातुओं का सोल्डरन किसके गुण के कारण संभव है?

(a) परासरण (b) श्यानता
(c) पृष्ठीय तनाव (d) असंजन

83. जब किसी पाषाण खंड को पानी में डुबोया जाता है, तो वह सामान में पानी को विस्थापित कर देता है–

(a) घनत्व (b) विशिष्ट गुरुत्व
(c) द्रव्यमान (d) आयतन

84. निम्नलिखित में से अधिक जलन किससे पैदा होती है?

(a) उबलता हुआ पानी
(b) गरम पानी
(c) भाप
(d) पिघलती हुई प्लावी बर्फ

85. किस विकिरण का वेग प्रकाश से कम होता है?
(a) अल्फा किरणें
(b) गामा किरणें
(c) पराबैंगनी किरणें
(d) एक्स किरणें

86. एक व्यक्ति रत्नों के ढेर से वास्तविक और कृत्रिम रत्नों को अलग करना चाहता है, तो उसे किस विकिरण का उपयोग करना चाहिए?
(a) पराबैंगनी किरणें
(b) अवरक्त किरणें
(c) एक्स किरणें
(d) लेजर प्रकाश

87. किसी तत्त्व के तुल्यांकी भार तथा संयोजकता का गुणनफल किसके बराबर होता है?
(a) वाष्प घनत्व (b) सापेक्ष ताप
(c) परमाणु भार (d) अणु भार

88. आण्विक कक्षा का अभिन्यास किससे नियंत्रित होता है?
(a) मुख्य क्वांटम संख्या
(b) चुंबकीय क्वांटम संख्या
(c) प्रचक्रण क्वांटम संख्या
(d) दिगंधी क्वांटम संख्या

89. किसी तत्त्व के परमाणु का परमाणु क्रमांक 17 हैं और द्रव्यमान 36 है। उसके न्यूक्लिअस में न्यूट्रॉनों की संख्या है–
(a) 17 (b) 19
(c) 36 (d) 53

90. द्रव्यमान संख्या किसका योग है?
(a) केवल प्रोटॉन
(b) इलेक्ट्रॉन और प्रोटॉन
(c) इलेक्ट्रॉन और न्यूट्रॉन
(d) प्रोटॉन और न्यूट्रॉन

91. निम्न में से अधिकतम द्रव्यमान किसका है?
(a) इलेक्ट्रॉन
(b) प्रोटॉन
(c) न्यूट्रॉन
(d) हाइड्रोजन न्यूक्लियस

92. एक मशीन किसी पिण्ड को t समय तक स्थिर शक्ति से चलाती है। पिण्ड द्वारा चली गई दूरी समानुपाती है–
(a) $t^{3/2}$ (b) t^2
(c) $t^{1/2}$ (d) t

93. परमाणु संयंत्रों को बन्द किया जाना है। इस क्रिया को बन्द करने में उपयोग में लायी जाने वाली छड़ें बनी होती हैं–
(a) कैडमियम
(b) यूरेनियम
(c) स्टील
(d) तरल सोडियम

94. पेट्रोल से लगी आग को बुझाने में जल प्रभावी नहीं होता, क्योंकि–
(a) ज्वाला इतनी गरम होती है कि जल उसे ठंडा नहीं कर पाता
(b) जल और पेट्रोल में रासायनिक अभिक्रिया हो जाती है
(c) जल और पेट्रोल एक-दूसरे में मिश्रणीय हैं
(d) जल और पेट्रोल एक-दूसरे में अमिश्रणीय हैं और पेट्रोल ऊपरी परत बनाता है, अत: जलता रहता है

95. प्रोटॉन और न्यूट्रॉन मिलकर कहलाते हैं–
(a) न्यूक्लियांस (b) न्यूक्लिक्स
(c) न्यूक्लियोलस (d) न्यूक्लिआई

96. मानव शरीर में प्रचुर मात्रा में कौन-सा तत्त्व है?
(a) कार्बन (b) आयरन
(c) नाइट्रोजन (d) ऑक्सीजन

97. आहार में लवण का मुख्य उपयोग है-
(a) जल में भोजन के कणों की विलेयता को बढ़ाना
(b) भोजन में पाचन के लिए अपेक्षित हाइड्रोक्लोरिक एसिड लघु मात्रा में पैदा करना
(c) पकाने की प्रक्रिया को सरल बनाना
(d) भोजन को स्वादिष्ट बनाना

98. पशु प्रोटीन को प्रथम श्रेणी का प्रोटीन माना जाता है, क्योंकि यह-
(a) अनिवार्य एमिनो एसिड में भरपूर होता है।
(b) बाजार में सस्ता होता है।
(c) सुपाच्य होता है।
(d) खाने में स्वादिष्ट होता है।

99. लाल चने से कौन-सा एन्जाइम मिलता है?
(a) यूरिएस (b) जाइमेस
(c) माल्टेस (d) डाइस्टेस

100. अनुचुम्बकत्व (paramagnetism) निम्न में से उन अणुओं में प्रदर्शित किया जाता है, जो–
(a) चुम्बकीय क्षेत्र में आकर्षित नहीं होते
(b) केवल इलेक्ट्रॉन युग्म रखते हैं
(c) धनावेशित होते हैं
(d) अयुग्मित इलेक्ट्रॉन रखते हैं।

उत्तर (हल/संकेत)

1. (c) **2.** (a) **3.** (d) **4.** (d)
5. (d) **6.** (b) **7.** (b) **8.** (b)
9. (a) **10.** (c) **11.** (b) **12.** (c)
13. (b) **14.** (d) **15.** (a) **16.** (d)
17. (c) **18.** (b) **19.** (a) **20.** (c)

21. (a) वन्यजीव संरक्षण अधिनियम, 1972 एक भारतीय संसदीय अधिनियम है, जो पौधों तथा जन्तुओं की प्रजातियों (Species) को सुरक्षा प्रदान करता है। यह अधिनियम जम्मू एवं कश्मीर को छोड़कर, पूरे भारत में लागू है।

22. (d) आर्कोज (Arkose) एक अवशिष्ट अवसादी चट्टान है, विशिष्टत: यह एक बलुआ पत्थर (Sandstones) का प्रकार है, जिसमें कम-से-कम 25% फेल्सपार (Feldspar) पाया जाता है। यह सामान्यत: अपरिष्कृत-कण (Coarse-grained) तथा प्राय: गुलाबी या भूरा होता है। (जो फेल्सपार (Feldspar) के रंग पर निर्भर करता है)

23. (b) रोपण कृषि, व्यापारिक कृषि का एक रूप है, जहाँ पर लाभ के लिए फसलें उगाई जाती हैं। सामान्यत: रोपण कृषि में केवल एक प्रकार की फसल उगाई जाती है। रबड़, कॉफी, चाय, केला, गन्ना, पाम ऑयल, कोको तथा तम्बाकू इसके सामान्य उदाहरण हैं।

24. (b) संयुक्त राष्ट्र द्वारा निर्धारित अंतर्राष्ट्रीय ओजोन परत संरक्षण दिवस प्रतिवर्ष 16 सितम्बर को मनाया जाता है। यह दिन मॉन्ट्रीयल प्रोटोकॉल

(Montreal Protocol) की संधि पर हस्ताक्षर की याद दिलाती है, जिसमें 1987 में ओजोन परत के क्षय की चर्चा की गयी थी।

25. (d) दामोदर घाटी में कोयला सबसे ज्यादा पाया जाता है। देश में इसे कोयला के प्राथमिक केन्द्र के रूप में जाना जाता है। कुछ महत्वपूर्ण कोयला घाटी-झरिया, रानीगंज, पश्चिमी बोकारो, पूर्वी बोकारो, रामगढ़, दक्षिणी कर्णपुरा तथा उत्तरी कर्णपुरा है।

26. (b) मेंढक का बच्चा (tadpole) मछली के सदृश्य होता है जो बाह्य गलफड़े के द्वारा श्वास लेता है। वयस्क मेंढक (Adult frog) अपने फेफड़े से श्वास लेते हैं तथा गैसों का विनिमय अपनी त्वचा और अपने मुँह के अस्तर (lining) द्वारा करते हैं।

27. (d) शब्द वाइरस (Virus) लैटिन शब्द वाइरस (Virus) से लिया गया है, जो विष तथा हानिकारक पदार्थ के लिए प्रयुक्त होता है। वाइरस (Virus) एक छोटा संक्रामक कारक होता है, जो केवल दूसरे जीवित प्राणियों की कोशिकाओं के अंदर प्रतिवलित होता है।

28. (b) वनस्पतिक खाद पौधों के अवशेषों तथा दूसरे जीवित पदार्थ जो पदार्थों को मिट्टी युक्त काला तथा भुरभुरा बनाते हैं तथा मिट्टी के उपजाऊपन के लिए उत्तम हैं, के अपघटन से प्राप्त होता है। यह अपशिष्ट उत्पादों के चक्रण के लिए एक मुख्य तरीका है।

29. (c) पत्ते तथा तने की बाह्य त्वचा एक पतली परत के द्वारा घिरी रहती है, जिसे उपचर्म (Cuticle) कहते हैं। यह मोमीय (Waxy) पदार्थों से बनते हैं, जिसे क्युटिन (Cutin) कहा जाता है। यह जल के अधिकतम वाष्पीकरण को रोकती है। उपचर्म जड़ों की बाह्य त्वचा में अनुपस्थित होती है।

30. (b) नेटवर्क इन्टरफेस कार्ड (NIC) एक युक्ति है, जो कम्प्यूटर को एक नेटवर्क में जोड़ने का कार्य करता है, विशेषकर-लोकल एरिया नेटवर्क (LAN) को। नेटवर्क इन्टरफेस कार्ड मध्यस्थ के रूप में कार्य करता है, जिसके माध्यम से LAN पर डाटा भेजा तथा प्राप्त दोनों किया जाता है। सूचना तकनीक के विशेषज्ञ इस कार्ड का प्रयोग विशेषकर वायरयुक्त तथा वायरलेस नेटवर्कों को सेटअप के लिए करते हैं।

31. (a) महात्मा गाँधी द्वारा 8 अगस्त, 1942 को 'भारत छोड़ो' का नारा दिया गया। इस आंदोलन को 'करो या मरो' के नारे के कारण भी जाना जाता है। यह उनकी प्रारंभिक निष्क्रिय अवस्थिति से उग्र रूप का एक मूलभूत प्रस्थान था।

32. (c) 18 जून, 1815 को वाटरलू का युद्ध वर्तमान में बेल्जियम के पास वाटरलू नामक स्थान पर लड़ा गया था। उस समय बेल्जियम, संयुक्त राज्य, नीदरलैंड का एक भाग था। इस युद्ध में वेलिंगटन के ड्यूक के नेतृत्व में सात राष्ट्रों की संयुक्त सेना ने एक होकर नेपोलियन के नेतृत्व वाली फ्रांसीसी सेना को हराया।

33. (d) एनी बेसेन्ट भारतीय राष्ट्रीय कांग्रेस की प्रथम महिला अध्यक्ष थी। उन्होंने भारतीय राष्ट्रीय कांग्रेस के कलकत्ता अधिवेशन 1917 की अध्यक्षता की थी।

34. (c) कोणार्क का सूर्य मंदिर 13वीं शताब्दी से ओडिशा के कोणार्क में स्थित है। इसे ब्लैक पैगोडा के नाम से भी जाना जाता है। इसे 1250 में पूर्वी गंग साम्राज्य के नरसिम्हदेव-प्रथम के द्वारा बनाया गया था।

35. (b) बौद्धधर्म के विस्तार के लिए अशोक ने धर्म प्रचारकों को भारत के साथ-साथ इसके आस-पास के अन्य देशों में भी भेजा। अशोक के प्रभावशाली व्यक्तित्व के प्रभाव के कारण इनके द्वारा भेजे गए धर्म प्रचारकों को दूसरे देशों द्वारा सम्मानित किया गया।

36. (d) प्रधानमंत्री श्री नरेन्द्र मोदी ने 1 सितम्बर, 2018 को नई दिल्ली के तालकटोरा स्टेडियम में इण्डिया पोस्ट पेमेन्ट्स बैंक (आई.पी.पी.बी.) का शुभारम्भ किया।

37. (a) 157 देशों के सतत विकास लक्ष्य सूचकांक में भारत का 116वां स्थान है।

38.(b) वर्ष 2019 में आयोजित होने वाली प्रवासी दिवस, 2019 उत्तर प्रदेश के प्रसिद्ध सांस्कृतिक शहर और प्रधानमंत्री मोदी के संसदीय क्षेत्र वाराणसी में आयोजित किया जाएगा।

39. (b) **40.** (c)

41. (d) $x^3+y^3+z^3-3xyz$

$= (x+y+z)(x^2+y^2+z^2-xy-yz-zx)$

$=(x+y+z)((x+y+z)^2-3xy-3yz-3zx)$

$\Rightarrow x^3+y^3+z^3+3$

$= 1(1-3(-1)) = 4$

$\Rightarrow x^3+y^3+z^3 = 1$

42. (c) $x^2+y^2+z^2 = xy+yz+zx$

$\Rightarrow 2x^2+2y^2+2z^2-2xy-2yz-2zx=0$

$\Rightarrow (x-y)^2+(y-z)^2+(z-x)^2=0$

$\Rightarrow x-y=0 \Rightarrow x=y$

$y-z=0 \Rightarrow y=z$

$z-x=0 \Rightarrow z=x$

$\therefore \frac{4x+2y-3z}{2x}$

$= \frac{4+2-3}{2} = \frac{3}{2}$

43. (c) $3x-2=\frac{3}{x}$

$\Rightarrow 3x-\frac{3}{x}=2$

दोनों पक्षों में 3 से भाग देने पर,

$\Rightarrow x-\frac{1}{x}=\frac{2}{3}$

दोनों पक्षों का वर्ग करने पर,

$x^2+\frac{1}{x^2}-2=\frac{4}{9}$

$\Rightarrow x^2+\frac{1}{x^2}=\frac{4}{9}+2$

$=\frac{22}{9}=2\frac{4}{9}$

44. (c) $ax+by=c$ (दिया है)

जब $x=0, y=\frac{c}{b}$

जब $y=0, x=\frac{c}{a}$

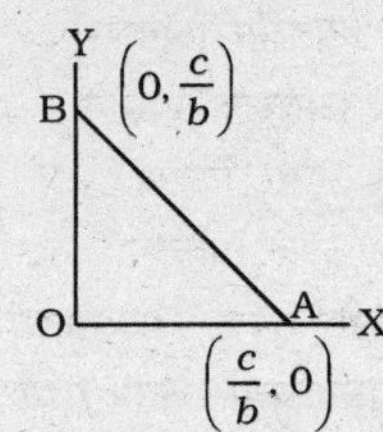

$\therefore$ OA $=\frac{c}{a}$

OB $=\frac{c}{b}$

$\therefore$ ΔOAB का क्षेत्रफल

$=\frac{1}{2}\times\frac{c}{a}\times\frac{c}{b}=\frac{c^2}{2ab}$ वर्ग इकाई

45. (c) कुल क्रय मूल्य

= 100 रुपए (100 वस्तुओं का)

कुल विक्रय मूल्य

$= 75\times\frac{140}{100}+25\times\frac{60}{100}\times1.4$

$= 105+21 =$ ₹126

लाभ प्रतिशत = 26

46. (a) $7^1=7, 7^2=49, 7^3=343; 7^4=2401, 7^5=16807$ ....

अर्थात् घात 4 के बाद इकाई के अंक की पुनरावृत्ति होती है।

$(57)^{25}$ के विस्तार में इकाई का अंक

$=(57)^1$ में इकाई का अंक = 7

$\therefore$ अभीष्ट इकाई का अंक $= 7-1 = 6$

47. (a) तीसरी संख्या $=\frac{a}{5}$

अगले अनुक्रम की पहली संख्या $=\frac{a}{5}+3$

$\therefore \frac{a}{5}+3+\frac{a}{5}+4+\frac{a}{5}+5+\frac{a}{5}+6$

$+\frac{a}{5}+7=b$

$\Rightarrow a+25=b$

$\Rightarrow 25=b-a$

$\therefore \frac{b-a}{100}=\frac{25}{100}=\frac{1}{4}$

48. (b) $\frac{3\sqrt{2}}{\sqrt{6}-\sqrt{3}}$

$=\frac{3\sqrt{2}}{\sqrt{6}-\sqrt{3}}\times\frac{\sqrt{6}+\sqrt{3}}{\sqrt{6}+\sqrt{3}}$

$=\frac{3\sqrt{2}\left(\sqrt{6}+\sqrt{3}\right)}{6-3}$

$=\sqrt{12}+\sqrt{6}=2\sqrt{3}+\sqrt{6}$

$\frac{4\sqrt{3}}{\sqrt{6}-\sqrt{2}}=\frac{4\sqrt{3}\left(\sqrt{6}+\sqrt{2}\right)}{6-2}$

$=\sqrt{18}+\sqrt{6}=3\sqrt{2}+\sqrt{6}$

$\frac{6}{\sqrt{8}+\sqrt{12}}=\frac{6\left(\sqrt{12}+\sqrt{8}\right)}{12-8}$

$=\frac{3}{2}\left(2\sqrt{3}-2\sqrt{2}\right)$

$=3\sqrt{3}-3\sqrt{2}$

$\therefore$ व्यंजक $=2\sqrt{3}+\sqrt{6}-3\sqrt{2}-\sqrt{6}-3\sqrt{3}+3\sqrt{2}=-\sqrt{3}$

49. (c) संख्या (N) $=100x+10z+y$

$\therefore \quad N-100x-y$

$=100x+10z+y-100x-y=10z$

50. (a) यदि ट्राउजर का अंकित मूल्य $=x$ रुपए हो, तो

$\frac{x\times 40}{100}=320$

$\Rightarrow x=\frac{320\times 100}{40}=$ ₹ 800

$\therefore$ ट्राउजर का विक्रय मूल्य

$=\frac{800\times 60}{100}=$ ₹ 480

51. (b) 32 लीटर मिश्रण में,

ऐल्कोहॉल $=\frac{5}{8}\times 32=20$ लीटर

पानी $=\frac{3}{8}\times 32=12$ लीटर

$\therefore$ अभीष्ट अनुपात $=20:20=1:1$

52. (a) राम का व्यय = ₹ $3x$

बचत = ₹ $2x$

नयी आय $=\frac{5x\times 110}{100}=$ ₹ $\frac{11x}{2}$

व्यय $=\frac{3x\times 112}{100}=$ ₹ $\frac{336x}{100}$

बचत $=\frac{11x}{2}-\frac{336x}{100}$

$=\frac{550x-336x}{100}=$ ₹ $214x$

बचत में वृद्धि $=\frac{214x}{100}-2x$

$=\frac{14x}{100}$

$\therefore$ प्रतिशत वृद्धि $=\frac{14x}{200x}\times 100=7\%$

53. (b) (P + Q) की वर्तमान आयु

$=40+20=60$ वर्ष

(P + Q + R) की वर्तमान आयु

$=90$ वर्ष

R की वर्तमान आयु $=90-60$

$=30$ वर्ष

10 वर्ष बाद R की आयु $=30+10$

$=40$ वर्ष

54. (a) $43\le$ औसत ≤ 44

$\Rightarrow 43\le\frac{345+x}{9}\le 44$

$\Rightarrow 387\le 345+x\le 396$

$\Rightarrow 387-345\le x\le 396-345$

$\Rightarrow 42\le x\le 51$

55. (c) आधार का क्षेत्रफल $=\frac{\sqrt{3}}{4}\times 4^2$

$=4\sqrt{3}$ वर्ग सेमी.

आधार की माध्यिका $=\sqrt{4^2-2^2}$

$=2\sqrt{3}$ सेमी.

भुजा से केन्द्रक की दूरी $=\frac{2\sqrt{3}}{3}$ सेमी.

$\therefore \sqrt{(2h)^2-h^2}=\frac{2\sqrt{3}}{3}$

$\Rightarrow \quad \sqrt{3}\,h=\frac{2\sqrt{3}}{3}$

$\Rightarrow h=\frac{2}{3}$ सेमी.

$\therefore$ आयतन $=\frac{1}{3}\times$ आधार का क्षेत्रफल $\times$ ऊंचाई

$=\frac{4\sqrt{3}\times 2}{3\times 3}=\frac{8\sqrt{3}}{9}$ घन सेमी.

56. (a) 15 किमी./घंटा = 15000 मीटर/घंटा

1 घंटा में प्रवाहित पानी

$=\frac{2\times 1.5\times 15000}{100}$

$=450$ घन मीटर

टंकी में वांछित पानी का आयतन

$=(150\times 100\times 3)$ घन मीटर

$\therefore$ समय $=\frac{150\times 100\times 3}{450}=100$ घंटे

57. (c)

10.5 मीटर

3 मीटर

शंकु की तिर्यक ऊंचाई (l)

$=\sqrt{(10.5)^2+14^2}=\sqrt{110.25+196}$

$=\sqrt{306.25}=17.5$ मीटर

शंकु की वक्र पृष्ठीय क्षेत्रफल $=\pi rl$

$=\frac{22}{7}\times 14\times 17.5=770$ वर्ग मीटर

बेलन का वक्र पृष्ठीय क्षेत्रफल

$=2\pi r\,h$

$=2\times\frac{22}{7}\times 14\times 3=264$ वर्ग मीटर

$\therefore$ कुल क्षेत्रफल $=264+770$

$=1034$ वर्ग मीटर

$\therefore$ कुल लागत $=2\times 1034=2068$ रुपए

58. (b) त्रिभुज का अर्द्ध परिमाप (s)

$=\frac{50+78+112}{2}$

$=\frac{240}{2}=120$ सेमी.

$\therefore$ त्रिभुज का क्षेत्रफल

$=\sqrt{s(s-a)(s-b)(s-c)}$

$=\sqrt{120(120-150)(120-78)(120-112)}$

$=\sqrt{120\times 70\times 42\times 8}$

$=1680$ वर्ग सेमी.

$\therefore$ शीर्ष लम्ब सबसे छोटा होगा जब आधार सबसे बड़ा होगा।

$\therefore \frac{1}{2}\times 112\times h=1680$

$\Rightarrow h = \dfrac{1680 \times 2}{112} = 30$ सेमी.

59. (b) उपहार का अंकित मूल्य

$= \dfrac{510 \times 100}{85} = 600$ रुपए

रहीम का विक्रय मूल्य

$= \dfrac{600 \times 105}{100} = 630$ रुपए

अर्जित लाभ $= 630 - 510 = 120$ रुपए

60. (d) यदि मूलधन = P रुपए हो तो ब्याज

$= \dfrac{P}{9}$ रुपए यदि दर $= r\%$ हो तो

दर $= \dfrac{\text{ब्याज} \times 100}{\text{मूलधन} \times \text{समय}}$

$\Rightarrow r = \dfrac{1 \times 100}{9 \times r} = 9r^2 = 100$

$\Rightarrow \quad r^2 = \dfrac{100}{9}$

$= r = \dfrac{10}{3} = 3\dfrac{1}{3}\%$

61. (d) विस्फोट को छोड़कर अन्य सभी प्राकृतिक आपदाएं हैं। विस्फोट मानव द्वारा किया जाता है।

62. (c) [t] wi [n] / [t] w [i] n/t [w] in/ [t] wi [n]

63. (d)

F	$\xrightarrow{+2}$	H	$\xrightarrow{+2}$	J	$\xrightarrow{+2}$	L
N	$\xrightarrow{+3}$	Q	$\xrightarrow{+3}$	T	$\xrightarrow{+3}$	W
C	$\xrightarrow{+4}$	G	$\xrightarrow{+4}$	K	$\xrightarrow{+4}$	O

64. (a) प्रत्येक अगली आकृति में बड़ी डिजाइन 45° वामावर्त्त घूमती है तथा छोटी डिजाइन 90° दक्षिणावर्त्त घूमती है।

65. (b) प्रत्येक अगली आकृति में ज्यामितीय डिजाइनों की भुजाओं एवं छोटे वृत्त की संख्या में एक की वृद्धि होती है।

66. (b) मूलशब्द में 'E' वर्ण नहीं है।

67. (a) C = 1, O = 2, M = 2, I = 2, S = 2, N = 1

68. (d) R U S H

↓ ↓ ↓ ↓

18 + 21 + 19 + 8 = 66

अत:,

G I R L

↓ ↓ ↓ ↓

7 + 9 + 18 + 12 = 46

69. (c) जिस प्रकार,

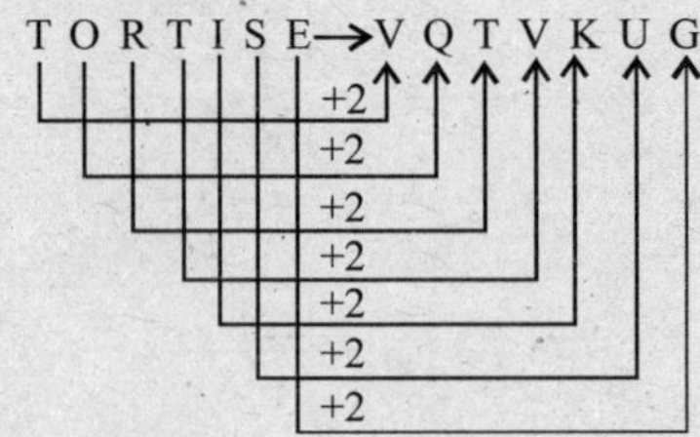

उसी प्रकार,

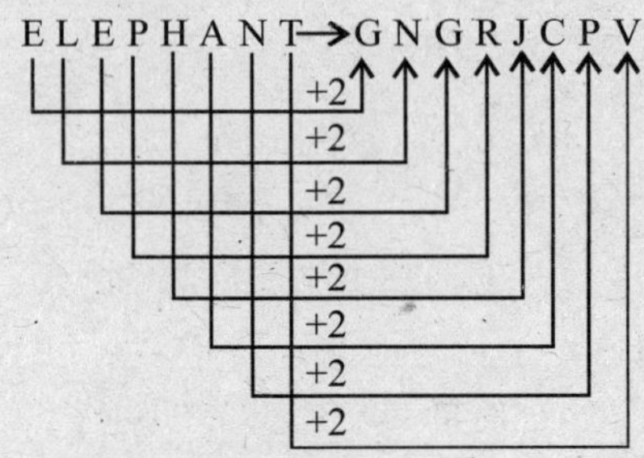

70. (a) उमा > सुमा ...(i)

नेहा > सुमा ...(ii)

हेमा > सुधा > उमा > नेहा ...(iii)

तीनों समीकरण से,

हेमा > सुधा > उमा > नेहा > सुमा

71. (a) फोटोग्राफ वाली महिला के भाई की पत्नी मीरा की सास है। मीरा उस महिला के भाई की पुत्रवधू है।

अत: मीरा का पति उस महिला का भतीजा है।

72. (c) परसों शुक्रवार था तो आज रविवार होगा। आने वाला परसों मंगलवार होगा।

मंगलवार + 3 = शनिवार

73. (b) बायीं ओर से हेमा की मूल स्थिति = 9वाँ

अत:, दायीं ओर से उसकी स्थिति

= 16 − 9 + 1 = 8वाँ

74. (c) माता की आयु = 45 − 5 = 40 वर्ष

पुत्र की आयु $= \dfrac{40}{2} - 10$

$= \dfrac{40 - 20}{2} = 10$ वर्ष

75. (b) 14 × 13 = 182

1 8 2 ⇒ 128

16 × 13 = 208

2 0 8 ⇒ 280

उसी प्रकार,

15 × 11 = 165

1 6 5 ⇒ 156

76. (b)

77. (a)

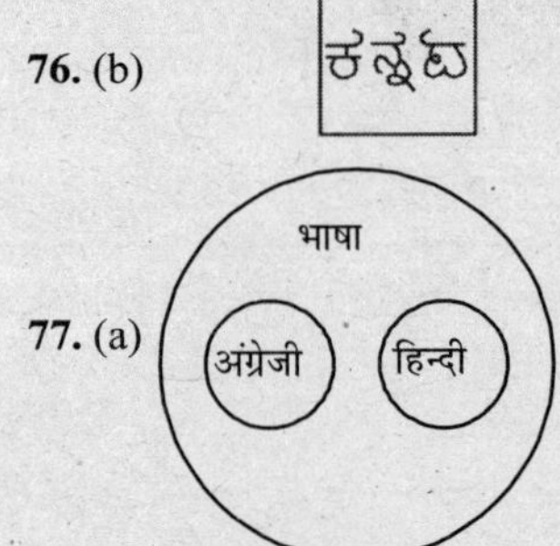

अंग्रेजी एवं हिन्दी अलग-अलग दो भाषाएं हैं।

78. (a) 2 ↓ 5 ← 6 → 2 ↗ 6

$\Rightarrow 2 \times 5 - 6 + 2 = 6$

$\Rightarrow 10 - 6 + 2 = 6$

79. (d)

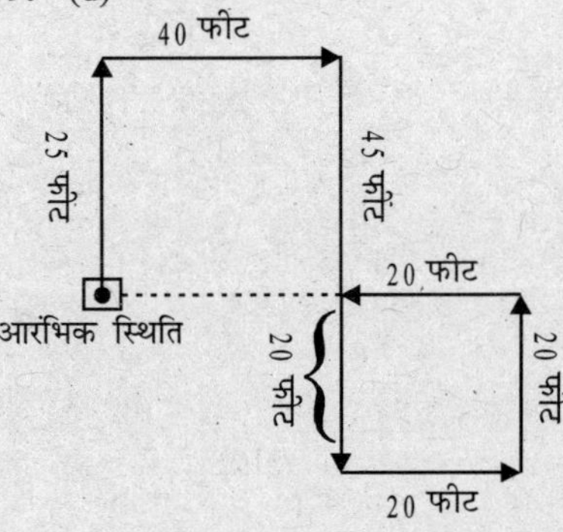

बच्चा अपने आरंभिक स्थल से पूर्व दिशा में है।

80. (d) घन के चार दृश्यों से स्पष्ट है कि

4 के विपरीत 6 है।

3 के विपरीत 1 है।

2 के विपरीत 5 है।

अत:, प्रश्नवाचक चिह्न के स्थान पर 3 होगा।

81. (b) अभिक्रिया ऊष्मा, अभिक्रिया के ताप पर अभिकारकों और उत्पादों की भौतिक स्थिति तथा स्थिर दाब और स्थिर आयतन पर निर्भर करती है, जबकि अभिक्रिया ऊष्मा उस पथ पर जिससे अंतिम उत्पाद प्राप्त किया जाता है, निर्भर नहीं करती है। अभिक्रिया से उत्पन्न होने वाली ऊष्मा अभिक्रिया के अभिकारकों और उत्पादों की भौतिक स्थिति पर निर्भर करती है।

82. (d)

83. (d) जब किसी पाषाण खंड को पानी में डुबोया जाता है, तो वह समान आयतन में पानी को विस्थापित कर देता है।

84. (c) भाप से अधिक जलन पैदा होती है, क्योंकि भाप में वाष्पन की गुप्त ऊष्मा होती है। गुप्त ऊष्मा, ऊष्मा की वह मात्रा है जो किसी पदार्थ के 1 ग्राम द्रव्यमान के तापमान के बदले बिना उसकी अवस्था में परिवर्तन कर दे।

85. (a) अल्फा किरणों की चाल, प्रकाश की चाल का $\frac{1}{10}$ वाँ भाग है।

86. (c)

87. (c) किसी तत्व के तुल्यांकी भार तथा संयोजकता का गुणफल उसके परमाणु भार के बराबर होता है।

88. (b) आण्विक कक्षा का अभिन्यास चुंबकीय क्वांटम संख्या से नियंत्रित होता है।

89. (b) किसी तत्व के न्यूक्लिअस में न्यूट्रॉनों की संख्या

= द्रव्यमान संख्या – परमाणु क्रमांक

$= 36 - 17 = 19$

90. (d) एक ही प्रकार के परमाणुओं से बने शुद्ध पदार्थ को तत्व (Element) कहते हैं। परमाणु के नाभिक में पाए जाने वाले उपपरमाणुविक कण प्रोटॉन तथा न्यूट्रॉन होते हैं। परमाणु के नाभिक में प्रोटॉन तथा न्यूट्रॉनों की संख्या के योग को द्रव्यमान संख्या (Mass Number) कहते हैं।

91. (c) निम्न का द्रव्यमान इस प्रकार है–

इलेक्ट्रॉन – 0.000549 (amu)

प्रोटॉन – 1.00728 (amu)

न्यूट्रॉन –1.00867 (amu)

हाइड्रोजन न्यूक्लियस – 1.00783 (amu)

92. (a) शक्ति (P) = $\frac{W}{t}$ (इकाई का समय में किया गया कार्य)

$$\therefore \quad W = P \times t$$

$$\Rightarrow \quad F \times s = P \times t \Rightarrow ma \times s = P \times t$$

$$\Rightarrow \quad m \times \frac{2s}{t^2} \times s = P \times t$$

$$\left(\because s = 0 + \frac{1}{2}at^2\right)$$

$$\Rightarrow s^2 = \frac{Pt^2}{2m} \Rightarrow s^2 \propto t^3 \Rightarrow s \; \mu \; t^{3/2}$$

93. (a) परमाणु संयन्त्र को बन्द करने में कैडमियम (Cd) की छड़ों का प्रयोग किया जाता है।

94. (d) पेट्रोल से लगी आग को बुझाने में जल प्रभावी नहीं होता, क्योंकि जल और पेट्रोल एक-दूसरे में अमिश्रणीय हैं और पेट्रोल ऊपरी परत बनाता है, अत: जलता रहता है।

95. (a) प्रोटॉन तथा न्यूट्रॉन मिलकर न्यूक्लियान्स (nucleons) कहलाते हैं।

96. (d) सजीव पदार्थ के संयोजन में लगभग 36 तत्व भाग लेते हैं, जिसमें ऑक्सीजन की मात्रा सर्वाधिक (62.00%) होती है। कार्बन (20%), हाइड्रोजन (10.00%) और नाइट्रोजन (3.00%) होता है।

97. (d) आहार में लवण का मुख्य उपयोग भोजन को स्वाद देना होता है। लवण के स्वाद को पहचानने हेतु मानव की जीभ पर विशेष स्वाद कलियां (taste buds) मौजूद होती हैं। अत: उपयुक्त उत्तर विकल्प (d) है, जबकि शेष विकल्प तर्कसंगत नहीं है।

98. (a) पशु प्रोटीन (Animal Protein) को प्रथम श्रेणी का प्रोटीन माना जाता है, क्योंकि यह अनिवार्य अमीनो एसिड से भरपूर होता है। इन अमीनो अम्लों का निर्माण जंतु शरीर में नहीं होता, अत: इन्हें भोजन से लेना आवश्यक होता है।

99. (d) लाल चने में डाइस्टेस नामक एन्जाइम पाया जाता है। लाल चने को अरहर और तूर के नाम से भी जाना जाता है, जो विकासशील देशों में उगाई जाने वाली प्रमुख दलहनी फसल है।

100. (d) ऐसे अणु, जिनमें अयुग्मित इलेक्ट्रॉन होते हैं, अनुचुम्बकत्व प्रदर्शित करते हैं।

❑❑❑

RRB

पैरा-मेडिकल स्टाफ भर्ती परीक्षा

प्रैक्टिस सेट-2

सम्बन्धित विषय

1. सामान्य बच्चे के जन्म के समय उसके सिर का व्यास कितना होता है?
(a) 25-27 सेमी. (b) 40-42 सेमी.
(c) 27-29 सेमी. (d) 33-35 सेमी.

2. सामान्य जन्मे बच्चे का वजन उसके जन्म के समय के वजन से तिगुना कब होता है?
(a) 5-6 महीने में
(b) 1 साल की उम्र में
(c) 15 महीने की उम्र में
(d) 7 महीने की उम्र में

3. अपगार स्कोर की रेंज कितनी होती है?
(a) 0-10 (b) 1-10
(c) 0-15 (d) 1-15

4. जन्म के समय जिन बच्चों का वजन कम होता है, उन्हें रक्त में शर्करा के किस स्तर पर हाइपोग्लाइसीमिया होता है?
(a) 20 मिग्रा/100 मिली रक्त
(b) 80 मिग्रा/100 मिली रक्त
(c) 40 मिग्रा/100 मिली रक्त
(d) 50 मिग्रा/100 मिली रक्त

5. फोटाथेरपी के दौरान क्या सावधानी बरतनी चाहिए
(a) प्रत्येक 2 घंटे में अपनी स्थिति बदल लेनी चाहिए
(b) प्रत्येक 2 घंटे में शरीर का तापमान मापना चाहिए
(c) शरीर में पानी की कमी नहीं होने देना चाहिए, इसके लिए समय-समय पर दुग्ध पान या ग्लूकोज चढ़ाना चाहिए
(d) उपर्युक्त सभी

6. किस सन् में विश्व स्वास्थ्य संगठन की रिपोर्ट के अनुसार दुनिया से बड़ी माता पूर्ण रूप से खत्म थी?
(a) 1978 (b) 1979
(c) 1980 (d) 1985

7. पैरामिक्सों समूह के वाइरस द्वारा किस रोग का संक्रमण होता है?
(a) रूबेला (b) मीजल्स
(c) टिटनेस (d) मलेरिया

8. सूक्ष्मजीवों को एक निर्धारित व ज्ञात क्षेत्रों तक सीमित रखने के उद्देश्य हेतु कौन-सी तकनीक काम में लाई जा सकती है?
(a) मेडीकल नर्सिंग (b) कैरियर नर्सिंग
(c) अवरोधक नर्सिंग (d) सर्जिकल नर्सिंग

9. संक्रमण को फैलने से रोकने के लिए कौन-सी तकनीक काम में ली जाती है?
(a) घाव व त्वचा विसम्पर्कन
(b) श्वसनीय विसम्यर्कन
(c) आंत्रिक विसम्पर्कन
(d) उपरोक्त सभी

10. निम्नलिखित को छोड़कर दवा भ्रम का कारण बन सकती है–
(a) क्लॉरोक्विन (b) नोर्ट्रिप्टीलीन
(c) सिमेटिडाइन (d) अट्रोपिन

11. इनमें से कौन मनोविज्ञान हैल्थ टीम का हिस्सा नहीं होता है?
(a) क्लीनीकल साइकोलोजिस्ट
(b) मनोवैज्ञानिक
(c) ई. सी. टी. टेक्नीशियन
(d) एम. पी. डब्ल्यू.

12. जिस व्यक्ति को ऊंचे स्थान से डर लगता हो, वह किस मानसिक विकार से पीड़ित है?
(a) पायरोफोबिया (b) क्लॉस्ट्रोफोबिया
(c) एगोराफोबिया (d) सोशल फोबिया

13. निम्न में से कौन-सा व्यक्तित्व का विकार है?
(a) हिंसक व्यक्तित्व
(b) निष्क्रिय आक्रामक व्यक्तित्व
(c) अनुपस्थित बाध्यकारी व्यक्तित्व
(d) उपर्युक्त सभी

14. 'National Mental Health Programme' किस सन् में लागू हुआ?
(a) 1912
(b) 1987
(c) 1982
(d) उपर्युक्त में से कोई नहीं

15. निम्न में से कौन-सा योग सही नहीं हैं?
(a) ILA-1912 (b) NMHP-1982
(c) MHA-1987 (d) NMCP-1930

16. 'Softening of Cervix' कहलाता है–
(a) हीगर साइन
(b) जेक्यूमीर साइन
(c) गुड वेल साइन
(d) लीनिया निग्रा

17. महावारी के समय यदि रक्तस्त्राव कम हो जाए तो उसे कहते हैं–
(a) ओलिगोमेनोर्होई
(b) ह्यपोमेनोर्होई
(c) मेट्रोरेजीया
(d) मेनोराघिया

18. एक 24 सप्ताह की गर्भवती महिला के फ्यूंडल की लम्बाई कितनी होगी?
(a) 20 सेमी. (b) 30 सेमी.
(c) 25 सेमी. (d) 21 सेमी.

19. बच्चों में 'हाइपोथार्मिया' के लक्षण है–
(a) कम रोना
(b) बच्चे का शारीरिक तापमान
(c) लिथरजी
(d) उपर्युक्त सभी

20. किसी महिला में रक्त की कमी तब मानी जाती है जब–

(a) उसका Hb 9 ग्राम से कम हो
(b) उसका Hb 10 ग्राम से कम हो
(c) उसका Hb 8 ग्राम से कम हो
(d) उसका Hb 11 ग्राम से कम हो

सामान्य ज्ञान

21. NABARD का पूर्ण रूप बताइए–

(a) नेशनल बैंक फॉर एग्रीकल्चरल एंड रुरल डेवलपमेंट
(b) नेशनल बैंक फॉर एग्री रिलेटेड डेवलपमेंट
(c) नेशनल बैंक फॉर एग्रीकल्चर एंड रिसोर्स डेवलपमेंट
(d) नेशनल बैंक फॉर एशियन रिसर्च डेवलपमेंट

22. क्षैतिज अक्ष के समांतर मांग वक्र में जो मात्रा को दर्शाता है, किसके बराबर कीमत लोच होती है?

(a) शून्य (b) एक
(c) एक से कम (d) असीमित

23. कौन-से दशक को औपनिवेशवाद समाप्त करने (डिकोलो-नाइजेशन) का युग कहते हैं?

(a) 1950 के (b) 1980 के
(c) 1990 के (d) 1970 के

24. लोक लेखा समिति में कितने सदस्य हैं?

(a) 22 सदस्य (b) 28 सदस्य
(c) 30 सदस्य (d) 20 सदस्य

25. भारत के वह कौन-से एकमात्र दूसरे उप-राष्ट्रपति हैं, जिन्होंने एस. राधाकृष्णन के बाद दूसरी अनुक्रमिक अवधि में पद प्राप्त किया?

(a) के.आर. नारायणन
(b) बी.एस. शेखावत
(c) एम.एच. अंसारी
(d) डॉ. शंकरदयाल शर्मा

26. राज्यपाल द्वारा जारी अध्यादेश विधानसभा द्वारा कितने समय में पारित करना होता है?

(a) 8 सप्ताह (b) 10 सप्ताह
(c) 12 सप्ताह (d) 6 सप्ताह

27. विषम शब्द ज्ञात कीजिए–

(a) सामवेद (b) यजुर्वेद
(c) विष्णु पुराण (d) ऋग्वेद

28. "द किंगडम ऑफ गॉड इज विदिन यू" पुस्तक किसने लिखी है?

(a) लियो टॉलस्टॉय (b) हेनरी डेविड
(c) महात्मा गाँधी (d) जॉन रस्किन

29. निम्नलिखित में से कौन पेशावर सदन का संस्थापक था?

(a) रामचंद्र पंत (b) बालाजी विश्वनाथ
(c) बालाजी बाजी राव (d) परशुराम त्र्यमसुक

30. भारतीय राष्ट्रीय सेना का संस्थापक कौन था?

(a) नेहरू (b) सुभाषचंद्र बोस
(c) बालगंगाधर तिलक (d) गाँधीजी

31. किस भारतीय शासक ने कलिंग का युद्ध लड़ा?

(a) समुद्रगुप्त (b) चंद्रगुप्त
(c) शिवाजी (d) अशोक

32. भारत की जनगणना के अनुसार, 50,000 से 99,999 तक की जनसंख्या वाले शहरी क्षेत्र को क्या कहते हैं?

(a) श्रेणी II शहर (b) श्रेणी III शहर
(c) श्रेणी IV शहर (d) श्रेणी I शहर

33. 'अक्टूबर गर्मी' का प्रमुख कारण क्या है?

(a) गर्म और शुष्क मौसम
(b) बहुत कम वेग वाली हवाएँ
(c) भारत के गंगा मैदानों में निम्न दाब सिस्टम
(d) उच्च आर्द्रता के साथ संबद्ध उच्च तापमान

34. उस गणतंत्र का नाम बताइए, जो छठी शताब्दी ईसा पूर्व जातियों का राज्यसंघ था–

(a) गांधार (b) वज्जी
(c) कौशल (d) अवंती

35. क्यूबा किसका सबसे बड़ा उत्पादक है?

(a) जौ (b) चीनी
(c) गेहूँ (d) चावल

36. सिस्मोग्राफी किसका विज्ञान है?

(a) नदियाँ (b) भूकंप
(c) ज्वालामुखी (d) पर्वत

37. रक्त प्लेटलेट (बिम्बाणु) के संदर्भ में निम्नलिखित में से क्या सही है?

(a) उनमें प्रमुख अभिकेंद्रक होते हैं।
(b) ये फैगोसाइटोसिस में निहित रहते हैं।
(c) उनमें हीमोग्लोबिन नामक पिगमेंट होता है।
(d) उन्हें थ्रोम्बोसाइट भी कहते हैं।

38. सिप्री द्वारा जारी सूची के अनुसार विश्व का सबसे बड़ा हथियार निर्यातक देश कौन-सा है?

(a) अमेरिका (b) चीन
(c) रूस (d) फ्रांस

39. 'हॉट मोडे मिसेज इंडिया वर्ल्डवाइड 2018' का खिताब किसने जीता?

(a) सरोज मान
(b) कीर्ति मिश्रा नारंग
(c) तव्या चौधरी
(d) रानी सिंह

40 फीफा कप-2018 का फीफा फेयर प्ले ट्राफी किस देश को दिया गया?

(a) फ्रांस (b) क्रोएशिया
(c) स्पेन (d) जर्मनी

अंकगणितीय क्षमता

41. तीन लड़कों P, T और R का औसत वजन $54\frac{1}{3}$ कि.ग्रा. है, जबकि तीन लड़कों T, F और G का औसत वजन 53 कि.ग्रा. है। P, T, R, F और G का औसत वजन कितना है?

(a) 53.8 कि.ग्रा.
(b) 52.4 कि.ग्रा.
(c) 53.2 कि.ग्रा.
(d) जानकारी अधूरी है

42. A और B के कमाई का अनुपात क्रमश: 4 : 7 है। यदि A की कमाई में 50% से वृद्धि हुई और B की कमाई में 25% की कमी हुई, तो उनकी कमाई का नया अनुपात क्रमश: 8 : 7 बन जाता है, A की कमाई कितनी है?

(a) 26,000 रुपए
(b) 28,000 रुपए
(c) 21,000 रुपए
(d) जानकारी अधूरी है

43. एक धनराशि पर साधारण ब्याज उस राशि का $\frac{1}{16}$ है। उसमें यदि वर्षों की संख्या, वार्षिक दर की संख्या के बराबर हो, तो वार्षिक प्रतिशत दर कितनी है?

(a) $3\frac{1}{3}\%$ (b) $6\frac{2}{3}$
(c) $2\frac{1}{2}\%$ (d) $7\frac{1}{2}\%$

44. A, B तथा C एक व्यापार में 5 : 4 : 3 के अनुपात में निवेश करके शामिल हुए। 4 महीनों बाद B ने ₹ 1000 का अतिरिक्त निवेश किया और 8 महीने बाद C ने ₹ 2,000 का अतिरिक्त निवेश किया। तद्नुसार, एक वर्ष के बाद यदि लाभ का अनुपात 15 : 14 : 11 का रहा हो, तो C का प्रारंभिक निवेश कितना था?

(a) ₹ 3,000 (b) ₹ 6,000
(c) ₹ 4,500 (d) ₹ 7,500

45. प्रत्येक 125 मीटर लम्बी दो रेलगाड़ियां समांतर पटरियों पर विपरीत दिशा में चल रही हैं। उनमें एक रेलगाड़ी 65 किमी/घंटा की गति से चल रही है और वे दोनों एक-दूसरे को 6 सेकेण्ड में पार कर लेती हैं। तद्नुसार, दूसरी रेलगाड़ी की गति कितनी होगी?

(a) 75 किमी/घंटा (b) 85 किमी/घंटा
(c) 95 किमी/घंटा (d) 105 किमी/घंटा

46. 4 पुरुष या 6 स्त्रियां एक कार्य को 7 घंटे प्रतिदिन कार्य करके 12 दिनों में कर सकते हैं। तद्नुसार, उसी कार्य का दोगुना बड़ा कार्य 10 पुरुष तथा 3 स्त्रियां 8 घंटे प्रतिदिन कार्य करके कितने दिनों में पूरा कर सकेंगे?

(a) 6 (b) 7
(c) 8 (d) 10

47. यदि $x^2 - 3x + 1 = 0$ हो, तो $x^5 + \frac{1}{x^5}$ का मान कितना होगा?

(a) 87 (b) 123
(c) 135 (d) 201

48. यदि $a - b = 3$ तथा $a^3 - b^3 = 117$ हो, तो $|a + b|$ किसके बराबर होगा?

(a) 3 (b) 5
(c) 7 (d) 9

49. पिछले वर्ष एक स्कूल में 610 लड़के थे। इस वर्ष यह संख्या 20 प्रतिशत कम हो गई है। इस वर्ष स्कूल में कितनी लड़कियां हैं, यदि स्कूल में लड़कियों की संख्या कुल लड़कों की संख्या का 175 प्रतिशत है?

(a) 854 (b) 848
(c) 798 (d) 782

50. एक ही परीक्षा में आर्यन को 350 अंक और विद्या को 76 प्रतिशत अंक मिले हैं। यदि विद्या को आर्यन से 296 अंक अधिक मिले हैं, तो परीक्षा के अधिकतम अंक कितने थे?

(a) 650 (b) 900
(c) 850 (d) 950

51. एक छात्र को एक परीक्षा में कुल अंक मिले थे। तथापि पुनर्मूल्यांकन के बाद उसके मूलतः प्राप्त अंक से 40% कम हो गए, इससे उसका नया स्कोर 96 हो गया। पुनर्मूल्यांकन के बाद छात्र के कितने अंक कम हो गए?

(a) 58 (b) 68
(c) 63 (d) 64

52. पिता, माता और पुत्री की वर्तमान आयु के बीच का क्रमशः अनुपात 7 : 6 : 2. है। माता और पुत्री के आयु के बीच का अंतर 24 वर्ष है। पिता की वर्तमान आयु क्या है?

(a) 43 वर्ष (b) 42 वर्ष
(c) 39 वर्ष (d) 38 वर्ष

53. रायपुर और मीरपुर के बीच का एक वयस्क के लिए बस का किराया एक बच्चे के किराए से छह गुना है। एक वयस्क का किराया ₹ 114/- है, तो 4 वयस्कों और 5 बच्चों के लिए मिलकर इसी दूरी की यात्रा के लिए कितनी राशि अदा की जाएगी?

(a) ₹ 505/- (b) ₹ 551/-
(c) ₹ 572/- (d) ₹ 560/-

54. एक खास दिन एक स्कूल के 960 छात्रों में समानतः टॉफियां बांटी जानी थी। तथापि, उस खास दिन 360 छात्र अनुपस्थित थे। अतः उस दिन उपस्थित प्रत्येक छात्र को तीन-तीन टॉफियां अतिरिक्त मिली। उस दिन सभी 360 छात्र उपस्थित होते तो प्रत्येक छात्र को कितनी टॉफियां मिली होतीं?

(a) 3 (b) 5
(c) 7 (d) 4

55. $ab(x^2 + 1) + x(a^2 + b^2)$ और $ab(x^2 - 1) + x(a^2 - b^2)$ का लघुतम समापवर्त्य क्या है?

(a) $(a^2x^2 - b^2)(a + bx)$
(b) $(a^2x^2 - b^2)(a + bx)^2$
(c) $(a^2x^2 - b^2)(a - bx)$
(d) $(a^2x^2 - b^2)(a - bx)^2$

56. यदि AD, BE तथा CF, ΔABC की माध्यिकाएं हों, तो निम्नलिखित में कौन-सा कथन सही है?

(a) $(ad + be + cf) < ab + bc + ca$
(b) $ad + be + cf > ab + bc + ca$
(c) $ad + be + cf = ab + bc + ca$
(d) $ad + be + cf = \sqrt{2}(ab + bc + ca)$

57. ABC एक समद्विबाहु समकोण त्रिभुज है, जिसमें $\angle B = 90°$ है। उसकी भुजाओं AC तथा AB पर दो समबाहु त्रिभुज ACD तथा ABE बनाए गए हैं। तद्नुसार, ΔABE तथा ΔACD के क्षेत्रफलों का अनुपात कितना होगा?

(a) 1 : 3 (b) 2 : 3
(c) 1 : 2 (d) $1 : \sqrt{2}$

58. दो संकेंद्री वृत्तों की त्रिज्याएं 13 सेमी तथा 8 सेमी हैं। AB बड़े वृत्त का व्यास है और BD एक स्पर्श रेखा है, जो छोटे वृत्त को D पर स्पर्श करती है और बड़े वृत्त को E पर। बिंदु A को D से जोड़ दिया गया है। तद्नुसार, AD की लम्बाई कितनी होगी?

(a) 20 सेमी (b) 19 सेमी
(c) 18 सेमी (d) 17 सेमी

59. कितने समय में एक बंदर 60 फीट लम्बे पेड़ के शीर्ष पर पहुँच जायेगा। यदि वह एक सेकेंड में 3 फीट उछलता है और तुरन्त 2 फीट गिर जाता है?

(a) 60 सेकेंड (b) 50 सेकेंड
(c) 58 सेकेंड (d) 57 सेकेंड

60. एक बस पुरुषों तथा उनकी आधी संख्या के बराबर महिलाओं को लेकर दिल्ली से चलती है। मेरठ पहुँचने पर दस पुरुष उतर जाते हैं तथा पाँच महिलाएँ सवार हो जाती हैं। अब बस में पुरुषों तथा महिलाओं की संख्या बराबर है। प्रारम्भ में दिल्ली से कुल कितने यात्री बस में सवार हुए थे।

(a) 50 (b) 35
(c) 40 (d) 45

सामान्य बुद्धिमत्ता

निर्देश (प्रश्न 61-62): जो संबंध पहली आकृति का दूसरी आकृति से है, वही संबंध तीसरी आकृति का चौथी से होगा, उस आकृति को विकल्प में से चुनिए–

61. प्रश्न-आकृतियां

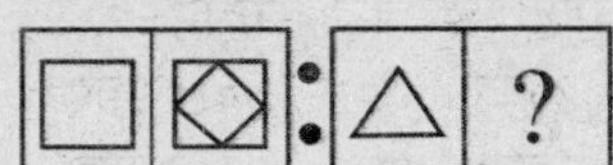

उत्तर-आकृतियां

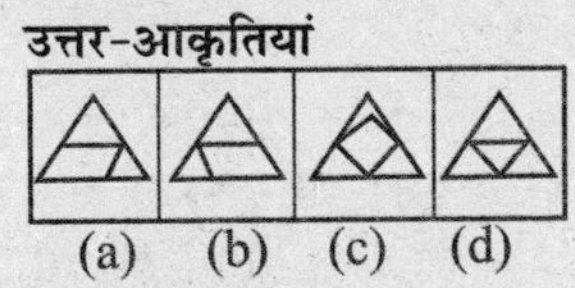

62. प्रश्न-आकृतियां

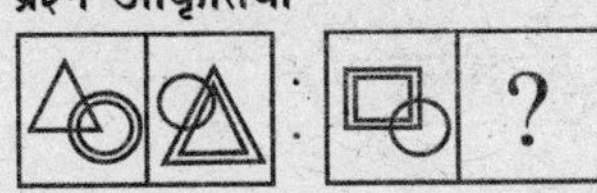

उत्तर-आकृतियां

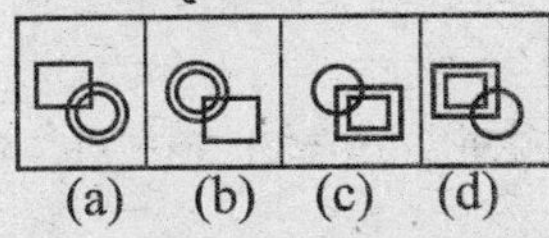

63. निम्न प्रश्न में एक प्रश्न आकृति दी गई है। यह प्रश्न आकृति दर्पण में किस प्रकार से दिखेगी, जब दर्पण AB रेखा पर रखा हो, इसे उत्तर आकृतियों में से चुनिए?

प्रश्न आकृति

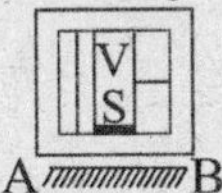

उत्तर आकृतियां

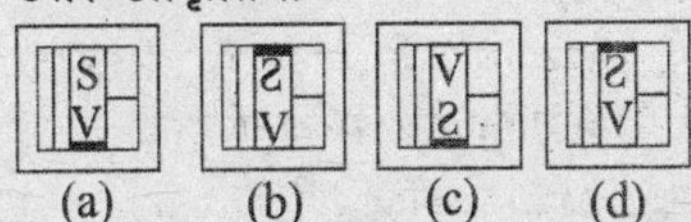

निर्देश (प्र.सं. 64): निम्नलिखित में से उस शब्द को चुनिए, जो अन्य तीन विकल्पों से भिन्न है।

64. (a) तेल-दीपक (b) पेट्रोल-कार
(c) धुआं-आग (d) कोयला-इंजन

65. यदि 1 जनवरी 2011 को सोमवार था, तो 31 दिसम्बर, 2011 को कौन-सा दिन होगा?
(a) सोमवार (b) शुक्रवार
(c) शनिवार (d) मंगलवार

निर्देश (प्रश्न 66-69) : नीचे दिए गए प्रत्येक प्रश्न में चिन्ह (: :) के बायीं ओर दो शब्द दिए गए हैं; जिनमें आपस में एक प्रकार से कोई सम्बन्ध है, ठीक उसी प्रकार का सम्बन्ध चिन्ह (: :) के दायीं ओर दिए गए शब्दों का है। नीचे दिए गए विकल्पों में से सुमेलित शब्द छांटिए, वही विकल्प शब्द आपका उत्तर है।

66. स्वागती : कार्यालय :: सत्कारिणी :?
(a) हवाई अड्डा (b) कर्मीदल
(c) मेजबान (d) वायुयान

67. चित्रकारी : कला : :? : नृत्य
(a) मीराबाई (b) समारोह
(c) कत्थक (d) तबला

68. चिकित्सक : रोगी : : वकील :?
(a) खरीददार (b) उपभोक्ता
(c) मुवक्किल (d) अर्दली

69. बूंद : महासागर :: नक्षत्र :?
(a) चमक (b) आकाश
(c) दीप्त (d) टिमटिमाना

निर्देश (प्रश्न 70-73): निम्नलिखित प्रश्नों को एक विशेष नियम के अन्तर्गत, शब्दों अथवा अंकों, अक्षरों या संकेतों के रूप में प्रदर्शित किया गया है। दिए गए विकल्पों में से उपयुक्त विकल्प चुनकर प्रश्न का उत्तर दीजिए–

70. यदि किसी सांकेतिक भाषा में 'SCHOOL' को TDIPPM' लिखा जाता है, तो 'MASTER' को उसी भाषा में कैसे लिखा जायेगा?
(a) NBVZBN (b) NBUBZN
(c) NBUZBM (d) NBTUFS

71. यदि किसी सांकेतिक भाषा में PEACH को RGCEJ लिखा जाता है, तो READY को उसी भाषा में कैसे लिखा जायेगा?
(a) TGWDA (b) TGWFZ
(c) GCWEZ (d) TGCFA

72. यदि किसी सांकेतिक भाषा में GLARE' को 'FKZQD' लिखा जाता है, तो 'HONESTY' को उसी भाषा में कैसे लिखा जाएगा?
(a) GNMJYQ (b) GNMDRSX
(c) GNMDRX (d) GNMRSX

73. यदि SISTER को कूट पद्धति से 20, 10, 20, 21, 6, 19 लिखा जाता है, तो BROTHER के लिए कूट रूप है–
(a) 2, 15, 16, 21, 9, 5, 18
(b) 3, 19, 16, 21, 9, 6, 19
(c) 4, 20, 15, 18, 8, 7, 9
(d) 3, 18, 16, 20, 9, 7, 19

निर्देश (प्रश्न 74-75) : P, Q, R, S, T, U, V तथा W एक वृत के चारों-तरफ केन्द्र की ओर मुंह करके बैठे हैं।
1. P, T के दाएं दूसरे स्थान पर बैठा है जो R तथा Q का पड़ोसी है।
2. S, P का पड़ोसी नहीं है।
3. V, U का पड़ोसी है।
4. Q, S तथा W के मध्य में नहीं बैठा है। W, U तथा S के मध्य नहीं बैठा है।

74. निम्न में से कौन दो पड़ोसी नहीं हैं?
(a) R – V (b) U – V
(c) R – P (d) Q – W

75. V के तुरन्त बाद दाएं कौन बैठा है?
(a) P (b) U
(c) R (d) T

76. अरुण रोहित का पिता है। रोहित माला का भाई है। माला दिलीप की पत्नी है। दिलीप का रोहित से क्या रिश्ता है?
(a) जीजा (b) पिता
(c) चाचा (d) पुत्र

77. मोनिका अपने घर से पश्चिम दिशा में 30 मी. चलती है, दाएं मुड़कर वह 20 मी. चलती है फिर बाएं मुड़कर 10 मी. चलती है पुनः बाएं मुड़ती है और 40 मी. चलती है, वह पुनः बाएं मुड़ती है तथा 6 मी. चलती है, अन्त में वह बाएं मुड़ती है। अब बताइए, वह किस दिशा में जा रही है?
(a) उत्तर (b) दक्षिण-पश्चिम
(c) दक्षिण-पूरब (d) पूरब

78. शर्मिला दक्षिण पूर्व दिशा में 7 मी. जाती है, वह पश्चिम की ओर मुड़ती है और 14 मी. चलती है, यहां से वह उत्तर पश्चिम दिशा में 7 मी. जाती है और अन्त में वह 4 मी. पूरब दिशा में जाकर एक स्थान पर खड़ी हो जाती है, अब प्रारम्भिक बिन्दु से उसके अन्तिम बिन्दु की दूरी कितनी होगी?
(a) 14 मी. (b) 15 मी.
(c) 10 मी. (d) 12 मी.

79. एक व्यक्ति का मुंह पश्चिम दिशा की तरफ है, वह 45° घड़ी की दिशा में मुड़ता है तथा पुनः 180° समान दिशा में जाता है तथा 270° घड़ी की विपरीत दिशा में मुड़ता है, अब उसका मुंह किस दिशा में है?
(a) पश्चिम (b) दक्षिण-पश्चिम
(c) दक्षिण (d) दक्षिण-पूरब

80. किसी टोकरी में रखे गए फूल प्रत्येक मिनट दोगुने हो जाते हैं और 30 मिनट में टोकरी पूर्ण रूप से भर जाती है। बताएँ कि टोकरी का एक-चौथाई भाग फूलों से कितने मिनट में भरा होगा?
(a) 22.5 मिनट (b) 15 मिनट
(c) 7.5 मिनट (d) 28 मिनट

सामान्य विज्ञान

81. यदि 125 मी. गहरे कुएँ में एक पत्थर गिराने पर उसके पानी में छपाक की ध्वनि, गिराने के समय के 5.4 सेकेंड के बाद सुनाई पड़ती है तो वायु में ध्वनि की गति होगी–
($g = 10$ मी/से^{2})
(a) 312.5 मी/से (b) 320 मी/से
(c) 330 मी/से (d) 340 मी/से

82. एक मनुष्य की स्वस्थ आँख के लिए 'निकट बिन्दु' है–
(a) 25 मी (b) 17 मी
(c) 1 मी (d) 25 सेमी

83. 1 किलोवाट/घण्टा के बराबर है–
(a) 36×10^5 जूल (b) 36×10^3 जूल
(c) 10^3 जूल (d) 10^5 जूल

84. पहिए में बॉल बेयरिंग का काम है-
(a) घर्षण को बढ़ाना
(b) गतिज घर्षण को बेलन घर्षण में बदलना
(c) स्थैतिक घर्षण को गतिज घर्षण में बदलना
(d) मात्र सुविधा के लिए

85. विद्युत चालकता की यूनिट क्या है?
(a) ओम (Ohm)
(b) ओम-क्यू (Ohm-cu)
(c) म्हो (mho)
(d) म्हो-क्यू^{1} (mho-cu^{-1})

86. विद्युत और चुंबकत्व के बीच लिंक की खोज किसने की थी?
(a) मैक्सवेल
(b) डीजल
(c) माइकल फैराडे
(d) वोल्टा

87. न्यूक्लियर रिएक्टर में भारी जल का प्रयोग किस रूप में किया जाता है?
(a) शीतलक (b) ईंधन
(c) नियामक (Moderator)
(d) परमाण्विक भंजक

88. प्राकृतिक रेडियोएक्टिवता की खोज किसके द्वारा की गई?
(a) मैडम क्यूरी
(b) हेनरी बैकेरल
(c) एनरीको फर्मी
(d) रदरफोर्ड

89. यूरेनियम अंततः किस तत्व के स्थायी आइसोटोप (समस्थानिक) में बदल जाता है?
(a) रेडियम (b) थोरियम
(c) सीसा (d) पोलोनियम

90. चर्म रोग के उपचार में प्रयोग किया जाने वाला रेडियो आइसोटोप है–
(a) रेडियो सीसा (b) रेडियो कोबाल्ट
(c) रेडियो फॉस्फोरस
(d) रेडियो आयोडीन

91. $C_{17}H_{35}COONa$ एक–
(a) साबुन है (b) अपमार्जक है
(c) रेयान है (d) रबड़ है

92. एल्केन का सामान्य सूत्र है–
(a) C_nH_{2n+2} (b) C_nH_{2n}
(c) C_nH_{2n-2} (d) C_nH_n

93. नाइट्रोजन के एक ऑक्साइड का अणुभार 30 है। यौगिक के एक अणु में कुल इलेक्ट्रॉन हैं–
(a) 30 (b) 15
(c) 14 (d) 11

94. निम्नलिखित में से कौन-सी धातु अम्ल के साथ क्रिया करके हाइड्रोजन गैस निकालेगी?
(a) Mg (b) Cu
(c) Ag (d) Au

95. एस्टेरेसी कुल का पुष्पक्रम होता है–
(a) अम्बल (b) स्पैडिक्स
(c) कैटकिन (d) केपीटुलम

96. निम्नलिखित में से किसकी पत्तियों में अनुपर्ण सम्पूर्ण जीवनकाल में चिरलग्न रहते हैं?
(a) माइकैलिया (b) केसिया
(c) हिबिस्कस (d) धान

97. निम्नलिखित में कौन सबसे मीठी शर्करा है–
(a) सुक्रोज
(b) ग्लूकोज
(c) फ्रक्टोस
(d) माल्टोस

98. फसल चक्रण किसान द्वारा किसकी बढ़ोत्तरी हेतु अपनाना चाहिए?
(a) भूमि उर्वरता हेतु
(b) सामुदायिक क्षेत्र हेतु
(c) भूमि के कार्बनिक संघटक हेतु
(d) भूमि में नाइट्रोजन संघटक के लिए

99. उच्च वर्ग के पौधों में हरितलवक की आकृति एवं संरचना होती है–
(a) डिस्कॉइड
(b) कप के आकार की
(c) गुहिकार
(d) जालिकावृत

100. किन पौधों में संयुक्त स्पाइक पुष्पक्रम पाया जाता है?
(a) प्याज में
(b) आलू में
(c) गेहूँ
(d) खीरा में

उत्तर (हल/संकेत)

1. (d)	2. (b)	3. (a)	4. (a)
5. (d)	6. (b)	7. (b)	8. (c)
9. (d)	10. (c)	11. (b)	12. (b)
13. (d)	14. (c)	15. (d)	16. (b)
17. (b)	18. (c)	19. (d)	20. (b)

21. (a) नाबार्ड से तात्पर्य राष्ट्रीय कृषि और ग्रामीण विकास बैंक से है। कृषि और गैर कृषि ग्रामीण क्षेत्रों के उत्थान के लिए ऋण प्रवाह में वृद्धि द्वारा ग्रामीण भारत के विकास पर ध्यान केंद्रित करने के लिए संसद के विशेष अधिनियम द्वारा 12 जुलाई, 1982 को इसकी स्थापना की गई थी। इसका मुख्यालय मुंबई (महाराष्ट्र) में है।

22. (d) माँग की कीमत लोच कीमत में परिवर्तन के फलस्वरूप उपभोक्ता की प्रतिक्रिया मापती है। यदि उपभोक्ता कीमत परिवर्तन के प्रति अपेक्षाकृत अधिक संवेदनशील हैं, तो माँग लचीली होगी, यदि वे कीमत परिवर्तन के प्रति अपेक्षाकृत उदासीन हैं, तो माँग अप्रत्यास्थ (अलचीली) होगी। पूर्णतः अप्रत्यास्थ माँग को आलेख पर एक रेखा के रूप में उर्ध्वाधर अक्ष के समानान्तर रेखित किया जाता है, पूर्णतः प्रत्यास्थ माँग को रेखा द्वारा ऊपर और क्षैतिज अक्ष के समानान्तर दर्शाया जाता है। जब उपयोगी वस्तु की माँग पूर्णतः प्रत्यास्थ होती है, तो माँग की मात्रा कीमत के साथ परिवर्तित होती रहती है। इस प्रकार माँग की कीमत लोच का गुणांक अनन्त होता है।

दिए गए रेखा चित्र में, कीमत और माँगी गई मात्रा को क्रमशः y अक्ष और x अक्ष पर दर्शाया गया है। माँग वक्र DD, X-अक्ष के समानान्तर क्षैतिजाकार सीधी रेखा है। यह माँगी गई मात्रा में

आने वाली अपरिमित कमी या वृद्धि के कारण कीमत में होने वाले नगण्य परिवर्तन को दर्शाता है।

23. (a) अधिकांश इतिहासकारों ने 1950 के दशक को विऔपनिवेशीकरण के युग के रूप में वर्णित किया है। इसी दशक में सर्वप्रथम अफ्रीका में बड़े पैमाने पर विऔपनिवेशीकरण की प्रक्रिया आरंभ हुई। लीबिया इस दशक में स्वतंत्र होने वाला प्रथम अफ्रीकी देश बना और 1954 में अल्जीरियाई युद्ध आरंभ हुआ। सूडान, मोरक्को, और ट्यूनेशिया 1956 में स्वतंत्र हुए और घाना 1957 में स्वतंत्र होने वाला प्रथम उप-सहारा अफ्रीकी देश बना।

24. (a) लोक लेखा समिति (पी.ए.सी.) का गठन प्रतिवर्ष किया जाता है। इस समिति में 22 सदस्य होते हैं, जिसमें 15 सदस्य संसद के निचले सदन लोकसभा से और 7 सदस्य संसद के ऊपरी सदन राज्यसभा के होते हैं। सदस्यों का कार्यकाल एक वर्ष का होता है।

25. (c) मुहम्मद हामिद अंसारी एस. राधाकृष्णन के बाद लगातार दूसरी बार भारत के उप-राष्ट्रपति बनने वाले दूसरे भारतीय हैं। वह 10 अगस्त, 2007 को भारत के उप-राष्ट्रपति के रूप में निर्वाचित हुए और 11 अगस्त, 2007 को उन्होंने अपना पदभार ग्रहण किया। वह 7 अगस्त, 2012 को पुन: उपराष्ट्रपति निर्वाचित हुए।

26. (d) भारतीय संविधान के अनुच्छेद 213 के अनुसार, राज्य के राज्यपाल द्वारा जारी किया गया अध्यादेश राज्य की विधान सभा या जिस राज्य में विधान परिषद् है, उस राज्य में अध्यादेश दोनों सदनों में प्रस्तुत किया जाता है। छ: सप्ताह की अवधि समाप्त हो जाने पर अध्यादेश की वैधता समाप्त हो जाती है, या यदि विधान सभा प्रस्ताव पारित करके अध्यादेश को अस्वीकार कर देता है और विधान परिषद् इसका अनुमोदन कर देती है, तो अध्यादेश की वैधता निश्चित अवधि से पूर्व समाप्त हो जाती है।

27. (c) चार वेद हैं: ऋग्वेद, यजुर्वेद, सामवेद और अथर्ववेद। दूसरी ओर, विष्णु पुराण हिन्दुओं का एक धार्मिक ग्रंथ है और 18 महापुराणों में से एक है। इसे 'पुरानारत्न' की संज्ञा दी गई है।

28. (a) 'द किंगडम ऑफ गॉड इज विदिन यू' लिओ टॉलस्टॉय द्वारा लिखित एक गैर-काल्पनिक पुस्तक है। दार्शनिक शोध-प्रबंध से संबंधित यह पुस्तक उनके अपने देश रूस में प्रतिबंधित होने के बाद सर्वप्रथम 1894 में जर्मनी में प्रकाशित की गई थी। गाँधीजी ने इस पुस्तक को उनके जीवन पर सर्वाधिक महत्वपूर्ण आधुनिक प्रभाव डालने वाली पुस्तक में से एक के रूप में वर्णित किया था।

29. (b) बालाजी विश्वनाथ पेशवा हाउस (या पेशवा आवास) के संस्थापक थे। इसकी स्थापना 1714 में की गई थी। वह मराठी चितपावन ब्राह्मण परिवार से संबंधित वंशानुगत पेशवाओं के क्रम में पहले पेशवा थे जिन्होंने 18वीं शताब्दी के दौरान प्रभावशाली ढंग से मराठा साम्राज्य का नेतृत्व किया और उसे नियंत्रित किया। उन्हें मराठा साम्राज्य का दूसरा संस्थापक भी कहा जाता है।

30. (b) भारतीय राष्ट्रीय सेना की स्थापना सर्वप्रथम 1942 में मोहन सिंह के नेतृत्व में जापान द्वारा बंदी बनाए गए ब्रिटिश-भारतीय सेना के युद्ध बंदियों द्वारा मलाया अभियान में और सिंगापुर में की गई थी। हालांकि शीघ्र ही इसका पतन हो गया। 1943 में दक्षिण-पूर्व एशिया में सुभाषचन्द्र बोस के आगमन के बाद उनके नेतृत्व में भारतीय राष्ट्रीय सेना पुनर्जीवित हो गई।

31. (d) कलिंग का युद्ध 262-261 ईसा पूर्व मौर्य सम्राट अशोक और कलिंग के राजा अनंथ पद्मानाभन के मध्य लड़ा गया था। यह अपने राज्याभिषेक के बाद अशोक द्वारा लड़ा गया एकमात्र प्रमुख युद्ध था। हालांकि, इसे विश्व इतिहास में सर्वाधिक रक्तरंजित युद्धों में से एक माना जाता है। कहा जाता है कि इस युद्ध में बड़े पैमाने पर हुए नरसंहार के बाद सम्राट अशोक का हृदय परिवर्तित हो गया और उन्होंने बौद्ध धर्म स्वीकार कर लिया।

32. (a) भारत की जनगणना के अनुसार सभी शहरों और ग्रामीण समूहों को उनके जनसंख्या की दृष्टि से निम्नलिखित छ: श्रेणियों में वर्गीकृत किया गया है–

श्रेणी I: 100,000 और उससे अधिक की जनसंख्या

श्रेणी II: 50,000 से 99,999 तक की जनसंख्या

श्रेणी III: 20,000 से 49,999 तक की जनसंख्या

श्रेणी IV: 10,000 से 19,999 तक की जनसंख्या

श्रेणी V: 5,000 से 9,999 तक की जनसंख्या

श्रेणी VI: 5,000 से कम की जनसंख्या।

33. (d) अक्टूबर-नवम्बर का महीना गर्म वर्षा ऋतु से ठंडी शुष्क शीत ऋतु के आगमन का सूचक है। दक्षिण-पश्चिम मानसून के कमजोर पड़ने, पीछे हटने या भारत से वापसी के कारण यह समय-अवधि पश्चगमन मानसून या परिवर्तित ऋतु के नाम से जानी जाती है। साफ आसमान और तापमान में वृद्धि मानसून के पीछे हटने का परिचायक है। जबकि दिन गर्म, रातें ठंडी और सुहावनी होती हैं। इस समय-अवधि में तापमान और आर्द्रता में वृद्धि होती है, जिससे मौसम कष्टकारी बन जाता है। यह अद्भुत घटना 'अक्टूबर हीट' के नाम से जानी जाती है।

34. (b) वज्जी या व्रिज्जी छठी शताब्दी ईसा पूर्व एक संघ था। वज्जी के शासक आठ राजवंशों (अटहकुल) के संघ थे, जिसमें वज्जी, लिच्छवि, नतृक और विदेह अधिक महत्वपूर्ण थे। यह सोलह महाजनपदों में से एक था।

35. (b) ऐतिहासिक रूप से क्यूबा 20वीं शताब्दी में सबसे बड़ा गन्ना उत्पादक और शीर्ष निर्यातकों में से एक था। इसे पूर्व में 'विश्व का चीनी का कटोरा' के नाम से जाना जाता था। हालांकि, अब इसका स्थान ब्राजील ने ग्रहण कर लिया है। वर्तमान में, ब्राजील, भारत और चीन तीनों देश विश्व के शीर्ष चीनी उत्पादक हैं। सर्वश्रेष्ठ विकल्प (b) चीनी है।

36. (b) भूकम्प के झटकों और कम्पनों को रिकॉर्ड करने के लिए वैज्ञानिक रूप से भूकम्पमापी का प्रयोग किया जाता है। इन रिकॉर्डों का अध्ययन भूकम्प-विज्ञान कहलाता है। भूकम्प के दौरान भूमि के कम्पन की अवधि, दिशा और तीव्रता रिकॉर्ड करने और भूकम्प के केन्द्र का पता लगाने के लिए प्रयोग किया जाने वाला उपकरण सिस्मोग्राफ कहलाता है।

37. (d) बिम्बाणु (प्लेटलेट्स) रक्त के घटक हैं, जिसे थ्रोमबोसाइट्स कहते हैं। इनका मुख्य कार्य कलम्पिंग द्वारा रक्त प्रवाह को रोकना और थक्के (क्लॉटिंग) द्वारा रक्त वाहिकाओं को क्षतिग्रस्त होने से बचाना है। लाल और श्वेत रक्त कणों के विपरीत, बिम्बाणु वास्तविक कण नहीं हैं, बल्कि कणों के छोटे अंश हैं।

38. (a) स्टाकहोम इंटरनेशनल पीस रिसर्च इंस्टीटयूट (SIPRI) द्वारा जारी सूची में वर्ष 2013-17 के बीच हथियार निर्यात के मामले में अमेरिका (34%) शीर्ष स्थान पर है। इसके बाद रूस, फ्रांस तथा जर्मनी हैं। हथियार निर्यात मामले में चीन पांचवें पायदान पर है।

39. (a) **40.** (a)

41. (d) जानकारी अधूरी है।

42. (d) प्रश्न से,

$$\frac{A}{B} = \frac{4}{7} \quad ...(i)$$

तथा $$\frac{A\left(1+\frac{50}{100}\right)}{B\left(1-\frac{25}{100}\right)} = \frac{8}{7} \quad ...(ii)$$

समीकरण (i) तथा (ii) से A तथा B की कमाई का पता नहीं चलता है।

43. (c) साधारण ब्याज $= \frac{1}{16} \times P$

दर $= r\%$

वर्षों की संख्या $= t = r$

तब, साधारण ब्याज

$$= \frac{\text{धनराशि} \times \text{दर} \times \text{समय}}{100}$$

$$\frac{1}{16} \times P = \frac{P \times r \times t}{100}$$

$r2 = \frac{100}{16}$

$\therefore \quad r = \sqrt{\frac{100}{16}} = \frac{10}{4}$

$r = \frac{10}{4} = \frac{5}{2}$

$r = 2\frac{1}{2}\%$

44. (a) माना A, B तथा C ने व्यापार में ₹ $5x, 4x$ तथा $3x$ निवेश किए हैं।

एक वर्ष बाद,

A का कुल निवेश

$= 5x \times 12$

B का कुल निवेश

$= 4x \times 12 + 1000 \times 8$

$= 48x + 8000$

C का कुल निवेश

$= 3x \times 12 + 2000 \times 4$

$= 36x + 8000$

$\frac{48x+8000}{36x+8000} = \frac{14}{11}$

$528x + 8800$

$= 504x + 112000$

$528x - 504x = 112000 - 88000$

$24x = 24000$

$\therefore x = \frac{24000}{24} = 1000$

$x = 1000$

अत: C का प्रारंभिक निवेश

$= 3x =$ ₹ 3,000

45. (b) माना दूसरी रेलगाड़ी की गति

$= x$ किमी/घंटा

तब, कुल लंबाई = गति × समय

$125 + 125 = (65 + x) \times \frac{5}{18} \times 6$

$150 = 65 + x,\ x = 85$ किमी/घंटा

46. (b) 4 पुरुष = 6 स्त्रियां

2 पुरुष = 3 स्त्रियां

प्रश्नानुसार,

10 पुरुष तथा 3 स्त्रियां = 12 पुरुष

अत:

$\frac{W_1}{M_1 \times D_1 \times h_1} = \frac{W_2}{M_2 \times D_2 \times h_2}$

$\frac{1}{4 \times 12 \times 7} = \frac{2}{12 \times D_2 \times 8}$

$D_2 = 7$ दिन

अत: दोगुना कार्य 10 पुरुष तथा 3 स्त्रियां 8 घंटे प्रतिदिन करके 7 दिनों में पूरा कर देंगे।

47. (b) $x2 - 3x + 1 = 0$

$x2 + 1 = 3x$

$x + \frac{1}{x} = 3$

$\text{—} = \left(x + \frac{1}{x}\right)^3 - 3 \times x \times \frac{1}{x}\left(x + \frac{1}{x}\right)$

$= 27 - 3 \times 3 = 18$

$x^2 + \frac{1}{x^2} = \left(x + \frac{1}{x}\right)^2 - 3 \times x \times \frac{1}{x}$

$= (c)2 - 2$

$x^2 + \frac{1}{x^2} = 7$

तब,

$\left(x^3 + \frac{1}{x^3}\right)\left(x^2 + \frac{1}{x^2}\right) = 18 \times 7$

$x^5 + \frac{1}{x^5} + x + \frac{1}{x} = 126$

$x^5 + \frac{1}{x^5} = 126 - 3$

अत: $x^5 + \frac{1}{x^5} = 123$

48. (c) $a - b = 3$

$a^3 - b^3 = 117$

$\therefore\ a^3 - b^3 = (a - b)3 + 3ab\,(a - b)$

$117 = 27 + 9\,ab$

$9ab = 117 - 27$

$ab = 10 = 5 \times 2$

$a = 5$

$b = 2$ लेने पर,

तब $|a + b| = |5 + 2| = 7$

49. (a) वर्तमान में स्कूल में लड़कों की संख्या

$= 610 \times \frac{80}{100} = 488$

वर्तमान में स्कूल में लड़कियों की संख्या

$= \frac{488 \times 175}{100} = 854$

50. (c) विद्या द्वारा प्राप्त कुल अंक

माना कि कुल अंक x है।

$= 350 + 296 = 646$

अब, x का 76% = 646

$x = \frac{x \times 76}{100} = 646$

$\therefore x = \frac{100 \times 646}{76} = \frac{64600}{76}$

परीक्षा में अधिकतम अंक = 850

51. (d) (100 – 40) = 60%

अब, तक का 60% 96 gS

$\therefore$ अंक का 100% $= \frac{96}{60} \times 100 = 160$

$\therefore$ इस प्रकार, 160 का 40%

$= \frac{160 \times 40}{100} = 64$

अत: पुनर्मूल्यांकन के बाद छात्र के 64 अंक कम हो गए।

52. (b) माना कि पिता की आयु $7x$ वर्ष, माता की आयु $6x$ वर्ष तथा बेटी की आयु $2x$ वर्ष है। तो, $6x - 2x = 24$

$\therefore x = \frac{24}{4} = 6$

$\therefore$ अत: पिता की वर्तमान आयु

$= 7 \times 6 = 42$ वर्ष

53. (b) एक वयस्क का किराया = ₹ 114

$\therefore$ एक बच्चा का किराया $= \frac{114}{6} =$ ₹ 19

4 वयस्क एवं 5 बच्चों का किराया

$= 4 \times 114 + 5 \times 19$

$= 456 + 95 =$ #- 551.

54. (b) माना कि प्रत्येक विद्यार्थी को x टॉफियां मिलती हैं।

अत: टॉफियों की कुल सुख्या $= 960 \times x$

अब प्रश्नानुसार,

$600\,(x + 3) = 960x$

या, $600x + 1800 = 960x$

या, $960x - 600x = 1800$

या, $360x = 1800$

$\therefore \quad x = 5$

55. (a) $\therefore\ ab(x^2.\ 1).\ x(a^2.\ b^2)$

$= abx^2 + ab + xa^2 + xb^2$

$= abx^2 + xa^2 + ab + xb^2$

$= ax\,(bx + a) + b(a + bx)$

$= (bx + a)(ax + b)$ एवं इसी प्रकार $ab(x^2 - 1) + x(a^2 - b^2)$

$= (ax - b)\,(bx + a)$

अत: LCM $= (bx + a)\,(a^2x^2 - b^2) = (a^2x^2 - b^2)\,(a + bx)$

56. (a) प्रमेयानुसार,

त्रिभुज का परिमाप उसकी तीनों माध्यिकाओं के योग से बड़ा होता है। इसलिए,

$ad + be + cf < ab + bc + ca$

57. (c) ΔABE का क्षेत्रफल $= \frac{\sqrt{3}}{4}x^2$

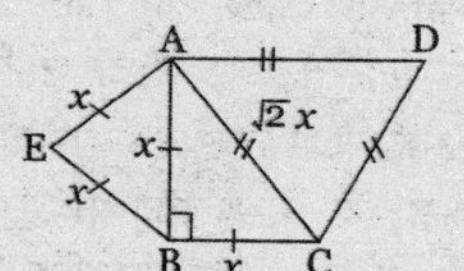

ΔACD का क्षेत्रफल

$= \frac{\sqrt{3}}{4}\left(\sqrt{2}x\right)^2 = \frac{\sqrt{3}}{4}\times 2x^2$

अत: $\frac{\Delta ABE \text{ का क्षेत्रफल}}{\Delta ACD \text{ का क्षेत्रफल}}$

$= \frac{\frac{\sqrt{3}}{4}x^2}{\frac{\sqrt{3}}{4}\times 2x^2} = \frac{1}{2}$

58. (b) DABE ~ DOBD से]

$\frac{AE}{OD} = \frac{AB}{OB} = \frac{BE}{BD}$

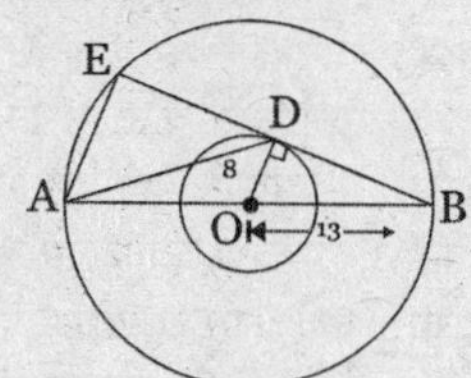

$\frac{AE}{8} = \frac{2\times 13}{13}$

AE = 16 सेमी.

ΔABE में

BE2 = AB2 – AE2 = 262 – 162

BE = $2\sqrt{105}$

ΔOBD में,

BD2 = OB2 – OD2 = 132 – 82

BD = $\sqrt{105}$

∴ DE = BE – BD = $\sqrt{105}$

ΔADE में,

AD2 = AE2 + DE2

= 162 + $\left(\sqrt{105}\right)^2$ = 361

AD = 19 सेमी.

59. (c) पेड़ की कुल लम्बाई = 60 फीट है

बन्दर पहले सेकेंड में 3 फीट ऊपर जाता है एवं 2 फीट नीचे गिर जाता है अर्थात 1 सेकेंड में वह केवल 3 – 2 = 1 फीट ही ऊपर चढ़ पाता है।

∴ बन्दर 1 फीट ऊपर चढ़ता है = 1 सेकेंड में

57 फीट चढ़ेगा = 57 सेकेंड में तथा शेष 3 फीट वह अगले सेकेंड में चढ़ेगा

अत: बन्दर द्वारा पेड़ पर चढ़ने में लिया गया कुल समय

= 57 + 1 + 1 = 58 सेकेंड

60. (d) माना बस में पुरुषों की कुल सं. = $2x$

महिलाओं की कुल सं॰ = x

$x + 5 = 2x - 10$ or, $x = 15$

यात्रियों की कुल संख्या =

$x + 2x = 3x$ or, $3 \times 15 = 45$ यात्री

$= r = \frac{10}{3} = 3\frac{1}{3}\%$

61. (d) प्रथम प्रश्न आकृति में एक वर्ग है। द्वितीय प्रश्न आकृति में उसी वर्ग के अंदर एक और वर्ग बन गया है। प्रश्न आकृति तृतीय में एक त्रिभुज है। इसी प्रकार चौथी प्रश्न आकृति में इसी त्रिभुज के अंदर एक और त्रिभुज बन जायेगा।

62. (b) प्रश्न आकृतियों का अवलोकन करने के बाद पता चलता है कि प्रश्न आकृति के प्रथम भाग की प्रथम आकृति से दूसरी आकृति में ऊपर तथा नीचे की डिजाइनें परस्पर बदल जाती हैं, नीचे या ऊपर जहां दोहरी डिजाइन पूर्व में स्थित रहती है वहां परिवर्तित डिजाइन भी दोहरी बन जाती है ठीक उसी प्रकार दूसरे भाग की तीसरी आकृति से चौथी आकृति में ऊपर तथा नीचे की डिजाइनें परस्पर बदल जाएगीं तथा जहां दोहरी डिजाइन पूरब में स्थित है, वहां परिवर्तित डिजाइन ही दोहरी डिजाइन बन जाएगी और यह उत्तर आकृति (b) के समान दिखाई देगी।

63. (b) प्रश्न आकृति का ध्यानपूर्वक अवलोकन करने के बाद आप पाते हैं कि प्रश्न आकृति को दर्पण में देखेंगे, तो यह उत्तर आकृति (b) के समान दिखेगी।

64. (c) 'धुआं-आग' को छोड़कर अन्य सभी में एक वस्तु के लिए दूसरी वस्तु आवश्यक है अर्थात् कार में पेट्रोल, इंजन में कोयला तथा दीपक में तेल की आवश्यकता होती है।

65. (a) ज्ञातव्य हो कि सामान्य वर्ष का पहला दिन और अन्तिम दिन एक ही होता है। अत: 1 जनवरी, 2011 को सोमवार है, तो 31 दिसम्बर, 2011 को भी सोमवार ही होगा।

66. (d) जिस प्रकार 'स्वागती' कार्यालय में होती है, उसी प्रकार 'सत्कारिणी' वायुयान में होती है।

67. (c) 'चित्रकारी' जिस प्रकार 'कला' का एक भाग है, उसी प्रकार 'कत्थक' 'नृत्य' का एक भाग है।

68. (c) जिस प्रकार 'चिकित्सक' रोगी का इलाज करता है, उसी प्रकार, 'वकील' मुवक्किल की पैरवी करता है।

69. (b) जिस प्रकार 'बूंद' से 'महासागर' बनता है। उसी प्रकार, 'नक्षत्र' से 'आकाश' बनता है।

70. (d) जिस प्रकार,

S C H O O L
+1 +1 +1 +1 +1 +1
T D I P P M

उसी तरह,

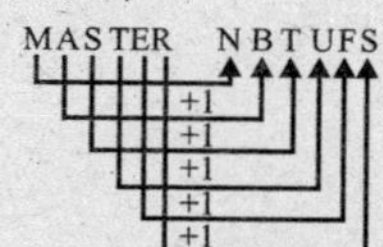

अत: MASTER को NBTUFS लिखा जाएगा।

71. (d) जिस प्रकार,

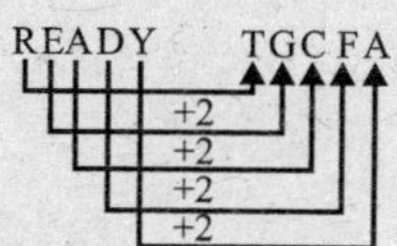

उसी तरह,

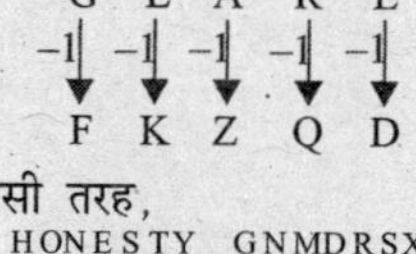

अत: READY को TGCFA लिखा जाएगा।

72. (b) जिस प्रकार,

G L A R E
–1 –1 –1 –1 –1
F K Z Q D

उसी तरह,

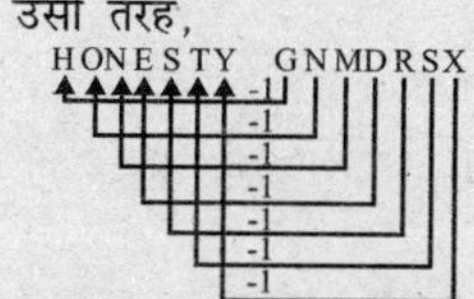

अत: HONESTY को GNMDRSX लिखा जाएगा।

73. (b)प्रत्येक अक्षर में उसके वास्तविक स्थान के अनुरूप एक संख्या जोड़ी गई है।

(34–36)

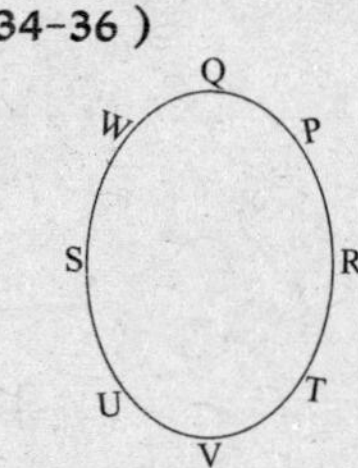

74. (a) R – V दो पड़ोसी नहीं हैं।

75. (d) T, V के तुरन्त बाद दाएं बैठा है।

76. (a)

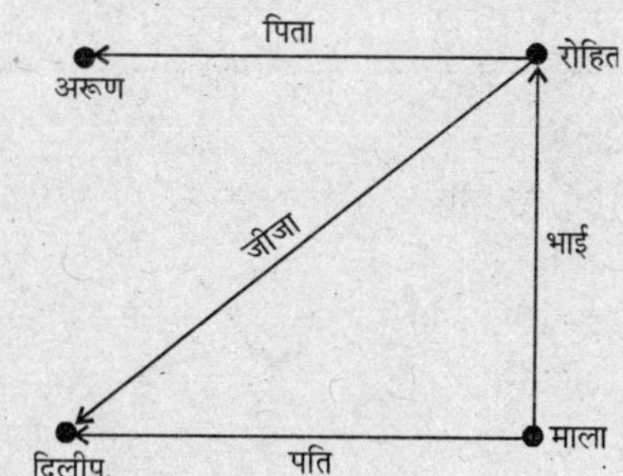

77. (a)

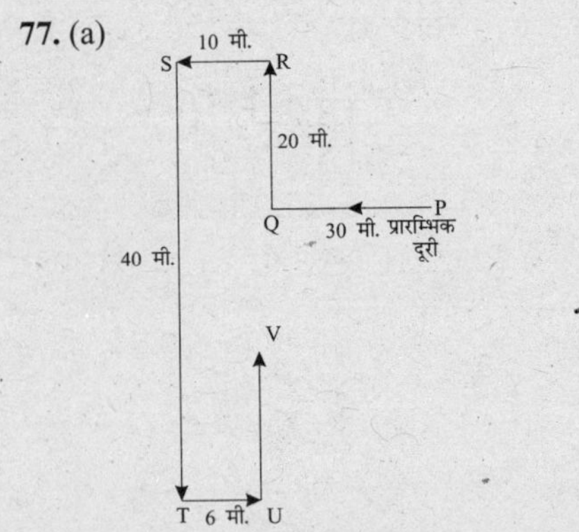

अत: उपर्युक्त आकृति प्रदर्शित करती है कि मोनिका उत्तर (UV) दिशा की ओर जा रही है।

78. (c)

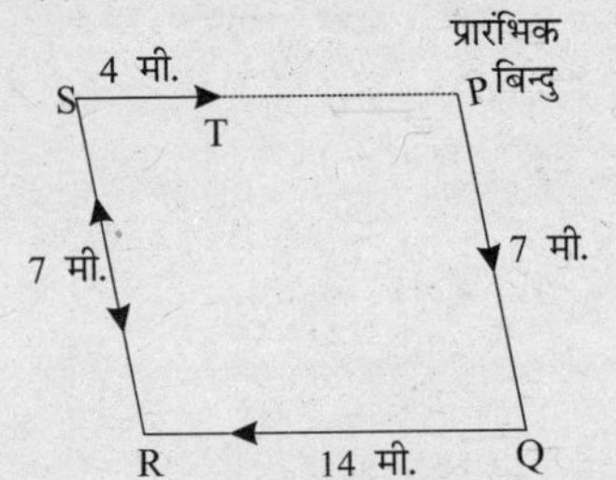

स्पष्टत:, शर्मिला की प्रारंम्भिक बिन्दु से दूरी

PT = (PS – ST)

= (QR – ST)

= 14 – 4 = 10 मी.

79. (b)

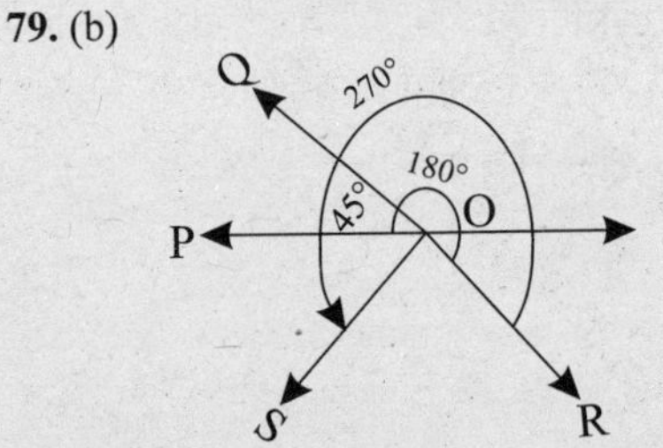

प्रश्नानुसार, प्रारम्भ में, व्यक्ति OP दिशा में है, घड़ी की सुई की दिशा में 45° चलने के बाद वह OQ दिशा में पहुंचता है, उसी दिशा में वह 180° चलने के बाद QR दिशा में पहुंचता है। अब यहां से वह घड़ी की सुई के विपरीत दिशा में 270° अन्तिम बिन्दु रेखा OS पर पहुंचता है।

अत: व्यक्ति इस समय दक्षिण-पश्चिम दशा में है।

80. (d) चूंकि, 30 मिनट में टोकरी पूरी भर जाती है।

इसलिए, (30 – 1) = 29 मिनट में आधा भर जाएगी

⇒ (29-1) = 28 मिनट में 1/4 भर जाएगी

⇒ 28

81. (a) माना पत्थर पानी से t समय पश्चात् टकराता है।

$$h = ut + \frac{1}{2}gt^2$$

$$\therefore \quad 125 = 0 + \frac{1}{2} \times 10 \times t^2$$

$$t^2 = \frac{125 \times 2}{10} = 25 = t = 5 \text{ सेकेंड}$$

उत्पन्न ध्वनि को सुनाई देने में लगा समय = 5.4 — 5 = 0.4 सेकेंड

$$\therefore \quad \text{ध्वनि का वेग} = \frac{\text{दूरी}}{\text{समय}} = \frac{125}{0.4}$$

= 312.5 मी/से

82. (d) एक मनुष्य की स्वस्थ आँख के लिए निकट बिन्दु 25 सेमी. होती है।

83. (a) 1 किलोवॉट/घण्टा

$= 60 \times 60 \times 10^3$

$= 36 \times 10^5$ जूल

84. (b) बॉल बेयरिंग अभियांत्रिकी में प्रयोग आने वाला एक घुमावदार (Rolling Element) है, जो कि गतिज घर्षण को बेलन घर्षण में बदलता है। बॉल बेयरिंग सर्पी घर्षण को लोटनिक घर्षण में बदल देता है।

85. (c) पदार्थों द्वारा विद्युत धारा संचालित करने की क्षमता की माप को विद्युत चालकता कहते हैं। इसका मात्रक 'म्हो' (Mho) होता है।

86. (c) विद्युत और चुंबकत्व के बीच संबंध की खोज माइकल फैराडे ने की थी। उन्होंने ज्ञात किया कि जब किसी परनालिका (Cunducting Coil) के सम्मुख किसी चुंबक को तीव्र गति से लाया जाता है, तो उसमें विद्युत धारा उत्पन्न होती है या यह कहा जा सकता है कि परनालिका और चुंबक की सापेक्ष गति से परनालिका में विद्युत धारा का प्रेरण (Induction) होता है।

87. (c) न्यूक्लीयर रिएक्टर में भारी जल का प्रयोग नियामक (Moderator) के रूप में किया जाता है। भारी जल का सूत्र D_2O है।

88. (b) प्राकृतिक रेडियोएक्टिवता की खोज वर्ष 1896 में फ्रांसीसी वैज्ञानिक हेनरी बैकेरल ने की थी।

89. (c) परमाणु क्रमांक 82 (Pb) से अधिक परमाणु क्रमांक वाले नाभिक हमेशा अस्थायी होते हैं। अत: यूरेनियम के रेडियोएक्टिव विघटन के फलस्वरूप अंतत: लेड (सीसा) ही बनता है।

90. (c) रेडियो फॉस्फोरस-32 का प्रयोग चर्म रोगों के उपचार में किया जाता है।

91. (a) $C_{17}H_{35}COONa$ एक साबुन है।

92. (a) एल्केन का सामान्य सूत्र C_nH_{2n+2} है।

93. (b) चूँकि नाइट्रोजन के ऑक्साइड का अणुभार 30 है। अत: स्पष्ट है कि इसका सूत्र (NO (14 + 16) है। अब N का परमाणु क्रमांक 7 तथा O का क्रमांक 8 है, अत: इलेक्ट्रॉनों की संख्या 7 + 8 = 15 है।

94. (a) Mg, अम्ल के साथ क्रिया करके H_2 गैस बनाता है।

$Mg + H_2SO_4 \rightarrow MgSO_4 + H_2 \uparrow$

95. (d) जब पुष्प का मुख्य अक्ष या आशय चपटा होता है, अर्थात् पुष्पाक्ष चपटा होता है। पुष्पक अवृन्तीय तथा आशय पर इकट्ठे लगे होते हैं। पुष्पक प्राय: दो प्रकार के होते हैं। बाहर की ओर रश्मि पुष्पक बड़े तथा केन्द्र में बिम्ब पुष्पक, सम्पूर्ण पुष्पक्रम एक अकेले पुष्प की भाँति दिखाई देता है, पुष्पक्रम मुण्डक या केपिटुलम कहलाता है।

उदाहरण: गेंदा, सूरजमुखी। यह एस्टेरेसी (कम्पोजिटी) कुल का विशेष लक्षण है।

96. (c) अनुपर्ण या अनुपत्र पत्ती के पार्श्व तल पर दो उभार के रूप में दिखाई देते हैं। चिरलग्न प्रकार के अनुपर्ण पत्ती के साथ सदैव जुड़े रहते हैं। जैसे आम गुड़हल (हिबिस्कस)।

97. (c) फ्रक्टोस सबसे मीठी शर्करा होती है। यह मुख्यत: फलों तथा शहद में पायी जाती है।

98. (a) फसल चक्रण एक खेत में फसलों की एक के बाद एक (एकान्तरण क्रम) खेती का क्रम है। जैसे अनाज के बाद दलहन तिलहन तथा उसके बाद चारा फसल या परती भूमि रखना। इस विधि में मृदा का संगठन संरक्षित रहता है तथा मृदा की उर्वरता बनी रहती है। क्योंकि विभिन्न फसलों की मृदा खनिज आवश्यकताएँ भिन्न-भिन्न होती है तथा दलहन की फसलें भूमि वायुमण्डलीय नाइट्रोजन का स्थिरीकरण करने के लिए उत्तरदायी भी होती है।

99. (a) हरितलवक हरे रंग के लवक होते हैं, जो पौधों में प्रकाश-संश्लेषण की प्रक्रिया में भाग लेते हैं। हरितलवक में स्थायी या अस्थायी रूप से स्टार्च का संचय रहता है। विकसित पौधों की एक कोशा में 20 से 50 हरितलवक हो सकते हैं। उच्चवर्ग के पौधों में हरितलवक की आकृति डिस्कॉयड (4-6μm) व्यास तथा मोटाई (2-4μm) समान चपटे, गोल व अण्डाकार या दीर्घवृत्ताकार प्रकार के होते हैं।

100. (c) संयुक्त स्पाइक या स्पाइकलेट का स्पाइक अवृन्त और सवृन्त हो सकता है। यह वास्तव में छोटे-छोटे स्पाइक होते हैं, जिसमें कभी-कभी अनेक तथा कभी-कभी केवल एक पुष्प होता है। इस प्रकार का पुष्पक्रम गेहूँ, जौ एवं जई में पाया जाता है।

❑❑❑

RRB

पैरा-मेडिकल स्टाफ भर्ती परीक्षा

प्रैक्टिस सेट-3

सम्बन्धित विषय

1. पानी के भारीपन को खत्म किया जा सकता है–

(a) उबालकर

(b) चूना मिलाकर

(c) सोडियम कार्बोनेट डालकर

(d) उपर्युक्त सभी

2. सामुदायिक स्वास्थ्य केन्द्र की स्थापना किस वर्ष से शुरू हुई?

(a) 1976 (b) 1982

(c) 1986 (d) 1996

3. निम्न में से कौन-सी 'Study' में 'Effect to cause study' की जाती है?

(a) कैरोट स्टडी

(b) रेट्रोस्पेक्टिव स्टडी

(c) प्रोस्पेक्टिव स्टडी

(d) उपर्युक्त में से कोई नहीं

4. निम्न में से शोध का उद्देश्य क्या होता है?

(a) एक नयी तकनीक विकसित करना

(b) नयी तकनीक व पुरानी तकनीक की तुलना करना

(c) अच्छी सेवाएं प्रदान करना

(d) उपर्युक्त सभी

5. 'Confabulation' के क्या लक्षण है?

(a) सीजोफ्रेनिया (b) अवसाद

(c) शराब पीना (d) उपर्युक्त सभी

6. रोगी में बार-बार विषाद की भावना आना किस रोग के प्रकार है?

(a) मेलनकोलिया

(b) उत्साह विषाद मनोविकृति

(c) मनोविदलता

(d) स्थिर व्यामोह

7. स्टेफाइलोकोक्कस के कारण होता है–

(a) ओस्टियोमाइलाइटिस (b) न्यूमोनिया

(c) मैनन्जाइटिस (d) उपर्युक्त सभी

8. सभी को छोड़कर एनोरेक्सिया नर्वोसा की विशेषताएं हैं–

(a) मृत्युदर में कमी (b) वजन में कमी

(c) पेरिक अल्सर (d) सहयोगी ढीलापन

9. गर्भाशय के आकार के वजन में वृद्धि कितने ग्राम तक होती है?

(a) 60 ग्राम से 900 ग्राम

(b) 50 ग्राम से 900 ग्राम

(c) 60 ग्राम से 800 ग्राम

(d) 50 ग्राम से 800 ग्राम

10. सर्वे रिसर्च के क्या लाभ हैं?

(a) डाटा एकत्रित करना

(b) चरों की जांच की जाती है

(c) उपकरणों को सावधानीपूर्वक प्रस्तुत करना

(d) उपर्युक्त सभी

11. किसी भी शोध को करने से पहले उसे छोटे स्तर पर किया जाता है, इस प्रकार के शोध को कहते हैं–

(a) प्रायोगिक अनुसंधान

(b) गैर-प्रायोगिक अनुसंधान

(c) वर्णनात्मक अनुसंधान

(d) प्रारंभिक मार्ग-दर्शन अध्ययन

12. शोध में किस प्रकार की समस्याओं को चुना जाता है?

(a) सुगम (b) वास्तविक

(c) विख्यात (d) उपर्युक्त सभी

13. हाइपोथीसीज़ क्या है?

(a) यह सोचने की प्रक्रिया को दिशा-निर्देश देता है

(b) यह शोधकर्ता को दिशा-निर्देश प्रदान करता है

(c) यह वास्तविकता और लिखित कार्य के बीच सेतु की तरह कार्य करता है

(d) उपर्युक्त सभी

14. किसी तहसील में टी.बी. से पीड़ित रोगियों का स्वास्थ्य परीक्षण करना है, तो उसके लिए आप टी.बी. के मरीजों की किस प्रकार सेम्पलिंग करेंगे?

(a) क्लस्टर सेम्पलिंग

(b) प्रपसिव सेम्पलिंग

(c) जजमेंट सेम्पलिंग

(d) एक्सीडेंटल सेम्पलिंग

15. नवजात शिशु में कौन-सा 'Reflex' पाया जाता है?

(a) रूटिंग (b) सकिंग

(c) गेग रिफलेक्स (d) उपर्युक्त सभी

16. ओ.आर.एस. में निम्न में से क्या होता है?

(a) NaH Co_3

(b) NaCl और KCl

(c) ग्लूकोज और पानी

(d) उपर्युक्त सभी

17. बच्चों में भाप लेने की प्रक्रिया में कौन-सी विधि का इस्तेमाल किया जाता है–

(a) नेल्सन इन्हेलर विधि

(b) ओपन जग विधि

(c) a और b दोनों

(d) उपर्युक्त में से कोई नहीं

18. यदि बच्चा बार-बार रो रहा है और वह बीमार नहीं है, तो उसका क्या कारण हो सकता है?

(a) उसे भूख लगी है

(b) उसे प्यास लगी है

(c) उसका पेट खराब है

(d) उसकी नैपी गीली है या फिर उसकी स्थिति असुविधा जनक है

19. रेड क्रॉस सोसाइटी का कार्य है–

(a) स्वास्थ्य शिक्षा

(b) जच्चा एवं बच्चा स्वास्थ्य सुविधाएं

(c) प्राथमिक स्वास्थ्य उपचार
(d) उपर्युक्त सभी

20. निम्न में से Fetal की RBC की औसत आयु होती है–
(a) 120 दिन (b) 80 दिन
(c) 100 दिन (d) 160 दिन

सामान्य ज्ञान

21. महमूद गजनवी किस वंश में उत्पन्न हुआ था?
(a) गुलाम वंश (b) यामिनी वंश
(c) गोर वंश (d) मंगोल वंश

22. बलबन (1255-1287 ई.) का मूल नाम क्या था?
(a) इब्नबतूता (b) इमादुलमुल्क
(c) बहाउद्दीन (d) शेरखान

23. वह प्रथम इतिहासकार कौन था, जिसने कहा कि मुहम्मद बिन तुगलक आंशिक पागल था?
(a) इब्नबतूता
(b) बरनी
(c) एल्फिन्सटन
(d) डॉक्टर ईश्वरी प्रसाद

24. भारत में पहली बार रेल कहां तक चली?
(a) मुम्बई से पुणे
(b) कोलकाता से दार्जिलिंग
(c) मुम्बई से थाने
(d) इनमें से कोई नहीं

25. लखनऊ के ऐतिहासिक मकबरा इमरात को किसने बनवाया था?
(a) अहमद शाह अब्दाली
(b) आसफुद्दौला
(c) सिराजुद्दौला
(d) जहाँगीर

26. भारतीय रेल का अनुसन्धान तथा विकास प्रभाग कहां स्थित है?
(a) बंगलुरु (b) कोलकाता
(c) नई दिल्ली (d) लखनऊ

27. 1757 में संथाल विद्रोह का नेतृत्व किसने किया?
(a) सिंधू और कान्हू
(b) अंगद और बिरजू
(c) भीखन
(d) तपेसर और मुलई

28. वर्नाकुलर प्रेस एक्ट मार्च 1878 किसने पारित किया?
(a) लॉर्ड डलहौजी (b) लॉर्ड लिटन
(c) डी. मोरिस (d) लॉर्ड रिपन

29. मौर्यकालीन हीनयान गुफाएं स्थित हैं–
(a) गया पहाड़ी पर
(b) राजगीर पहाड़ी पर
(c) राजमहल पहाड़ी पर
(d) बराबर एवं नागार्जुनी पहाड़ी पर

30. मौर्यकाल में शासकीय भूमि और कृषि व्यवस्था के प्रबन्धन के लिए एक व्यक्ति सीताध्यक्ष की नियुक्ति की जाती थी। वह कौन था?
(a) ग्राम प्रमुख
(b) राजकीय कर्मचारी
(c) अमात्य
(d) दासों का प्रमुख

31. हिंदुस्तान एयरोनॉटिक्स लिमिटेड निम्नलिखित में से क्या उत्पादन करती है?
(a) घड़ी-उत्पादन
(b) बिजली-उत्पादन
(c) एयरक्राफ्ट-उत्पादन
(d) मोटरसाइकिल-उत्पादन

32. 'कथकली' नृत्य किस राज्य से संबंधित है?
(a) आंध्र प्रदेश (b) मणिपुर
(c) केरल (d) तमिलनाडु

33. झारखंड में सिंदरी किस लिए प्रसिद्ध है?
(a) स्टील उत्पादन
(b) कोयला उत्पादन
(c) रासायनिक उर्वरक
(d) एल्युमिनियम उत्पादन

34. निम्नलिखित में किस रूसी यात्री ने सर्वप्रथम अंतरिक्ष में कदम रखा?
(a) अमंडसेन (b) मार्सल टीटो
(c) यूरी गागरिन (d) कास्परोव

35. 'प्रकाश वर्ष' किसकी इकाई है?
(a) विद्युत-तीव्रता (b) गुरुत्वाकर्षण
(c) दूरी (d) त्वरण

36. सर्वाधिक भू-परिमाण वाला देश है-
(a) संयुक्त राज्य अमेरिका
(b) चीन
(c) रूस
(d) ऑस्ट्रेलिया

37. खानवा का युद्ध कब हुआ था?
(a) 1525 ई. (b) 1827 ई.
(c) 1531 ई. (d) 1532 ई.

38. खून का वह महत्वपूर्ण घटक, जो स्कंदन में सहायता करता है, हैं–
(a) प्लेटलेट्स (b) प्लाज्मा
(c) हीमोग्लोबिन (d) सीरम

39. यूनेस्को के तत्वावधान में सामाजिक विकास पर प्रथम विश्व शिखर सम्मेलन कहां पर आयोजित किया गया था?
(a) लन्दन (b) न्यूयॉर्क
(c) पेरिस (b) कोपेनहेगेन

40. निम्नलिखित में से किस प्राकृतिक क्षेत्र की जलवायु-विशेषताओं में शुष्क गर्मियां और आद्र सर्दियाँ पाई जाती हैं?
(a) शंकुधारी वन्य क्षेत्र
(b) भूमध्य क्षेत्र
(c) मानसून क्षेत्र
(d) चीनी प्रकार का क्षेत्र

अंकगणितीय क्षमता

41. एक त्रिभुज ABC के आधार BC को दोनों ओर बढ़ाने पर उस पर बने बाह्य कोण क्रमशः 120° तथा 105° हैं, तद्नुसार, त्रिभुज के शीर्ष कोण ∠A का माप कितना होगा?
(a) 36° (b) 40°
(c) 45° (d) 55°

42. काजल अपनी मासिक आय का 55% किराने, कपड़े व शिक्षा पर क्रमशः 4 : 2 : 5 के अनुपात में खर्च करती है। कपड़े पर खर्च की गई राशि ₹ 5,540/- है, तो काजल की मासिक आय क्या है?
(a) ₹ 55400/- (b) ₹ 54500/-
(c) ₹ 55450/- (d) ₹ 55650/-

43. 19 पुरुषों का औसत वजन 74 किग्रा है। 38 महिलाओं का औसत वजन 63 किग्रा है। सभी पुरुषों और महिलाओं को मिलाकर औसत वजन (निकटतम पूर्णांक तक पूर्णांकित) क्या है?
(a) 59 किग्रा (b) 65 किग्रा
(c) 69 किग्रा (d) 66.6 किग्रा

44. मैथ्यू को जीव विज्ञान में 42, रसायन में 51, गणित में 58, भौतिकी में 35 और अंग्रेजी में 48 अंक मिले हैं। प्रत्येक विषय में किसी छात्र को अधिकतम 60 अंक मिल सकते हैं।

इस परीक्षा में मैथ्यू को कुल कितने अंक मिले हैं?

(a) 76 (b) 82
(c)68 (d) 78

45. किसी परीक्षा में 70% परीक्षार्थी अंग्रेजी में तथा 80% परीक्षार्थी गणित में उत्तीर्ण हुए तथा 10% दोनों विषयों में अनुत्तीर्ण हुए। यदि दोनों विषयों में कुल 144 परीक्षार्थी उत्तीर्ण हुए हो तो परीक्षार्थियों की कुल संख्या थी—

(a) 125 (b) 200
(c) 240 (d) 375

46. एक कॉलेज में लड़के एवं लड़कियां 3 : 2 के अनुपात में है। यदि इनमें से 20% लड़के और 25% लड़कियां वयस्क हो तो अवयस्क विद्यार्थी कितने प्रतिशत है—

(a) 82.5% (b) 78%
(c) 67.5% (d) 58%

47. एक परीक्षा में पास होने के लिए 36% अंक लाने पड़ते हैं। एक परीक्षार्थी इस परीक्षा में 169 अंक प्राप्त करता है तथा 65 अंकों से अनुत्तीर्ण घोषित कर दिया जाता है, तो परीक्षा का पूर्णांक है—

(a) 1000 (b) 750
(c) 650 (d) 80

48. A और B ने क्रमश: ₹ 12000 तथा ₹ 9000 की पूँजी लगाकर एक व्यापार आरम्भ किया। तीन महीने बाद C, ₹ 15000 लगाकर उस व्यापार में शामिल हो गया। ₹9500 के वार्षिक लाभ में C का भाग होगा—

(a) ₹ 3500 (b) ₹ 3000
(c) ₹ 2500 (d) ₹ 4000

49. कोई राशि *A*, *B* तथा *C* में इस प्रकार बांटी जाती है कि *A* को कुल राशि का $\frac{3}{16}$ भाग तथा *B* को कुल राशि का $\frac{1}{4}$ भाग प्राप्त हो। यदि *C* को ₹ 81 प्राप्त होते हैं, तो *B* को प्राप्त राशि है—

(a) ₹ 30 (b) ₹ 32
(c) ₹ 36 (d) ₹ 40

50. *A* और *B* ने साझे में 5 : 3 के अनुपात में धन लगाया, कुछ समय पश्चात् *A* ने अपना धन वापस ले लिया। वर्ष के अन्त में उन्हें 10 : 9 के अनुपात में लाभ मिला बताइए। *A* का धन कितने समय तक साझे में रहा?

(a) 4 माह (b) 5 माह
(c) 6 माह (d) 8 माह

51. 8% वार्षिक साधारण ब्याज की दर से कोई धन कितने समय से दुगुना हो जायेगा?

(a) 6 वर्ष 9 माह (b) 12 वर्ष 6 माह
(c) 12 वर्ष 3 माह (d) 10 वर्ष 4 माह

52. ₹ 800 का 2 वर्ष का मिश्रधन ₹ 920 है। यदि ब्याज की दर में 3% की वृद्धि कर दी जाये, तो मिश्रधन होगा—

(a) ₹ 968 (b) ₹ 1056
(c) ₹ 1112 (d) ₹ 1182

53. यदि $(4x^2 - 3y^2) : (2x^2 - 5y^2) = 12 : 19$ हो तो $x : y$ बराबर हैं–

(a) 2 : 3 (b) 1 : 2
(c) 3 : 2 (d) 2 : 1

54. 12 तथा 30 के तृतीयानुपाती तथा 9 व 25 के मध्यानुपाती का अनुपात है–

(a) 2 : 1 (b) 5 : 1
(c) 7 : 15 (d) 9 : 14

55. ₹ 750 को *A*, *B* तथा *C* में इस प्रकार बांटा गया है कि $A : B = 5 : 2$ तथा $B : C = 7 : 13$ हो, तो *A* का भाग कितना होगा?

(a) ₹ 350 (b) ₹ 260
(c) ₹ 140 (d) ₹ 250

56. यदि 38 सिक्के ₹ 1, 50 पैसे तथा 25 पैसे के सिक्कों के रूप में तथा इनके मान 13 : 11 : 7 के अनुपात में है, तो 50 पैसे के सिक्कों की संख्या होगी—

(a) 132 (b) 128
(c) 136 (d) 133

57. ₹ 14 प्रति किग्रा. के 60 किग्रा. दूध में कितना पानी मिलाया जाए कि मिश्रण को ₹ 13.80 प्रति किग्रा. बेचने पर 20% लाभ हो?

(a) 23 किग्रा. (b) 25 किग्रा.
(c) 15 किग्रा. (d) 21 किग्रा.

58. यदि $\sqrt{1+\frac{x}{9}} = \frac{13}{3}$ तो x का मान होगा–

(a) $\frac{1439}{9}$ (b) 160
(c) $\frac{1443}{9}$ (d) 169

59. 325325 एक छः अंकों की संख्या है, यह निम्न में से विभाजित होगी–

(a) केवल 7 (b) केवल 11
(c) केवल 13 (d) 7, 11 और 13 से

60. $(3^{15} + 3^{16} + 3^{17} + 3^{18})$ निम्न में से किससे विभाजित होगी?

(a) 3° (b) 40
(c) 41 (d) 45

सामान्य बुद्धिमत्ता

61. अभिनाश अपने मकान से उत्तर-पश्चिम दिशा में 30 मीटर जाता है, फिर दक्षिण-पश्चिम दिशा में 30 मी. जाता है। इसके बाद अभिनाश दक्षिण-पूर्व की ओर 30 मी. जाता है। फिर वह अपने मकान की ओर मुड़ जाता है। बताओ अब अभिनाश किस दिशा में जा रहा है?

(a) दक्षिण-पूर्व (b) उत्तर-पश्चिम
(c) उत्तर-पूर्व (d) दक्षिण-पश्चिम

62. मनीष गाड़ी के डिब्बे में यात्रा कर रहा था। वहाँ वह एक पुरुष और पाँच महिलाओं से मिला। हर महिला की बाँहों में एक बच्चा था। डिब्बे में कुल कितने व्यक्ति थे?

(a) 9 (b) 10
(c) 11 (d) 12

63. कन्नन, कुमार का भाई है। लक्ष्मी, कुमार की पुत्री है। कलई कन्नन की बहन है और गोविंद, लक्ष्मी का भाई है। गोविंद का चाचा कौन है?

(a) लक्ष्मी (b) कन्नन
(c) कुमार (d) कलई

64. किसी प्रतियोगिता में पाँच खिलाड़ियों ने भाग लिया है। प्रतियोगिता के नियमानुसार इनमें से प्रत्येक खिलाड़ी को प्रत्येक खिलाड़ी से एक बार खेलना है। बताएं कि प्रतियोगिता के दौरान इस नियमानुसार कुल कितने मैच खेले जाएंगे?

(a) 8 (b) 10
(c) 24 (d) 30

निर्देश (प्र.सं. 65-67): निम्नलिखित में से उस संख्या को चुनिए, जो अन्य तीन विकल्पों से भिन्न है।

65. (a) 17 (b) 25
(c) 23 (d) 19

66. (a) 6121 (b) 2710
(c) 7364 (d) 1036

67. (a) 27-126 (b) 21-98
(c) 7-29 (d) 350

68. यदि किसी माह की 30 तारीख को पांचवां शनिवार है, तो उस माह का प्रथम दिन कौन-सा होगा?

(a) शनिवार (b) शुक्रवार
(c) मंगलवार (d) बुधवार

69. निम्नलिखित में से कौन-सा शताब्दी का अन्तिम दिन नहीं होगा?
(a) शुक्रवार (b) शनिवार
(c) बृहस्पतिवार (d) बुधवार

70. वायुमण्डल में सदैव होता है-
(a) हवा (b) ऑक्सीजन
(c) जीवाण्ड (d) नमी

71. हीरे में हमेशा होता है-
(a) चमक (b) कड़ापन
(c) चालकता (d) तेज

निर्देश : निम्नलिखित प्रत्येक प्रश्न में दिए गए विकल्पों में से कौन-सा विकल्प शब्दों का सार्थक आरोही क्रम दर्शाएगा?

72. 1. पलस्तर 2. रंगाई
3. नींव 4. दीवारें
5. छतगीरी (भीतरी छत)
(a) 3,4,1,2,5 (b) 5,4,3,2,1
(c) 3,4,5,1,2 (d) 1,2,3,4,5

73. यदि $29 \times 48 = 576, 35 \times 16 = 90$ और $22 \times 46 = 96$ हो, तो $42 \times 17 = ?$
(a) 56 (b) 286
(c) 48 (d) 64

74. यदि '+' का अर्थ '–', '–' का अर्थ '×', '×' का अर्थ '÷' और '÷' का अर्थ '+' हो, तो $2 \div 6 \times 6 \div 2$ का मान क्या होगा?
(a) 2 (b) 4
(c) 5 (d) 10

निर्देश (75-77): नीचे दिए गए प्रश्न में तीन प्रश्न-आकृतियों के बाद चौथी के स्थान पर प्रश्नसूचक (?) चिह्न दिया गया है। पहली और दूसरी प्रश्न-आकृतियों में आपस में जो सम्बन्ध है। वही सम्बन्ध तीसरी और चौथी आकृतियों में है। उत्तर-आकृतियों में से उस आकृति को चुनिए, जो प्रश्नसूचक चिह्न वाले स्थान पर उपयुक्त हो।

75. प्रश्न-आकृतियां

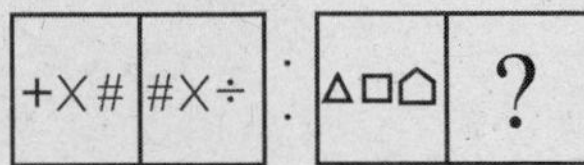

उत्तर-आकृतियां

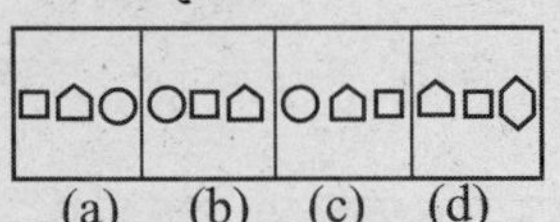

(a) (b) (c) (d)

76. प्रश्न-आकृतियां

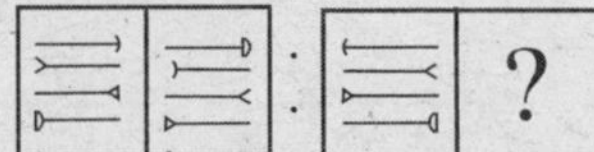

उत्तर-आकृतियां

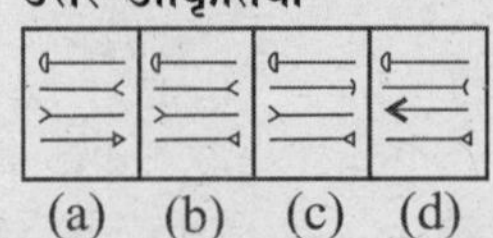

(a) (b) (c) (d)

77. A, B, C, D तथा E एक बैंच पर बैठे हैं। C, D के आगे, D, E के साथ नहीं बैठा है। जो बैंच के बाएं अन्तिम छोर पर बैठा है, C दाएं से द्वितीय स्थान पर बैठा है A, B तथा E के दाएं है। A और C साथ-साथ बैठे हों, तो बताइए A किस स्थान पर बैठा है।
(a) B RkFkk D के मध्य में
(b) B RkFkk C के मध्य में
(c) E RkFkk D के मध्य में
(d) C RkFkk E के मध्य में

78. 225 : 256 : : 289 : ?
(a) 432 (b) 234
(c) 361 (d) 324

79. धन : दुरुपयोग : : लेखन :?
(a) चोरी (b) धोखा
(c) अशुद्धि (d) साहित्यिक चोरी

80. यदि किसी सांकेतिक भाषा में 'MONUMENT' को 'OQPW-OGPV' लिखा जाता है, तो 'RAMP' को उसी भाषा में कैसे लिखा जायेगा?
(a) TOCR (b) TROC
(c) TCOR (d) CTOR

सामान्य विज्ञान

81. ऊष्मा को वैद्युत ऊर्जा में परिवर्तित करने के लिए किसका प्रयोग किया जाता है?
(a) अमीटर का
(b) हाइड्रोमीटर का
(c) वोल्टमीटर का
(d) थर्मोकपल का

82. MRI मशीन में निम्न में से किसका प्रयोग किया जाता है?
(a) ध्वनि तरंग
(b) एक्स-किरण
(c) पराश्रव्य तरंग
(d) चुम्बकीय तरंग

83. जड़त्व का नियम कहलाता है–
(a) न्यूटन के गति का पहला नियम
(b) न्यूटन के गति का दूसरा नियम
(c) न्यूटन के गति का तीसरा नियम
(d) इनमें से कोई नहीं

84. गोली दागने के बाद कैनन या गोली का खोल पीछे की ओर धक्का क्यों देता है?
(a) ऊर्जा संरक्षण के कारण
(b) उत्पन्न गैसों के पीछे की ओर धक्का लगाने से
(c) न्यूटन के गति के तीसरे नियमानुसार
(d) न्यूटन के गति के पहले नियमानुसार

85. सोनोग्राफी में प्रयुक्त तरंगें हैं–
(a) सूक्ष्म तरंगें (b) अवरक्त तरंगें
(c) ध्वनि तरंगें (d) पराश्रव्य तरंगें

86. बॉल पेन के कार्य करने का सिद्धान्त है–
(a) श्यानता
(b) बॉयल का नियम
(c) गुरुत्वाकर्षण
(d) पृष्ठीय तनाव

87. किस प्रक्रिया द्वारा द्रव से बुलबुले का निर्माण होगा?
(a) उत्तेजना/प्रबुदबुदन
(b) पृष्ठीय तनाव
(c) सतही ऊर्जा/धरातलीय ऊर्जा
(d) विगैसन/गैस निष्कासन

88. नाभिकीय विखण्डन के दौरान श्रृंखला अभिक्रिया को नियन्त्रित करने के लिए, निम्न में से किसका प्रयोग न्यूट्रॉनों को अवशोषित करने के लिए किया जाता है?
(a) बोरॉन (b) भारी जल
(c) यूरेनियम (d) प्लूटोनियम

89. जब कैथोड किरणें उच्च परमाणु भार वाले बिन्दु से टकराती हैं, तो ये उत्पन्न करती हैं:–
(a) α-किरणें
(b) β एवं γ किरणें
(c) X-किरणें
(d) धनावेशित किरणें

90. किसी परमाणु की द्रव्यमान संख्या होती है:–
(a) सदैव परमाणु क्रमांक से कम
(b) सदैव परमाणु क्रमांक से अधिक

(c) सदैव परमाणु क्रमांक के बराबर
(d) कभी परमाणु क्रमांक के बराबर, कभी उससे अधिक

91. निम्न में से किसमें अधिकतम M-कक्षा के इलेक्ट्रॉन उपस्थित हैं?
(a) 2 (b) 8
(c) 18 (d) 32

92. निम्नलिखित में से कौन-सी धातु अन्य धातुओं के साथ अमलगम बनाती हैं?
(a) सीसा (b) जस्ता
(c) पारा (d) तांबा

93. निम्न में से कौन-सा कथन ये सिद्ध करता है कि $A + B \rightarrow C + B$ एक प्रथम चरण अभिक्रिया है?
(a) उत्पादों की सान्द्रता बढ़ा रही है।
(b) अभिकारकों की सान्द्रता बढ़ा रही है।
(c) ताप बढ़ा रही है।
(d) उत्प्रेरक जोड़ रही है।

94. फॉर्मेलिन..........का जलीय विलयन है।
(a) मेथेनॉल (b) एथेनॉल
(c) फ्रक्टोस (d) नाइट्रिक अम्ल

95. निम्नलिखित में से किस विटामिन के अभाव से रात्रि-अंधता रोग होता है?
(a) विटामिन-B (b) विटामिन-C
(c) विटामिन-K (d) विटामिन-A

96. मानव शरीर को किस रूप में ज्यादा ऊर्जा मिलती है?
(a) प्रोटीन (b) खनिज लवण
(c) विटामिन (d) कार्बोहाइड्रेट

97. निम्न में से कौन-सा जोड़ा उपास्थि नरम हड्डियों वाली मछलियों का है?
(a) शार्क और ट्यूना
(b) शार्क और रे
(c) स्केट्स और हिलसा
(d) रे और ईल

98. बेम्बूसा डेंड्रोकाल्मस वैज्ञानिक नाम है–
(a) बरगद (b) पपीता
(c) बाँस (d) अनार

99. सबसे बड़ा अकशेरुकी प्राणी कौन से हैं?
(a) स्पंज
(b) मोलस्का
(c) आर्थोपोडा
(d) एकाइनोडर्मेटा

100. इनमें से कौन-सी शर्करा सर्वाधिक मीठी है?
(a) सुक्रोज़ (b) ग्लूकोज़
(c) फ्रक्टोज़ (d) माल्टोज़

उत्तर (हल/संकेत)

1. (d)	**2.** (d)	**3.** (b)	**4.** (d)
5. (c)	**6.** (b)	**7.** (d)	**8.** (a)
9. (d)	**10.** (d)	**11.** (d)	**12.** (d)
13. (d)	**14.** (b)	**15.** (d)	**16.** (d)
17. (b)	**18.** (c)	**19.** (d)	**20.** (b)
21. (b)	**22.** (c)	**23.** (b)	**24.** (c)
25. (b)	**26.** (d)	**27.** (a)	**28.** (d)
29. (b)	**30.** (b)	**31.** (c)	**32.** (c)
33. (c)	**34.** (c)	**35.** (c)	**36.** (c)
37. (b)	**38.** (a)		

39. (d) सामाजिक विकास पर प्रथम विश्व शिखर सम्मेलन मार्च, 1995 में कोपेनहेगेन में आयोजित किया गया।

40. (b)

41. (c) Δ ABC में,

$\angle ABC = 180° - 120°$
$= 60°$

(त्रिभुज ABC: B पर बाह्य कोण 120°, C पर बाह्य कोण 105°)

$\angle ACB = 180° - 105° = 75°$

अतः, $\angle ABC + \angle BCA + \angle CAB = 180°$
$60° + 75° + \angle CAB = 180°$
$\angle CAB = 45°$

अतः $\angle A$ की माप $= 45°$

42. (a) माना कि काजल का किराना, कपड़ा एवं शिक्षा पर मासिक खर्च क्रमशः $4x$, $2x$ तथा $5x$ है।

तो, $2x = 5540$

$\therefore \quad x = \frac{5540}{2} = 2770$

इसलिए किराना, कपड़ा एवं शिक्षा पर कुल मासिक खर्च

$= 4x + 2x + 5x$
$= 11x = 11 \times 2770$
$= 30470$

55 प्रतिशत $= 30470$

$\therefore$ 100 प्रतिशत

$= \frac{30470 \times 100}{55} =$ ₹ 55400

43. (d) औसत $= \frac{19 \times 74 + 38 \times 63}{19 + 38}$

$= \frac{1406 + 2394}{57} = \frac{3800}{57}$

$= 66.66$ कि.ग्रा.

44. (d) कुल अंक

$= 60 \times 5 = 300$

मैथ्यू के द्वारा प्राप्त कुल अंक

$= 42 + 51 + 58 + 35 + 48 = 234$

$\therefore$ अभीष्ट % $= \frac{234}{300} \times 100 = 78\%$

45. (c) अंग्रेजी में अनुत्तीर्ण परीक्षार्थी

$= 100 - 70 = 30\%$

गणित में अनुत्तीर्ण परीक्षार्थी

$= 100 - 80 = 20\%$

दोनों विषयों में अनुत्तीर्ण परीक्षार्थी $= 10\%$

दोनों विषयों में कुल उत्तीर्ण परीक्षार्थी

$= [100 - (30 + 20 - 10)\%$
$= (100 - 40)\% = 60\%$

माना कुल परीक्षार्थियों की संख्या x है।

$\therefore \quad x$ का $60\% = 144$

$\Rightarrow \quad \frac{x \times 60}{100} = 144$

$\Rightarrow \quad x = \frac{144 \times 100}{60}$

$\Rightarrow \quad x = 240$

46. (b) माना विद्यार्थियों की संख्या x है। लड़के की संख्या $3x$ तथा लड़कियों की संख्या $2x$ तो कुल वयस्क विद्यार्थियों की संख्या होगी

$= 3x \times \frac{20}{100} + 2x \times \frac{25}{100}$

$= \frac{3x}{5} + \frac{x}{2} = \frac{11x}{10}$

अतः अवयस्क विद्यार्थियों की संख्या होगी $= 5x - \frac{11x}{10} \frac{39x}{10}$

अवयस्क विद्यार्थी का प्रतिशत

$= \frac{\frac{39x}{10}}{5x} \times 100 = 78\%$

47. (d) माना परीक्षा के पूर्णांक x है। तो

$$= 169 + 65 = 234 = \frac{x \times 36}{100}$$

$$x = \frac{234 \times 100}{36} = 650$$

$$B = A \times \frac{x}{100}$$

$$\Rightarrow B = \frac{5B}{4} \times \frac{x}{100} \quad \text{[समीकरण (i)]}$$

$$\therefore x = \frac{4 \times 100}{5} = 80$$

48. (c) A, B तथा C द्वारा लगाई गई राशि का अनुपात

$= (12000 \times 6) : (9000 \times 6) : (5000 \times 3)$
$= 8 : 6 : 5$

अनुपातिक योग $= 8 + 6 + 5 = 19$

कुल लाभ $=$ ₹ 9500

C का भाग $= \frac{5}{19} \times 9500 =$ ₹ 9500

49. (c) C का भाग $= 1 - \frac{3}{16} - \frac{1}{4}$

$$= \frac{16-3-4}{16} = \frac{9}{16} = 81$$

$$\Rightarrow x = \frac{81 \times 16}{9} = 144$$

B को प्राप्त राशि

$= \frac{1}{4} \times 144 =$ ₹ 36

50. (d) माना A का धन x माह तक साझे में रहा।

तो—$5 \times x : (3 \times 12) :: 10 : 9$

$5x : 36 :: 10 : 9 \therefore x = \frac{36 \times 10}{9 \times 5}$
$= 8$ माह

51. (b) $\therefore$ अभीष्ट समय

$$= \frac{(n-1) \times 100}{r} = \frac{1 \times 100}{8}$$

$= 12\frac{1}{2}$ वर्ष या 12 वर्ष 6 माह

52. (a) $P =$ ₹ 800 $t = 2$ वर्ष $A = 920$

$\therefore A = P\left(1 + \frac{rt}{100}\right)$ से

$$920 = 800\left(1 + \frac{2 \times r}{100}\right)$$

$$\Rightarrow \frac{r}{50} = \frac{3}{20} \quad \therefore r = 7\frac{1}{2}\%$$

नई दर $r_1 = 10\frac{1}{2}\%$

$$\therefore A = P\left(1 + \frac{rt}{100}\right)$$

$$= 800\left(1 + \frac{21 \times 2}{2 \times 100}\right)$$

$A = 800\left(\frac{121}{100}\right) =$ ₹ 968

53. (c) $\frac{4x^2 - 3y^2}{2x^2 + 5y^2} = \frac{12}{19}$

$$\Rightarrow \frac{4\left(\frac{x}{y}\right)^2 - 3}{2\left(\frac{x}{y}\right) + 5} = \frac{12}{19}$$

$$\Rightarrow 76\left(\frac{x}{y}\right)^2 - 57$$

$$= 24\left(\frac{x}{y}\right)^2 + 60$$

$$\Rightarrow 52\left(\frac{x}{y}\right)^2 = 117$$

$$\Rightarrow \left(\frac{x}{y}\right)^2 = \frac{117}{52} = \frac{9}{4}$$

$\Rightarrow x : y = 3 : 2$

54. (b) 12 व 30 के तृतीयानुपाती

$= \frac{30 \times 30}{12} = 75$ तथा 9 व 25 के मध्यानुपाती $= 15$

$\therefore$ अभीष्ट अनुपात $= \frac{75}{15} = \frac{5}{1} = 5 : 1$

55. (a) दिया है,

$A : B = 5 : 2$ तथा $B : C = 7 : 13$

$\therefore A : B : C = 35 : 14 : 26$

$x =$ ₹ 750

$\therefore A$ का भाग $= \frac{35}{35 + 14 + 26} \times 750$

$= \frac{35}{75} \times 750 =$ ₹ 350

56. (a) ₹ 1, 50 पैसे तथा 25 पैसे के सिक्कों के मान का अनुपात $= 13 : 11 : 7$

माना ₹ 1 के सिक्कों का मान $= 13x$

50 पैसे के सिक्कों का मान $= 11x$

तथा 25 पैसे के सिक्कों का मान $= 7x$

अत: ₹ 1 के सिक्कों की संख्या $= 13x$

50 पैसे के सिक्कों की संख्या $= 2x$

तथा 25 पैसे के सिक्कों की संख्या $= 28x$

प्रश्नानुसार,

$13x + 22x + 28x = 378$

$\Rightarrow 63x = 378$

$\Rightarrow x = 6$

$\therefore$ 50 पैसे के सिक्कों की संख्या $= 22 \times 6$
$= 132$

57. (c) 1 किग्रा. दूध का क्रय मूल्य $=$ ₹ 14

1 किग्रा. मिश्रण का विक्रय मूल्य
$=$ ₹ 13.80 तथा लाभ $= 20\%$

$\therefore$ 1 किग्रा. मिश्रण का औसत मूल्य

$= \frac{100 \times 13.80}{120} =$ ₹ 11.50

मिश्रण नियम द्वारा 1 किग्रा. दूध का क्रय मूल्य ₹ 14 औसत मूल्य 11.50, 1 किग्रा पानी का क्रय मूल्य

₹ 1.50 2.50

$\therefore$ दूध व पानी की मात्रा का अनुपात
$= 11.50 : 2.50$
$= 23 : 5$

माना मिश्रण में मिलाए गए पानी की मात्रा $= x$ किग्रा.

$$\therefore \quad \frac{23}{5} = \frac{69}{x}$$

$\Rightarrow x = \frac{69 \times 5}{23} = 15$ किग्रा.

58. (b) $\sqrt{1 + \frac{x}{9}} = \frac{13}{3}$

$$1 + \frac{x}{9} = \frac{169}{9}$$

$$\frac{x}{9} = \frac{169-9}{9}$$

$$\frac{x}{9} = \frac{160}{9}$$

$$x = 160$$

59. (d) 325325 के अभाज्य गुणनखण्ड

$= 5 \times 5 \times 7 \times 11 \times 13 \times 13$

अत: 7, 11, व 13 से विभाजित होगी।

60. (b) $3^{15} + 3^{16} + 3^{17} + 3^{18}$

$= 3^{15}(1 + 3^1 + 3^2 + 3^3)$

$= 3^{15}(1 + 3 + 9 + 27) = 3^{15} \times 40$

अत: 40 से विभाजित होगी।

$x + 2x = 3x$ or, $3 \times 15 = 45$ यात्री

$$= r = \frac{10}{3} = 3\frac{1}{3}\%$$

61. (c) अभिनाश के चलने की स्थिति निम्नांकित आकृति से स्पष्ट है अब वह उत्तर-पूर्व दिशा में चल रहा है।

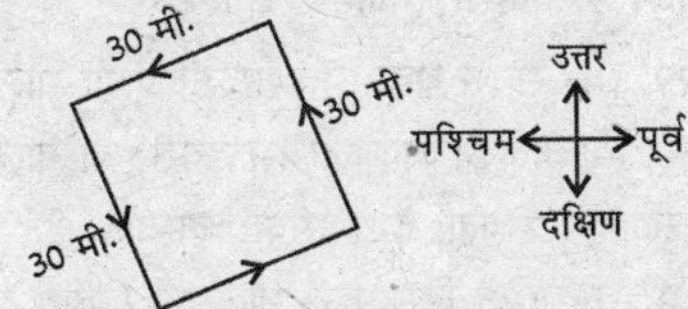

62. (d) डिब्बे में व्यक्तियों की कुल संख्या

$\Rightarrow$ 1 पुरुष + 5 महिला + 5 बच्चे + 1 मनीष

$\Rightarrow 1 + 5 + 5 + 1 = 12$

63. (b)

कुमार —भाई→ कन्नन; कुमार —पुत्री→ लक्ष्मी; लक्ष्मी —भाई→ गोविन्द; गोविन्द —चाचा→ कन्नन; कन्नन —बहन→ कलाई

अत: कन्नन गोविंद का चाचा है।

64. (b) मैच निम्न क्रम से खेले जाएंगे–

पहला खिलाड़ी $\rightarrow$ 4 खिलाड़ियों के साथ खेलेगा।

दूसरा खिलाड़ी $\rightarrow$ 3 खिलाड़ियों के साथ खेलेगा।

तीसरा खिलाड़ी $\rightarrow$ 2 खिलाड़ियों के साथ खेलेगा।

चौथा खिलाड़ी $\rightarrow$ 1 खिलाड़ी के साथ खेलेगा।

अत: खिलाड़ियों द्वारा खेले गए कुल मैचों की संख्या

$\Rightarrow 4 + 3 + 2 + 1 \Rightarrow 10$

65.(b) संख्या 25 को छोड़कर अन्य सभी अभाज्य संख्या हैं, जबकि संख्या 25 एक पूर्ण वर्ग संख्या है।

66. (a) संख्या 6121 को छोड़कर अन्य सभी सम संख्याएं हैं ।

67. (c) $\frac{98}{21} = \frac{14}{3}; \frac{126}{75} = \frac{14}{3}; \frac{350}{75} = \frac{14}{3}$

विकल्प (c) को छोड़कर अन्य सभी का मान एक दूसरे से भाग देने पर $\frac{14}{3}$ आता है।

68. (b) यदि माह का पांचवां शनिवार 30 तारीख को पड़े तो पहला शनिवार माह की (30 – 28) = 2 तारीख को पड़ेगा। अत: माह का पहला दिन शुक्रवार होगा।

69. (b) किसी शताब्दी का अन्तिम दिन मंगलवार, बृहस्पतिवार या शनिवार नहीं हो सकता है।

70. (a) **71.** (a)

72. (c) प्रदत्त शब्दों का आरोही क्रम निम्न प्रकार से है

3. नींव, 4. दीवारें,
5. छतगीरी, 1. पलस्तर,
2. रंगाई

73. (a) जिस प्रकार,

$29 \times 48 \rightarrow 2 \times 9 \times 4 \times 8 = 576$

$35 \times 16 \rightarrow 3 \times 5 \times 1 \times 6 = 90$

$22 \times 46 \rightarrow 2 \times 2 \times 4 \times 6 = 96$

ठीक इसी प्रकार,

$42 \times 17 \rightarrow 4 \times 2 \times 1 \times 7 = \boxed{56}$

74. (c) दिया गया व्यंजक $= 2 \div 6 \times 6 \div 2$

प्रश्नानुसार, गणितीय चिन्हों को परिवर्तित करने पर,

$2 + 6 \div 6 + 2 = 2 + 1 + 2 = 5$

75. (d) दी गई प्रश्नाकृतियों का अवलोकन करने पर पता चलता है कि प्रश्न आकृति के पहले भाग की पहली आकृति से आकृति के दाईं ओर की डिजाइन बाईं ओर चली जाती है तथा बाईं ओर की डिजाइन दाईं ओर जाकर नया रूप धारण कर लेती है और मध्य की डिजाइन यथावत अपनी जगह पर रहती है, उसी प्रकार प्रश्नाकृति के दूसरे भाग की तीसरी आकृति से चौथी आकृति में दाईं ओर की डिजाइन बाईं ओर चली जाएगी तथा बाईं ओर की डिजाइन दाईं ओर जाकर नया रूप धारण कर लेगी तथा मध्य की डिजाइन यथावत अपने स्थान पर रहेगी।

76. (d) प्रश्न आकृति की पहली आकृति से दूसरी आकृति में सभी डिजाइन एक स्थान नीचे की ओर खिसक जाती है। तथा सबसे नीचे वाली डिजाइन सबसे ऊपर पहुंच जाती है तथा सम्पूर्ण डिजाइन पलट जाती है।

77. (b) बैठने की व्यवस्था इस प्रकार है।

● ● ● ● ●
E B A C D

इसलिए A, B तथा C के मध्य में बैठा है।

78. (d) 225 : 256 : : 289 : $\boxed{324}$

79. (c) जिस प्रकार धन का कभी-कभी दुरुपयोग हो जाता है, उसी प्रकार लेखन में भी कभी-कभी अशुद्धि (गलती) रह जाती है।

80. (c) जिस प्रकार,

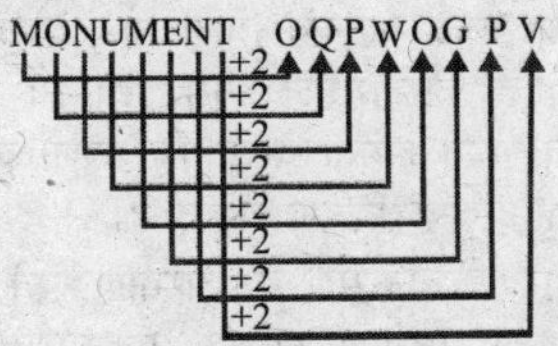

उसी प्रकार

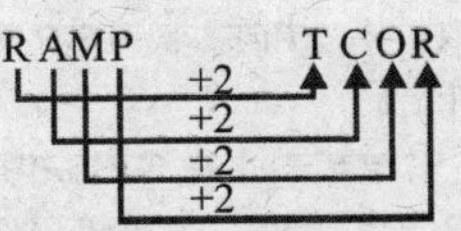

अत: RAMP को कोड भाषा में TCOR लिखा जाएगा।

81. (d) थर्मोकपल के द्वारा आपतित ऊष्मीय विकिरण को वैद्युत ऊर्जा में परिवर्तित किया जाता है।

82. (d) MRI मशीन का पूरा नाम मैग्नेटिक रैजोनेंस इमेजिंग या चुम्बकीय अनुनाद चित्रण होता है। यह मशीन चुम्बकीय तरंगों का प्रयोग मानव शरीर के आंतरिक अंगों की छवि लेने के लिये करती है।

83. (a) जड़त्व के नियम को न्यूटन गति के पहले नियम के रूप में भी जाना जाता है। न्यूटन के गति के पहले नियमानुसार एक वस्तु सदैव विरामावस्था में स्थिर अथवा गति की स्थिति में सदैव गतिशील रहेगी, जब तक कि उस पर बाह्य बल आरोपित न हो। वस्तु की गति एक समान तथा दिशा में होती है।

84. (c) न्यूटन के गति के तीसरे नियमानुसार सदैव प्रत्येक क्रिया के बराबर विपरीत दिशा में समान प्रतिक्रिया होती है। यही कारण है कि गोली आगे की दिशा में दागने पर बंदूक की गोली का खोल पीछे की ओर धक्का देता है।

85. (d) पराश्रव्य ध्वनि तरंगें, जिनकी तरंग दैर्ध्य 20 KHz से अधिक होती है, इनका प्रयोग सोनोग्राफी में किया जाता है। इसका प्रयोग शरीर के आन्तरिक अंगों के उपचार के लिए किया जाता है।

86. (d) बॉल पेन गुरुत्वाकर्षण बल तथा पृष्ठीय तनाव दोनों ही सिद्धान्त पर कार्य करता है। लेकिन कागज के सतह पर लिखना पृष्ठीय तनाव के कारण ही संभव हो पाता है।

87. (a) प्रबुदबुदन या उत्तेजना वह प्रक्रिया है, जिससे रासायनिक क्रिया के कारण विमुक्त गैसें द्रव में बुलबुले का निर्माण करती हैं।

88. (a) नाभिकीय विखण्डन के दौरान नाभिकीय शृंखला अभिक्रिया को नियन्त्रित करने के लिए, बोरॉन या कैडमियम की छड़ों का प्रयोग न्यूट्रॉन अवशोषक के रूप में किया जाता है। जब ये छड़ें रिएक्टर में पूर्णतया दब जाती हैं, तो रिएक्टर की यह अवस्था, उसके बन्द होने की अवस्था होती है।

89. (c) जब कैथोड किरणें उच्च परमाणु भार तथा उच्च गलनांक वाले ठोस केन्द्र बिन्दु से टकराती हैं, जैसे मोलिब्डेनम, टंगस्टन आदि। तो वे उच्च भेदन क्षमता वाली विकिरणों को उत्पन्न करती हैं, जिन्हें किरणें कहते हैं।

90. (d) किसी भी परमाणु की द्रव्यमान संख्या, उस परमाणु नाभिक में उपस्थित प्रोटॉन तथा न्यूट्रॉन के योग के बराबर होती हैं, जो कि कभी परमाणु क्रमांक के बराबर तथा कभी अधिक होती है।

91. (c) दी हुई कक्षा में अधिकतम इलेक्ट्रॉनों की संख्या $2n^2$ है, जहाँ n, कक्षाओं की संख्या को निरूपित करता है।

n का मान = 1, 2, 3.........

अत: M कक्षा में उपस्थित अधिकतम इलेक्ट्रॉनों की संख्या होगी = $2 \times 3^2 = 18$

92. (c) पारा अन्य धातुओं के साथ अभिक्रिया करके अमलगम बनाता है। उदाहरण के लिये-दंत अमलगम, पोटेशियम अमलगम, सोडियम अमलगम, गोल्ड अमलगम, एल्यूमीनियम अमलगम आदि। पारा थर्मामीटर में प्रयोग किया जाता है।

93. (a) किसी अभिक्रिया में अभिकारकों की सान्द्रता बढ़ाकर, अभिक्रिया के प्रथम चरण अभिक्रिया होने की पुष्टि की जा सकती हैं।

94. (a) फॉर्मेल्डिहाइड (मेथेनॉल) का 40% जलीय विलयन फॉर्मेलिन कहलाता है। इसका उपयोग कीटाणु नाशक तथा जैविक प्रतिरक्षक के रूप में किया जाता है।

95. (d) विटामिन A (रेटिनोल) के अभाव से रात्रि-अंधता रोग होता है।

96. (d) मानव शरीर को मुख्यत: कार्बोहाइड्रेट से ऊर्जा प्राप्त होती है। कार्बोहाइड्रेट, मोनोसैकेराइड में बदलकर ऊर्जा प्रदान करता है।

97. (b) शार्क और रे उपास्थि मछलियों के उत्तम उदाहरण है। ये मछलियों कॉनड्रिक्थीस श्रेणी से संबंध रखती हैं। इनका कंकाल उपास्थि का बना होता है और कोई हड्डी नहीं पायी जाती है। इन मछलियों में जबड़ा, एक जोड़ी पंख पाये जाते हैं। इनमें द्विकोष्ठीय हृदय होता है।

98. (c) बेम्बूसा, डेंड्रोकाल्मस, बाँस का वैज्ञानिक नाम है।

कुल - पोएसी, गण - पोएल्स

99. (b) सबसे बड़ा अकशेरुकी प्राणी मोलस्का संघ में पाये जाते हैं। आर्किटेथिस डंक्स, जो मोलस्का संघ से पाया जाता है जिसकी लम्बाई 59 फीट होती हैं। संख्या के हिसाब से मोलस्का द्वितीय सबसे बड़ा संघ है।

100. (c) फ्रक्टोज़, ग्लूकोज़ और सुक्रोज़ से ज्यादा मीठी होती है। यह सुक्रोज़ से 107 गुना ज्यादा मीठी होती है। ग्लूकोज सामान्य 6-C शर्करा से बना होता है, जिसकी मिठास 0.77 से 0.8 के बीच में होती है। लैक्टोज सबसे कम मीठा होता है।

❑❑❑

RRB

पैरा-मेडिकल स्टाफ भर्ती परीक्षा

प्रैक्टिस सेट-4

सम्बन्धित विषय

1. किसी संस्था द्वारा दी जा रही सेवाओं की गुणवत्ता को मापने एवं विनियमित करने की प्रक्रिया क्या कहलाती है?

(a) गुणवत्ता नियंत्रण
(b) मूल्यांकन
(c) पर्यवेक्षण
(d) उपर्युक्त में से कोई नहीं

2. यदि किसी परिचर्या प्रशिक्षण कॉलेज में प्रत्येक वर्ष 40 बच्चे दाखिला लेते हैं, तो उसमें कम-से-कम कितने बिस्तर का अस्पताल होना चाहिए?

(a) 300 बिस्तर (b) 200 बिस्तर
(c) 250 बिस्तर (d) 400 बिस्तर

3. जी. एन. एम. पाठ्यक्रम में दाखिले के लिए कम-से-कम कितनी उम्र होनी चाहिए?

(a) 17 साल (b) 19 साल
(c) 21 साल
(d) उपर्युक्त में से कोई नहीं

4. CEC का अभिप्राय है–

(a) क्रिटिकल केस यूनिट
(b) कॉमन केस यूनिट
(c) क्रिटिकल क्यूरेटिव यूनिट
(d) उपर्युक्त में से कोई नहीं

5. गर्भस्थ शिशु के अंग कौन-से सप्ताह में महसूस किए जाते हैं?

(a) 14वें सप्ताह में
(b) 12वें सप्ताह में
(c) 7वें सप्ताह में
(d) 10वें सप्ताह में

6. गर्भावस्था के संभावित चिन्हों में क्या शामिल है?

(a) हेगर चिन्ह
(b) जैक्वेमियर चिन्ह
(c) ऑसिअण्डर चिन्ह
(d) उपरोक्त सभी

7. गर्भावस्था के निश्चियात्मक चिन्हों में कौन-से चिन्ह शामिल हैं?

(a) गर्भस्थ शिशु का हृदय
(b) गर्भस्थ शिशु के अंग
(c) गर्भस्थ शिशु की हलचलें
(d) उपरोक्त सभी

8. मलेरिया की 'Endemicity' का पता लगाते हैं–

(a) एम. एम. आर. (b) टी. टी.
(c) एन. एम. आर. (d) स्पलीनरेट

9. टॉक्साइड टीके का उदाहरण कौन-सा है?

(a) ओ.पी.वी. (b) टी. टी.
(c) बी. सी. जी. (d) एम. एम. आर.

10. रिकॉर्ड और रिपोर्ट की निम्न में से क्या गुणवत्ता होनी चाहिए?

(a) तथ्यपूर्ण, पूरा
(b) सही
(c) व्यवस्थित एवं गोपनीय
(d) उपर्युक्त सभी

11. आंगनवाड़ी कार्यकर्ताओं को किस योजना के तहत नियुक्त किया जाता है?

(a) एन. आर. एच. एम.
(b) इंटिग्रेटेड चाइल्ड डेवेलपमेंट स्कीम
(c) आर. एच. एस. डी. पी.
(d) उपर्युक्त में से कोई नहीं

12. यदि किसी संस्थान में निर्णय लेने की शक्तियां सिर्फ उच्चाधिकारियों के पास ही निहित हो, तो उस संस्था को कहते हैं–

(a) स्वायत्त शासित (b) एकबद्ध
(c) विघटित (d) केन्द्रित

13. GNM का पूरा रूप है–

(a) ग्रेट नर्स मिडवाइफ
(b) ग्रेट नर्स मोटिवेशन
(c) जरनल नर्सिंग मिडवाइफ
(d) जरनल नर्सिंग मैनेजमेंट

14. वार्ड सिस्टर निम्न में से किस प्रबंधन स्तर में आती हैं?

(a) प्राथमिक प्रबंधन स्तर
(b) ऑपरेटिंग प्रबंधन स्तर
(c) माध्यमिक प्रबंधन स्तर
(d) a और b दोनों

15. 'मिड डे मील' की शुरुआत किस सन् में हुई?

(a) 1955 (b) 1961
(c) 1966 (d) 1971

16. SARS से आप क्या समझते हैं?

(a) तंत्रिका तंत्र की बीमारी
(b) श्वास संबंधी बीमारी
(c) उत्सर्जन संबंधी बीमारी
(d) GIT बीमारी

17. भारत में पंचायती राज सबसे पहले किस राज्य में लागू हुआ?

(a) राजस्थान (b) मध्य प्रदेश
(c) उत्तर प्रदेश (d) हिमाचल प्रदेश

18. N.R.H.M. का मुख्य उद्देश्य है–

(a) शहरों में रह रहे गरीब महिलाओं एवं बच्चों को स्वास्थ्य सेवाएं प्रदान करना
(b) गांवों में रह रहे गरीब महिलाओं एवं बच्चों को स्वास्थ्य सेवाएं प्रदान करना
(c) सभी श्रेणी की महिलाओं एवं बच्चों को स्वास्थ्य सेवाएं प्रदान करना
(d) उपरोक्त में से कोई नहीं

19. 'Applied Nutrition Programme' में केन्द्र सरकार ने जिस संस्था के सहयोग से काम नहीं किया है, वह है–

(a) यूनीसेफ (b) डब्ल्यू.एच.ओ.
(c) एफ.ए.ओ. (d) यूनिसको

20. निम्न में से थैलीसिमिया बीमारी का क्या कारण है?
(a) हीमोग्लोबिन की Chain का निर्माण नहीं होता
(b) हीमोग्लोबिन की B.Chain का निर्माण नहीं होता
(c) हीमोग्लोबिन का निर्माण अधिक होना
(d) उपर्युक्त में से कोई नहीं

सामान्य ज्ञान

21. किस राज्य में कोई रेलवे लाइन नहीं है?
(a) नागालैण्ड (b) मेघालय
(c) त्रिपुरा (d) अरुणाचल प्रदेश

22. शक्तिस्थल संबंधित है–
(a) जवाहरलाल नेहरू
(b) महात्मा गाँधी
(c) लालबहादुर शास्त्री
(d) इन्दिरा गाँधी

23. चौरी-चौरा विख्यात है–
(a) पर्वतीय प्रवार, स्थल
(b) स्वतंत्रता संग्राम शुरुआत
(c) गाढ़ा जंगल
(d) श्री पासवान की जन्मभूमि

24. लॉर्ड इरविन के द्वारा शारदा कानून वर्ष .... में पास किया गया।
(a) 1930 (b) 1931
(c) 1933 (d) 1928

25. 1906 में किसने 'वन्देमातरम्' नामक दैनिक समाचार पत्र का प्रकाशन प्रारम्भ किया?
(a) बंकिम चन्द्र चट्टोपाध्याय
(b) विपिन चन्द्र पाल
(c) श्री अरविन्द
(d) सूर्य नाथ सेन

26. स्वामी विवेकानन्द को राष्ट्र आन्दोलन का 'आध्यात्मिक पिता' कह कर किसने संबोधित किया?
(a) जे. एल. नेहरू
(b) श्री अरविन्द
(c) महात्मा गाँधी
(d) सुभाष चन्द्र बोस

27. भारत के किन राज्यों में गन्ना सबसे ज्यादा पैदा होता है?
(a) बिहार और उत्तर प्रदेश
(b) उत्तर प्रदेश और राजस्थान
(c) आन्ध्र प्रदेश और जम्मू-कश्मीर
(d) पंजाब और हिमाचल प्रदेश

28. धान की खेती के लिए ठीक जलवायु है–
(a) मध्य प्रदेश (b) गुजरात
(c) राजस्थान (d) बिहार

29. कौन-सा देश विभिन्न दालें उगाता है?
(a) चीन (b) ब्राजील
(c) भारत (d) मैक्सिको

30. लायन्स की खाड़ी स्थित है–
(a) जर्मनी में (b) फ्रांस में
(c) पोलैण्ड में (d) रूस में

31. गहरा सागरीय भाग समाहित करता है–
(a) ऊज को (b) रेड क्ले को
(c) पंक को (d) रेत को

32. अन्ध महासागर में अमेजन नदी गिरती है–
(a) शून्य डिग्री अक्षांश के पास
(b) 10 डिग्री दक्षिणी अक्षांश के पास
(c) 15 डिग्री दक्षिणी अक्षांश के पास
(d) 20 डिग्री दक्षिणी अक्षांश के पास

33. भारत में सर्वाधिक लौह अयस्क भंडार रखने वाले राज्यों का सही क्रम है–
(a) छत्तीसगढ़, झारखण्ड, उड़ीसा, गोवा
(b) झारखण्ड, उड़ीसा, कर्नाटक, छत्तीसगढ़
(c) झारखण्ड, गोवा, उड़ीसा, छत्तीसगढ़
(d) झारखण्ड, छत्तीसगढ़, कर्नाटक, उड़ीसा

34. हरिश्चन्द्र श्रेणी मध्य में स्थित है–
(a) भीमा एवं गोदावरी नदियों के
(b) भीमा एवं तुंगभद्रा नदियों के
(c) तुंगभद्रा एवं कावेरी नदियों के
(d) कावेरी एवं वैगाई नदियों के

35. भारत में प्रथम उर्वरक कारखाना कब स्थापित हुआ था?
(a) 1906 में (b) 1910 में
(c) 1914 में (d) 1918 में

36. दस डिग्री चैनल मध्य में स्थित है–
(a) लक्षद्वीप के उत्तरी व दक्षिणी द्वीपों के
(b) अण्डमान एवं निकोबार के उत्तरी व दक्षिणी द्वीपों के
(c) अण्डमान एवं निकोबार व इण्डोनेशिया के
(d) लक्षद्वीप एवं मालदीव के

37. भारत का संविधान कब लागू हुआ था?
(a) 15 अगस्त, 1947
(b) 1 जनवरी, 1950
(c) 26 जनवरी, 1950
(d) उपरोक्त में से कोई नहीं

38. भारत के प्रथम राष्ट्रपति कौन थे?
(a) डॉ. राधाकृष्णन
(b) डॉ. राजेन्द्र प्रसाद
(c) डॉ. वी.वी. गिरी
(d) श्री सरदार वल्लभभाई पटेल

39. सुवर्ण अंकुश कानून किसने दिया था?
(a) जवाहरलाल नेहरू
(b) लाल बहादुर शास्त्री
(c) मोरारजी देसाई
(d) डॉ. मनमोहन सिंह

40. 14 अग्रणी वाणिज्य बैंकों का कब राष्ट्रीयकरण हुआ था?
(a) 1970 (b) 1969
(c) 1991 (d) 1972

अंकगणितीय क्षमता

41. $8\frac{1}{4}+\frac{6}{5}$ का 60% = 15 – ?
(a) 5.55 (b) 6.27
(c) 6.03 (d) 6.13

42. $\left[\left(\sqrt[5]{x^{-3/5}}\right)^{\frac{-5}{3}}\right]^5 = ?$
(a) x5 (b) x – 5
(c) x (d) 1/x

43. यदि $(a+b):(b+c):(c+a) = 6:7:8$ हो और $(a+b+c) = 14$ हो, तो c का मान कितना होगा?
(a) 6 (b) 7
(c) 8 (d) 14

44. $\sqrt{20}+\sqrt{12}+\sqrt[3]{729}-\frac{4}{\sqrt{5}-\sqrt{3}}-\sqrt{81}$ का मान ज्ञात कीजिए।
(a) $\sqrt{2}$ (b) $\sqrt{3}$
(c) 0 (d) $2\sqrt{2}$

45. एक मिश्रण में अल्कोहल तथा जल का अनुपात 4 : 3 है। यदि उसी मिश्रण में 5 लीटर जल और मिला दिया जाए, तो

अनुपात 4 : 5 हो जाता है। तदनुसार, उस नए मिश्रण में अल्कोहल की मात्रा कितनी है?

(a) 3 लीटर (b) 4 लीटर
(c) 15 लीटर (d) 10 लीटर

46. 9 क्रमिक संख्याओं का औसत n है। यदि उनमें दो अगली संख्याएं भी शामिल कर ली जाएं, तो नया औसत कितना हो जाएगा?

(a) 2 की वृद्धि होगी
(b) वही रहेगा
(c) 1.5 की वृद्धि होगी
(d) 1 की वृद्धि होगी

47. एक वस्तु 12% लाभ पर बेची गई। यदि उसका लागत मूल्य 10% कम होता और बिक्री मूल्य ₹ 5.75 अधिक होता, तो लाभ 30% हो जाता। तद्नुसार, उस पर 20% लाभ पाने के लिए उसे कितने रुपयों में बेचना चाहिए?

(a) ₹ 115 (b) ₹ 120
(c) ₹ 138 (d) ₹ 215

48. यदि $a+b+c=15$ तथा $a^2+b^2+c^2=83$ हो, तो $a^3+b^3+c^3-3abc$ का मान कितना होगा?

(a) 200 (b) 180
(c) 190 (d) 210

49. यदि समीकरणों $3x+2y=18$ तथा $3y-2x=1$ के लेखाचित्र परस्पर (p, q) बिंदु पर काटते हों तो $p=q$ का मान कितना होगा?

(a) 7 (b) 6
(c) 5 (d) 4

50. यदि $x=\dfrac{4\sqrt{15}}{\sqrt{5}+\sqrt{3}}$ हों, तो $\dfrac{x+\sqrt{20}}{x-\sqrt{20}}+\dfrac{x+\sqrt{12}}{x-\sqrt{12}}$ का मान कितना होगा?

(a) 1 (b) 2
(c) $\sqrt{3}$ (d) $\sqrt{5}$

51. 500 पर 40% छूट देने और उसी राशि पर क्रमशः 36% व 4% की छूट देने में कितना अंतर है?

(a) ₹ 0 (b) ₹ 2
(c) ₹ 1.93 (d) ₹ 7.20

52. यदि a का x % उतना नहीं है, जितना b का y % तो b का z % होगा–

(a) a का $\dfrac{yz}{x}$% (b) a का $\dfrac{zx}{y}$%
(c) a का $\dfrac{xy}{z}$% (d) a का $\dfrac{y}{x}$%

53. किसी कार द्वारा एक यात्रा 48 किमी/घंटा की गति से 10 घंटे में पूरी कर सकती है। यदि उसी दूरी को 8 घंटे में पूरी करनी हो, तो कार की गति कितनी बढ़ानी होगी?

(a) 6 किमी/घंटा (b) 12 किमी/घंटा
(c) 15 किमी/घंटा (d) 7.5 किमी/घंटा

54. राम व रहीम एक खम्भे से ठीक विपरीत दिशा में चल रहे हैं। राम 4 किमी/घंटा व रहीम 6 किमी/घंटा की गति से चल रहे हैं। 3 घंटे बाद एक दूसरे से कितनी दूर होंगे?

(a) 40 किमी (b) 20 किमी
(c) 30 किमी (d) 10 किमी

55. एक व्यक्ति धारा के विपरीत 15 मिनट में तीन-चौथाई किलोमीटर नाव खे सकता है तथा उसी दूरी को वापिस तय करने में उसे 10 मिनट लगते हैं। उसकी शांत जल में चाल का धारा से क्या अनुपात है?

(a) $\dfrac{3}{5}$ (b) $\dfrac{5}{3}$
(c) $\dfrac{1}{5}$ (d) $\dfrac{5}{1}$

56. $\dfrac{(243)^{\frac{n}{5}}\times 3^{2n+1}}{9^n\times 3^{n-1}}$ का मान क्या है?

(a) 3 (b) 9
(c) 6 (d) 12

57. 45 किमी/घंटा की गति किसके बराबर है?

(a) 12.5 मीटर/सेकेण्ड
(b) 13 मीटर/सेकेण्ड
(c) 15 मीटर/सेकेण्ड
(d) 12 मीटर/सेकेण्ड

58. 55 किमी/घंटा की गति से चलने वाली रेलगाड़ी X स्थान से Y स्थान की यात्रा 4 घंटे में तय करती है। यदि उसकी गति 5 किमी/घंटा बढ़ा दी जाए, तो यात्रा में कितना समय लगेगा।?

(a) 25 मिनट (b) 35 मिनट
(c) 20 मिनट (d) 30 मिनट

59. यदि a, b, c धनात्मक हैं और $a+b+c=1$, तो $\dfrac{1}{a}+\dfrac{1}{b}+\dfrac{1}{c}$ का न्यूनतम मान क्या है?

(a) 9 (b) 5
(c) 3 (d) 1

60. एक Δ ABC में, $\angle A+\angle B=118$, $\angle A+\angle C=96$ है, तो $\angle A$ का मान ज्ञात कीजिए।

(a) 36 (b) 40
(c) 30 (d) 34

सामान्य बुद्धिमत्ता

निर्देश : प्रश्न सं. 61 से 63 तक, दिए गए विकल्पों में से सम्बन्धित शब्द/अक्षर/संख्या को चुनिए।

61. 720 : 840 : : 60 : ?

(a) 74 (b) 76
(c) 80 (d) 70

62. आशावादी : प्रसन्न : : निराशावादी : ?

(a) निकृष्ट (b) नगण्य
(c) स्वार्थी (d) उदास

63. YTOJ : XSNI : : WRMH : ?

(a) UPKF (b) VQLG
(c) TOJE (d) RMHC

64. यदि किसी सांकेतिक भाषा में 'FABLE' को 'DYZJC' लिखा जाता है, तो 'SERIAL' को उसी भाषा में कैसे लिखा जाएगा?

(a) QCPGYJ (b) QCGPYJ
(c) QCPGJY (d) PGJYQC

65. यदि एक कूट भाषा में PLAYER को QNDCJX लिखा जाता है, तो उसी कूट भाषा में SINGER को किस प्रकार लिखा जाएगा?

(a) TKQKJX (b) TKJKOX
(c) TKQ (d) FORMAT

66. A, P, R, X, S तथा Z एक पंक्ति में बैठे हैं। S तथा Z पंक्ति के अन्तिम सिरों पर है, R, A के बाएं बैठा है, P के दाएं कौन बैठा है?

(a) a (b) x
(c) s (d) z

67. उत्तर की ओर मुंह करके लड़कों की एक पंक्ति में रमन उदय से बाएं चौथे स्थान पर है। निर्मल, रमन के दाएं तीसरे स्थान पर है। रजत, उदय के बाएं तीसरे

स्थान पर है। तो रजत की स्थिति क्या होगी?

(a) रमन के एकदम बाएं
(b) निर्मल के एकदम बाएं
(c) निर्मल के एकदम दाएं
(d) रमन के दाएं तीसरा

68. एक बच्चा अपने पिता को ढूंढने 90 मी. पूर्व दिशा में गया; दाएं मुड़कर 20 मी. चला। उसके बाद वह पुनः दाएं मुड़ा तथा 30 मी. चलकर अपने चाचा के घर पहुंचा, उसके पिता वहां नहीं थे। वहां से वह 100 मी. उत्तर दिशा की ओर गया और अपने पिता से मिला, प्रारम्भिक बिन्दु से वह अपने पिता से कितने मीटर की दूरी पर है?

(a) 100 मी. (b) 200 मी.
(c) 150 मी. (d) 90 मी.

69. अभिनव सीधे पूर्व की ओर जा रहा है। उसके बाद वह दाएं मुड़ता है और फिर दाएं मुड़ता है, फिर बायें मुड़ता है। यह बताइए कि अब अभिनव किस दिशा में जा रहा है?

(a) उत्तर (b) दक्षिण
(c) पूर्व (d) पश्चिम

70. प्रश्न-आकृतियां

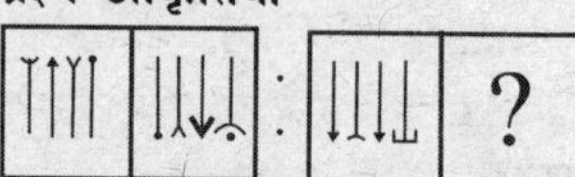

उत्तर-आकृतियां

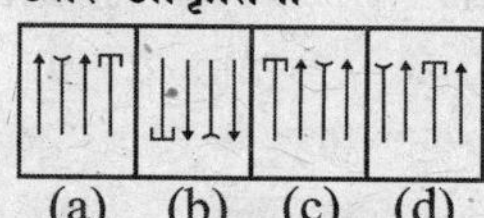

(a) (b) (c) (d)

निर्देश (71-72): नीचे दिए गए प्रश्नाकृतियों को सावधानी पूर्वक देखिए तथा उसके नीचे दी गई चार उत्तराकृतियों में से उस आकृति को चुनिए, जो उपयुक्त उत्तर-आकृति सही बैठती हो।

71. प्रश्न-आकृति

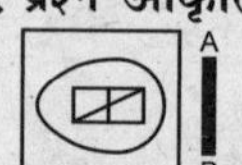

उत्तर-आकृतियां

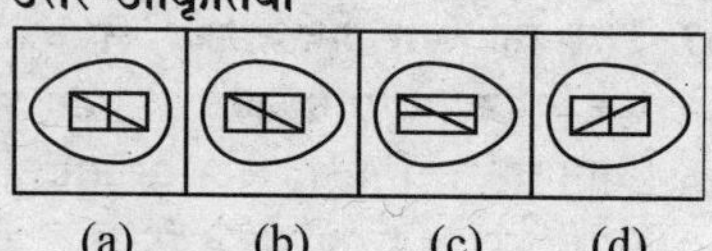

(a) (b) (c) (d)

72. प्रश्न-आकृति

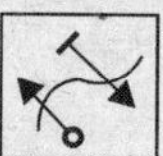

उत्तर-आकृतियां

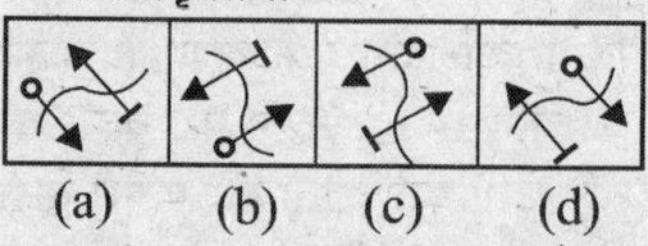

(a) (b) (c) (d)

73. निम्नलिखित में से कौन-सा विकल्प नीचे दिए हुए रंगों का सार्थक क्रम दर्शाता है?

1. जामुनी 2. लाल
3. बैंगनी 4. नीला
5. हरा 6. पीला
7. नारंगी

(a) 3, 1, 4, 5, 2, 6, 7
(b) 3, 1, 4, 5, 6, 2, 7
(c) 1, 5, 6, 7, 3, 4, 2
(d) 3, 1, 4, 5, 6, 7, 2

74. निम्नलिखित शब्दों को अंग्रेजी शब्दकोश में दिए गए क्रम के अनुसार व्यवस्थित कीजिए–

1. Caricature 2. Cardinal
3. Carnivore 4. Cartoon
5. Category

(a) 2, 1, 3, 4, 5 (b) 4, 5, 1, 3, 2
(c) 1, 2, 3, 4, 5 (d) 2, 1, 3, 5, 4

75. अक्षरों का कौन-सा समूह खाली स्थानों पर क्रमवार रखने से दी गई अक्षर शृंखला को पूरा करेगा?

R_S_ PM_KSB_MRK_

(a) KRKSP (b) KBRPS
(c) RKSPM (d) BPSMP

76. निम्नलिखित शृंखला में, ऐसे कितने HIG हैं, जिनके मध्य में 'I' है और दोनों ओर आसन्न अक्षर 'H' और 'G' हैं?

GGHIHIIGGJKLMGIHIG

(a) 3 (b) 2
(c) 5 (d) 4

निर्देश (77-78) : निम्नलिखित प्रत्येक प्रश्न में एक अनुक्रम दिया है, जिसमें एक पद लुप्त है। दिए गए विकल्पों में से वह सही विकल्प चुनिए जो अनुक्रम को पूरा करे-

77. 2, 2, 4, 6, ?, 10, 8, 14, 10

(a) 6 (b) 5
(c) 8 (d) 7

78. ELFA, GLHA, ILJA, ?, MLNA

(a) ILMA (b) KLLA
(c) QLPA (d) KLMA

79. जिस प्रकार 'राम' का सम्बन्ध 'रावण' से है, उसी प्रकार 'कृष्ण' का सम्बन्ध किससे है?

(a) कंस (b) बालि
(c) राधा (d) अहिल्या

80. विनोद ने विशाल का परिचय अपने पिता की पत्नी के इकलौते भाई के पुत्र के रूप में कराया। विनोद विशाल से किस प्रकार संबंधित है?

(a) ममेरा भाई (b) भाई
(c) चचेरा भाई (d) बहन

सामान्य विज्ञान

81. किसी समुद्र का रंग नीला प्रतीत होता है क्योंकि उस पर पड़ने वाली सूर्य की किरणें–

(a) परावर्तित हो जाती हैं
(b) अपवर्तित हो जाती हैं
(c) विवर्तित हो जाती हैं
(d) प्रकीर्णित हो जाती हैं

82. यदि कोई वस्तु सीधी रेखा में नियत चाल से गति करती है, तो इसकी गति को कहा जाता है–

(a) एक समान गति
(b) आवधिक गति
(c) वृत्तीय गति
(d) असमान गति

83. दरवाजे को आसानी से खोलने के लिए हैंडल को कहाँ लगाना चाहिए?

(a) हिंज के नजदीक
(b) हिंज के विपरीत मध्य बिन्दु से दूर
(c) मध्य में
(d) इनमें से कोई नहीं

84. आवृत्ति की इकाई क्या होती है?

(a) डेसीबल (b) वॉट
(c) हर्ट्ज (d) न्यूटन

85. कंपन स्ट्रिंग के व्यवहार का अध्ययन करने के लिये किस युक्ति का प्रयोग किया जाता है?

(a) हाइग्रोमीटर (b) सोनोमीटर
(c) बैरोमीटर (d) हाइड्रोमीटर

86. संवेग परिवर्तन की दर किसके समान है?

(a) क्षेत्रफल (b) दबाव
(c) बल (d) वेग

87. जब मशीन को संचालित किया जाता है तो कुछ ऊर्जा ऊष्मा के रूप में व्यर्थ चली जाती है। इस ऊष्मा उत्सर्जन का कारण है–
(a) प्रज्वलन (b) घर्षण
(c) दहन (d) स्नेहकता

88. ''मांट्रियल प्रोटोकॉल'' का मुख्य उद्देश्य क्या है?
(a) ओजोन परत का संरक्षण
(b) जैव-विविधता संरक्षण
(c) विश्व तापन
(d) जलवायु परिवर्तन

89. सुपरसोनिक जैट निम्न में से किस गैस की परत का क्षय करता है?
(a) O_2 परत
(b) ओजोन परत
(c) कार्बन डाई ऑक्साइड परत
(d) सल्फर डाई ऑक्साइड परत

90. हीरा विद्युत का कुचालक है, क्योंकि–
(a) इसकी संरचना सघन होती है।
(b) इसकी प्रकृति क्रिस्टलीय होती है।
(c) इसमें केवल कार्बन के परमाणु उपस्थित होते हैं।
(d) इसमें मुक्त इलेक्ट्रॉन उपस्थित नहीं होते हैं।

91. निम्न में से कौन-सी रंगीन गैस है?
(a) ऑक्सीजन (b) नाइट्रोजन
(c) क्लोरीन (d) हाइड्रोजन

92. कृत्रिम वर्षा और मेघ बीजन (क्लाउड सीडिंग) के लिये प्रयुक्त तरल रसायन है–
(a) सिल्वर आयोडाइड (AgI)
(b) सोडियम क्लोराइड (NaCl)
(c) शुष्क बर्फ (ठोस CO_2)
(d) उपर्युक्त सभी

93. डेटॉल में उपस्थित कीटानुशक यौगिक कौन-सा होता है?
(a) आयोडी
(b) किसॉल
(c) बायोथायोनॉल
(d) एनलोरॉक्सीलेनॉल

94. अंतरिक्ष यान में ईंधन को जमने से रोकने के लिए निम्न में से किसका प्रयोग किया जाता है?
(a) बेन्जीन (b) ग्लाइकॉल
(c) एसीटिलीन (d) एस्टर

95. सभी जटिल जंतुओं में कितने प्रकार के मूल ऊतक पाए जाते हैं?
(a) 4000 (b) 400
(c) 40 (d) 4

96. मानव शरीर के किस तंत्र से नेफ्रॉन का संबंध है?
(a) परिवहन तंत्र (b) उत्सर्जन तंत्र
(c) जनन तंत्र (d) श्वसन तंत्र

97. टैमीफ्लू दवा किसके रोकथाम के लिए उपयोग होती है?
(a) बर्ड फ्लू (b) कैंसर
(c) एड्स (d) पोलियो

98. हीमेटोपोयसिस कहाँ सम्पन्न होता है?
(a) फेफड़े
(b) अग्नाशय
(c) यकृत
(d) अस्थिमज्जा

99. एड्स क्या है?
(a) जीवाणुजनित रोग
(b) विषाणुजनित रोग
(c) कवकीय रोग
(d) शैवालजनित रोग

100. निम्न में से किसे 'एटम-बम' कहा जाता है?
(a) सूक्ष्मनलिकाएँ
(b) केन्द्रक
(c) गॉल्जी बॉडीज़
(d) लाइसोसोम

उत्तर (हल/संकेत)

1. (a)	**2.** (c)	**3.** (b)	**4.** (a)
5. (b)	**6.** (d)	**7.** (d)	**8.** (d)
9. (b)	**10.** (d)	**11.** (b)	**12.** (d)
13. (c)	**14.** (d)	**15.** (a)	**16.** (b)
17. (a)	**18.** (a)	**19.** (d)	**20.** (b)
21. (b)	**22.** (d)	**23.** (b)	**24.** (a)
25. (c)	**26.** (d)	**27.** (a)	**28.** (d)
29. (c)	**30.** (b)	**31.** (a)	**32.** (a)
33. (b)	**34.** (a)	**35.** (a)	**36.** (b)
37. (c)	**38.** (b)	**39.** (d)	**40.** (b)

41. (c) $\frac{33}{4}+\frac{6}{5}\times\frac{\overset{3}{\cancel{60}}}{\underset{5}{\cancel{100}}} = 15 - ?$

$= \frac{33}{4}+\frac{18}{25} = 15 - ?$

$= \frac{25\times33+18\times4}{100} = 15 - ?$

$= \frac{825+72}{100} = 15 - ?$

$= \frac{897}{100} = 15 - ?$

$= 8.97 = 15 - ?$

$= ? = 15 - 8.97$

$= 6.03$

42. (c) $? = \left[\left(\sqrt[5]{x^{\frac{-3}{5}}}\right)^{\frac{-5}{3}}\right]^5$

$= \left[\left(x^{\frac{-3}{5}\times\frac{1}{5}}\right)^{\frac{-5}{3}}\right]^5$

$= x^{\frac{-3}{5}\times\frac{1}{5}\times\frac{-5}{3}\times5}$

$= x$

43. (a) $\frac{a+b}{b+c} = \frac{6}{7}$

$\Rightarrow 7a+7b-6b-6c = 0$

$\Rightarrow 7a+b-6c = 0$ ...(i)

$\frac{b+c}{c+a} = \frac{7}{8}$

$\Rightarrow 8b+8c-7c-7a = 0$

$\Rightarrow 8b+c-7a = 0$ ...(ii)

$a+b+c = 14$

समीकरणों (i) एवं (ii) को हल करने पर

$c = 6$

44. (c) $2\sqrt{5}+2\sqrt{3}+9$

$-\frac{4}{\sqrt{5}-\sqrt{3}}\times\frac{\sqrt{5}+\sqrt{3}}{\sqrt{5}+\sqrt{3}}-\sqrt{81}$

$= 2\sqrt{5}+2\sqrt{3}+9 - \frac{4(\sqrt{5}+\sqrt{3})}{(\sqrt{5})^2-(\sqrt{3})^2} - \sqrt{81}$

$= 2\sqrt{5}+2\sqrt{3}+9 - \frac{4(\sqrt{5}+\sqrt{3})}{5-3} - \sqrt{81}$

$= 2\sqrt{5}+2\sqrt{3}+9 - 2(\sqrt{5}+\sqrt{3}) - \sqrt{81}$

$= 2\sqrt{5} + 2\sqrt{3} + 9 - 2\sqrt{5} - 2\sqrt{3} - 9$

$= 0$

45. (d) माना मिश्रण में अल्कोहल तथा जल की मात्रा $4x$ तथा $3x$ है।

तथा, $\frac{4x}{3x+5} = \frac{4}{5}$

$x = \frac{5}{2}$

अत: नए मिश्रण में अल्कोहल की मात्रा

$= 4x = 4 \times \frac{5}{2} = 10$

46. (d) माना 9 क्रमिक संख्याएं

$x-4, x-3, x-2, x-1$.

$x, x+1, x+2, x+3, x+4$. हैं तब,

9 क्रमिक संख्याओं का योग $= 9n$

$9x = 9n$

$x = n$

यदि अगली दो संख्याएं $(x + 5)$ तथा $(x + 6)$ और शामिल कर ली जाए तब, 11 क्रमिक संख्याओं का योग

$= 11x + 11$

नया औसत $= \frac{11x+11}{11}$

$\frac{11(x+1)}{11} = (x+1)$

$= x+1$

$= n+1$

अत: नए औसत में 1 वृद्धि होगी।

47. (c) माना वस्तु का क्रय मूल्य = ₹ x

तब, विक्रय मूल्य = ₹ $1.12x$

प्रश्नानुसार,

$1.12x + 5.75 = 0.90 \times x \times 1.30$

$x = 115$

अत:, वस्तु को बेचना चाहिए

$= ₹\ 115 \times \frac{120}{100}$

$= ₹\ 138$

48. (b) a + b + c = 15

a2 + b2 + c2 = 83

तब, (a + b + c)2 = (15)2

a2 + b2 + c2 + 2 (ab + bc + ca) = 225

ab + bc + ca = 71

अत:, a3 + b3 + c3 – 3abc

= (a + b +c) [a2 + b2 +c2 – (ab + bc + ca)]

= 15 [83 – 71] = 180

49. (a) 3x + 2y = 18

3y – 2x = 1

3x + 2y = 18 × 3 ...(i)

– 2x + 3y = 1 × 2 ...(ii)

समी. (i) में से (ii) को घटाने पर

9x + 6y = 54

–4x + 6y = 2

\+ – –

13x = 52

$\therefore \quad x = \frac{52}{13} = 4$

समी. (ii) में x का मान रखने पर

– 2x + 3y = 1

– 2 × 4+ 3y = 1

– 8 + 3y = 1

∴ 3y = 1 + 8 = 9

$\therefore \quad y = \frac{9}{3} = 3$

अत: दिए गए समीकरणों के लेखाचित्र परस्पर (4, 3) पर काटते हैं, तो

$p + q = 4 + 3 = 7$

50. (b) $x = \frac{4\sqrt{15}}{\sqrt{5}+\sqrt{3}}$

$\frac{x}{\sqrt{20}} = \frac{2\sqrt{3}}{\sqrt{5}+\sqrt{3}}$

$\frac{x+\sqrt{20}}{x-\sqrt{20}} = \frac{2\sqrt{3}+\sqrt{5}+\sqrt{3}}{2\sqrt{3}-\sqrt{5}-\sqrt{3}}$

$\frac{x+\sqrt{20}}{x-\sqrt{20}} = \frac{3\sqrt{3}+\sqrt{5}}{\sqrt{3}-\sqrt{5}}$

तथा $\frac{x}{\sqrt{12}} = \frac{2\sqrt{5}}{\sqrt{5}+\sqrt{3}}$

$\frac{x+\sqrt{12}}{x-\sqrt{12}} = \frac{2\sqrt{5}+\sqrt{5}+\sqrt{3}}{2\sqrt{5}-\sqrt{5}-\sqrt{3}}$

$\frac{x+\sqrt{12}}{x-\sqrt{12}} = \frac{3\sqrt{5}+\sqrt{3}}{\sqrt{5}-\sqrt{3}}$

अत: $\frac{x+\sqrt{20}}{x-\sqrt{20}} + \frac{x+\sqrt{12}}{x-\sqrt{12}}$

$= \frac{3\sqrt{3}+\sqrt{5}}{\sqrt{3}-\sqrt{5}} + \frac{3\sqrt{5}+\sqrt{3}}{\sqrt{5}-\sqrt{3}}$

$= \frac{-3\sqrt{3}-\sqrt{5}+3\sqrt{5}+\sqrt{3}}{\sqrt{5}-\sqrt{3}}$

$= \frac{2\sqrt{5}-2\sqrt{3}}{\sqrt{5}-\sqrt{3}}$

$= \frac{2(\sqrt{5}-\sqrt{3})}{\sqrt{5}-\sqrt{3}} = 2$

51. (d) ₹ 500 पर 40% की छूट

$= \frac{500 \times 40}{100} = 200$

₹ 500 पर 36% व 4% की छूट

$= \left(\frac{500 \times 36}{100} + \frac{320 \times 4}{100}\right) = 192.80$

अंतर = 200 – 192.80 = ₹ 7.20

52. (b) प्रश्नानुसार, $a \times \frac{x}{100} = b \times \frac{y}{100}$

$ax = by \Rightarrow b = \frac{ax}{y}$

$\therefore$ b का z % $= \frac{ax}{y} \times \frac{z}{100}$

$= a \times \frac{zx}{y} \times \frac{1}{100} = a$ का $\frac{zx}{y}$ %

53. (b) कुल दूरी = 48 × 10 किमी

= 480 किमी

8 घंटे में दूरी तय करनी हो चाल

$= \frac{480}{8}$ किमी/घंटा

= 60 किमी/घंटा बढ़ी हुई चाल

= (60–48) किमी/घंटा = 12 किमी/घंटा

54. (c) राम द्वारा तीन घंटे में तय दूरी

= 4 × 3 किमी = 12 किमी

रहीम द्वारा तीन घंटे में तय दूरी

= 18 किमी

दोनों के बीच दूरी = 12 + 18 = 30 किमी

55. (d) धारा के विपरीत तैराक की चाल

$= \left(\frac{3}{4}\times\frac{1}{15}\times60\right) = 3$ किमी/घंटा

धारा की दिशा में तैराक की चाल

$= \left(\frac{3}{4}\times\frac{1}{10}\times60\right)$ किमी/घंटा

$= \frac{9}{2}$ किमी/घंटा

अभीष्ट अनुपात

$= \frac{\frac{1}{2}\left(\frac{9}{2}+3\right)}{\frac{1}{2}\left(\frac{9}{2}-3\right)} = \frac{15}{2}:\frac{3}{2} = 5:1$

56. (b) व्यंजक $= \frac{(243)^{\frac{n}{5}}\times3^{2n+1}}{9^n\times3^{n-1}}$

$= \frac{(3^5)^{\frac{n}{5}}\times3^{2n+1}}{(3^2)^n\times3^{n-1}} = \frac{(3)^{5\times\frac{n}{5}}\times3^{2n+1}}{3^{2n}\times3^{n-1}}$

$= \frac{3^n\times3^{2n+1}}{3^{2n}\times3^{n-1}} = \frac{3^{3n+1}}{3^{3n-1}}$

$= 3^{3n+1-3n+1} = 3^2 = 9$

$[a^m\times a^n = a^{m+n}; a^m\div a^n = a^{m-n}; (a^m)^n = a^{mn}]$

57. (a) चाल = 45 किमी./घंटा

$= \left(\frac{45\times1000}{60\times60}\right)$ मीटर/सेकेण्ड

$= \left(\frac{45\times5}{18}\right)$ मीटर/सेकेण्ड

= 12.5 मीटर/सेकेण्ड

58. (c) स्टेशन X से Y की दूरी = चाल × समय

= 55 × 4 = 220 किलोमीटर

नयी गति = 55 + 5 = 60 किमी./घंटा

$\therefore$ अभीष्ट समय $= \frac{220}{60} = \frac{11}{3}$ घंटा

= 3 घंटा 40 मिनट

$\therefore$ अभीष्ट उत्तर = 4 घंटा – 3 घंटा 40 मिनट

= 20 मिनट

59. (a) $\frac{1}{a}+\frac{1}{b}+\frac{1}{c}$ का मान न्यूनतम होगा यदि *a, b, c* का मान महत्तम हो।

$a+b+c=1$

$\therefore$ *a, b* एवं *c* का मान अधिकतम होगा यदि

$a=b=c$

$\therefore a=b=c=\frac{1}{3}$

$\therefore \frac{1}{a}+\frac{1}{b}+\frac{1}{c} = 3+3+3 = 9$

60. (d) Δ ABC में,

$\angle A+\angle B+\angle C = 180°$

$\angle A+\angle B = 118°$

$\therefore \angle C = 180°-118° = 62°$

$\therefore \angle A+\angle C = 96°$

$\Rightarrow \angle A+62° = 96°$

$\Rightarrow \angle A = 96°-62° = 34°$

61. (d) 720 : 840 : : 60 : 70

62. (d) जिस प्रकार आशावादी प्रसन्न रहता है, उसी प्रकार निराशावादी उदास रहता है

63. (b) जिस प्रकार,

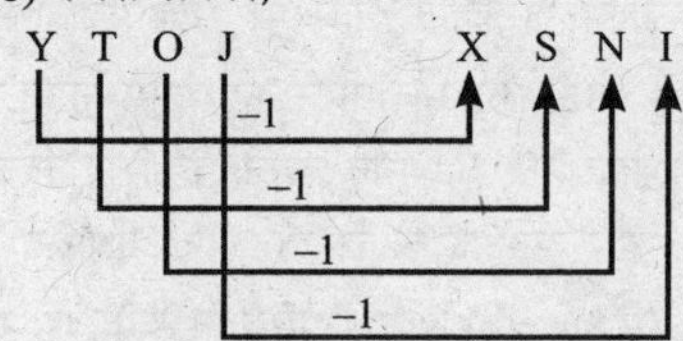

उसी प्रकार,

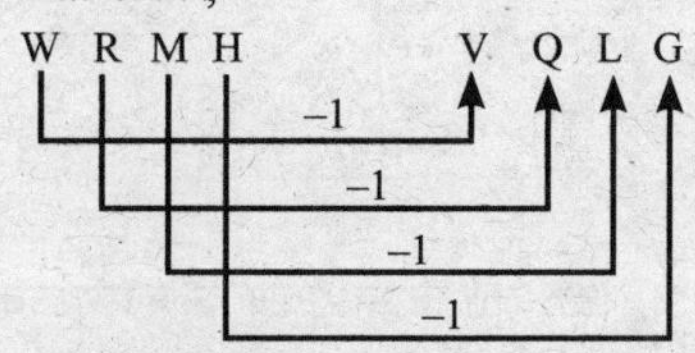

64. (a) जिस प्रकार,

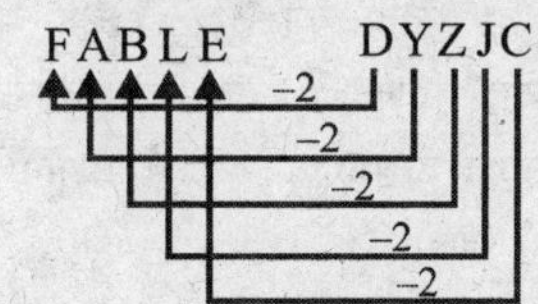

उसी प्रकार,

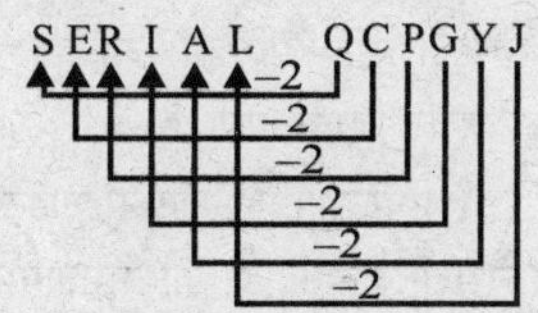

अतः SERIAL को QCPGYJ लिखा जाएगा।

65. (a)

जिस प्रकार,	उसी प्रकार,
P $\xrightarrow{+1}$ Q	S $\xrightarrow{+1}$ T
L $\xrightarrow{+2}$ N	I $\xrightarrow{+2}$ K
A $\xrightarrow{+3}$ D	N $\xrightarrow{+3}$ Q
Y $\xrightarrow{+4}$ C	G $\xrightarrow{+4}$ K
E $\xrightarrow{+5}$ J	E $\xrightarrow{+5}$ J
R $\xrightarrow{+6}$ X	R $\xrightarrow{+6}$ X

अतः SINGER ⇒ TKQKJX **को इसी प्रकार से लिखेंगे**

66. (b) बैठने की व्यवस्था इस प्रकार है–

● ● ● ● ● ●

S P X R A Z

इसलिए P के दाएं X बैठा है।

67. (b) लड़कों के बैठने का क्रम निम्न स्थिति अनुसार है–

रमन रजत निर्मल उदय

● ● ● ●

अतः रजत की स्थिति निर्मल के एकदम बाएं है।

68. (a)

T, U, Q, P 90 मी., 100 मी., 20 मी., S, R, 30 मी.

अभीष्ट दूरी = PT

$= \sqrt{PU^2+UT^2}$

$= \sqrt{(90-30)^2+(100-20)^2}$

$= \sqrt{(60)^2+(80)^2}$

$= \sqrt{3600+6400}$

$= \sqrt{10000} = 100$ मी.

69. (b)

प्रारम्भिक स्थान; उत्तर, पश्चिम, पूर्व, दक्षिण

आरेख से स्पष्ट है कि अभिनव दक्षिण दिशा में जा रहा है।

70. (c) प्रश्नाकृति की पहली आकृति से दूसरी आकृति का डिजाइन 180° घूम जाती है।

71. (b) **72.** (v)

73. (d) शब्दों का सार्थक क्रमः

3. बैंगनी
↓
1. जामुनी
↓
4. नीला
↓
5. हरा

↓
6. पीला
↓
7. नारंगी
↓
2. लाल

74. (a) अंग्रेजी शब्दकोश में दिए गए क्रम के अनुसार शब्दों की व्यवस्था:

2. Cardinal
↓
1. Caricature
↓
3. Carnivore
↓
4. Cartoon
↓
5. Category

75. (b) R [K] S [B] PM / [R] KSB [P] M / RK [S]

76. (b) [G I H] या [H I G]
G G H I H I I G G J K L M
[G I H I G]

77. (a) यहाँ दो एकांतर श्रृंखलाएँ दी गई हैं–

2 → 4 → [6] → 8 → 10
+2, +2, +2, +2

2 → 6 → 10 → 14
+4, +4, +4

78. (b)

E →(+2) G →(+2) I →(+2) [K] →(+2) M
L → L → L → [L] → L
F →(+2) H →(+2) J →(+2) [L] →(+2) N
A → A → A → [A] → A

79. (a) जैसे 'राम' ने 'रावण' को मारा था, उसी प्रकार 'कृष्ण' ने 'कंस' को मारा था।

80. (a)

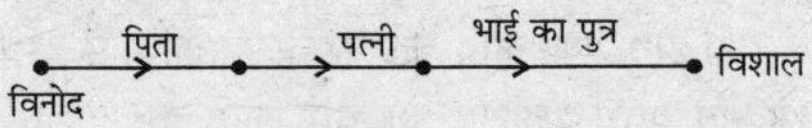

विनोद —पिता→ • —पत्नी→ • —भाई का पुत्र→ विशाल

∴ विशाल, विनोद का ममेरा भाई है।

81. (d) जब सूर्य की किरणें समुद्र पर पड़ती हैं, तो लम्बे तरंग दैर्ध्य वाले रंग (लाल, नारंगी तथा पीले रंग) अवशोषित हो जाते हैं तथा कम तरंग दैर्ध्य वाले रंग प्रकीर्णित हो जाते हैं। इसलिये समुद्र नीले रंग (कम तरंग दैर्ध्य) का प्रतीत होता है।

82. (a) यदि कोई वस्तु एक दिशा में नियत चाल से गति कर रही है, तो इसकी गति को एक समान गति कहा जाता है।

83. (b) आघूर्ण = बल × दूरी

दरवाजे को सहजता से खोलने के लिए हिंज को हैंडल से सुदूरवर्ती स्थापित किया जाना चाहिए, जिससे अधिकतम आघूर्ण प्राप्त हो।

84. (c) आवृत्ति की एस. आई. इकाई हर्ट्ज होती है। हर्ट्ज को एक साइकिल प्रति सेकेण्ड के रूप में परिभाषित किया जाता है। इसे हेनरिक रूडोल्फ हर्ट्ज के नाम पर रखा गया है।

85. (b) सोनोमीटर का प्रयोग कंपन स्ट्रिंग के व्यवहार को अध्ययन करने के लिए किया जाता है। यह अनुनाद के सिद्धांत पर आधारित होता है।

86. (c) संवेग, परिवर्तन की दर समय के सापेक्ष बल के समान होती है।

संवेग (P) = mv

$$\text{बल} = \frac{d(mv)}{dt}$$

87. (b) ऊष्मा घर्षण के कारण उत्पन्न होती है। ऊष्मा अणुओं के कंपन के कारण उत्पन्न होती है। घर्षण दो सतहों की अंत: क्रिया से उत्पन्न होती है। यह घर्षण ही ऊष्मा उत्पत्ति का कारण है। और ऊर्जा ऊष्मा के रूप में मशीन संचालन में व्यर्थ हो जाती है।

88. (a) ''मांट्रियल प्रोटोकॉल'' एक विश्व के समस्त देशों के मध्य समझौता है, जिसमें समतापी मण्डल में उपस्थित ओजोन परत के संरक्षण का वचन लिया गया है।

89. (b) सुपर सोनिक जैट से नाइट्रोजन डाई ऑक्साइड गैस निकलती है, जो समतापमण्डल में उपस्थित ओजोन परत को क्षय करने की क्षमता रखती है।

90. (d) इसमें सभी इलेक्ट्रॉन C - C बंध से बंधे होते हैं। हीरे के क्रिस्टल में मुक्त इलेक्ट्रॉन उपस्थित नहीं होते हैं। अत: हीरा विद्युत का कुचालक होता है।

91. (c) ऑक्सीजन, नाइट्रोजन तथा हाइड्रोजन गैस रंगहीन गैस होती है, जबकि क्लोरीन गैस हरे-पीले रंग की गैस होती है।

92. (d) सिल्वर आयोडाइड, सोडियम क्लोराइड तथा शुष्क बर्फ का उपयोग कृत्रिम वर्षा या मेघ बीजन में किया जाता है।

93. (d) डेटॉल में एक कीटाणुनाशक यौगिक होता है, जिसे एनलोरॉक्सीलेनॉल कहते हैं। डेटॉल, क्लोरोजाइलेनॉल तथा टरपाईनॉल का मिश्रण होता है, जो कि उपयुक्त विलायक में विलेय होता है।

94. (b) अंतरिक्ष यान में ईंधन को जमने से रोकने के लिए एथिलीन ग्लाइकॉल का प्रयोग किया जाता है।

95. (d) सभी जटिल जंतुओं के शरीर में चार मूल ऊतक पाए जाते हैं। ये उपकला, संयोजी, माँसपेशीय एवं तंत्रिका ऊतक हैं।

96. (b) नेफ्रॉन उर्त्सजन तंत्र की संरचनात्मक तथा क्रियात्मक इकाई है। एक वृक्क में लगभग दस लाख नेफ्रॉन होते हैं। नेफ्रॉन रक्त का छनन कर नाइट्रोजन युक्त अपशिष्ट पदार्थों को शरीर से निष्कासित करता है।

97. (a) टैमीफ्लू (ओसेल्टमिविर) विषाणुरोधी दवा है, जो बर्ड-फ्लू रोग की रोकथाम व इन्फ्लूनजा विषाणु को रोकने में प्रयुक्त होती है। टैमीफ्लू का कभी-कभी बुरा प्रभाव भी होता है, जैसे बोलने में तकलीफ, हकलाना आदि।

98. (d) हीमेटोपोयसिस एक ऐसी प्रक्रिया है, जिसमें रक्त कोशिकाओं का निर्माण, विकास और विभाजन होता है। हीमेटोपोयसिस सामान्यत: यकृत में अस्थिमज्जा और योक-सेक में सम्पन्न होती हैं।

99. (b) एड्स एक विषाणुजनित रोग है, जो पीड़ित व्यक्ति के रोग प्रतिरोधक क्षमता को कम कर देती है। एच.आई.वी. (विषाणु) की वजह से ये संक्रमण होता है। यह विषाणु पोषी के अंदर अपनी प्रतिलिपी बनाकर पोषी के रक्त के लिम्फोसाइट्स को नष्ट करता है।

100. (d) लाइसोसोम को 'एटम-बम', 'हाउस कीपर' या 'आत्महत्या की थैली' भी कहते हैं। लाइसोसोम का PH 7 से कम होता है, इसलिए यह अम्लीय प्रकृति की होती है। कोशिका के अन्दर अत्यधिक संख्या में लाइसोसोम के फटने से कोशिका की मृत्यु हो जाती है।

❑❑❑

RRB

पैरा-मेडिकल स्टाफ भर्ती परीक्षा

प्रैक्टिस सेट-5

सम्बन्धित विषय

1. किसी हृदय रोगी की आहार तालिका बनाते समय किस बात का ध्यान रखना चाहिए?

(a) आहार में सोडियम की मात्रा कम हो
(b) आहार में कैलोरी की मात्रा कम हो
(c) आराम + EFA
(d) आहार में तीनों तत्व शामिल हों

2. दुग्धपान करवाने वाली माँ को अपने आहार में कितनी अतिरिक्त कैलोरी को जोड़ना चाहिए?

(a) 500 कै. (b) 550 कै.
(c) 700 कै. (d) 750 कै.

3. कौन-से कारण सामाजिक परिवर्तन की दर और दिशा का निर्धारण करते हैं?

(a) जैविक कारण
(b) भौतिक कारण
(c) सांस्कृतिक कारण
(d) उपरोक्त सभी

4. केन्द्रीय समाज कल्याण बोर्ड की स्थापना किस वर्ष में हुई?

(a) 1953 (b) 1954
(c) 1963 (d) 1964

5. फैमिली पेंशन स्कीम किस वर्ष में लागू हुई?

(a) 1961 (b) 1970
(c) 1971 (d) 1972

6. नारकोटिक्स ड्रग्स एंड साइकोट्रोपिक सब्सटैन्सर्शस एक्ट किस वर्ष में लागू किया गया?

(a) 1975 (b) 1980
(c) 1985 (d) 1986

7. एस.डी. से आप क्या समझते हैं?

(a) एक नशीला पदार्थ
(b) एक खाद्य पदार्थ
(c) एक पेय पदार्थ
(d) कोई भी नहीं

8. जीवाणु कितने कोशकीय होते हैं?

(a) एक कोशिकीय
(b) द्विकोशिकीय
(c) बहुकोशिकीय
(d) इनमें से कोई नहीं

9. गोलाकार आकृति के सूक्ष्म जीव कौन-से है?

(a) कोकाई (b) बैसिली
(c) वाईब्रियो (d) स्पाईरोकेट्स

10. 'Rod Shaped' सूक्ष्म जीव है–

(a) कोकाई
(b) बैसिली
(c) वाईब्रियो
(d) स्पाईरोकाईटिस

11. कम धड़कन से (Brachycardia) क्या अभिप्राय है?

(a) हृदय की कम दर
(b) नाड़ी की कम दर
(c) हृदय की तेज दर
(d) नाड़ी की तेज दर

12. अमाशय की असाध्य वृद्धि किस रक्त समूह के लोगों में अमूमन पाई जाती है?

(a) B (b) A
(c) O (c) AB

13. नर्सिंग थ्योरी का क्या उद्देश्य है?

1. अनुसंधान प्रस्ताव विकसित करना
2. एक रिजर्व के रूप में सेवा करना
3. अवलोकन की व्याख्या करना
4. अभ्यास में नई दिशा की व्याख्या करना

(a) 1 और 3
(b) 1 और 4
(c) उपर्युक्त सभी
(d) उपर्युक्त में से कोई नहीं

14. घरेलू मक्खी पर नियन्त्रण करने का सबसे कारगर तरीका है–

(a) प्रजनन स्थानों को खत्म करना
(b) 5% मेलेथीनोन का छिड़काव
(c) पायरीथीन का छिड़काव
(d) फ्लाई पेपर

15. यकृत में कौन-सा विटामिन संग्रह होता है?

(a) विटामिन A
(b) विटामिन B-12
(c) विटामिन K
(d) उपरोक्त सभी

16. जन्म व मृत्यु रजिस्ट्रेशन कानून के अन्तर्गत, मृत्यु का पंजीकरण मृत्यु के पश्चात् कितने दिनों में हो जाना चाहिए?

(a) तीन दिन के अन्दर
(b) एक सप्ताह के अन्दर
(c) दो सप्ताह के अन्दर
(d) तीन सप्ताह के अन्दर

17. प्रकृति में शुद्धतम पानी कौन-सा है?

(a) वर्षा का (b) कुँए का
(c) नदी का (d) उपरोक्त सभी

18. निम्न में से कौन-सा रसायन प्रोटीन के निर्माण में सहायक होता है?

(a) अमीनो एसिड (b) फैटी एसिड
(c) ग्लूकोज (d) लैक्टोज

19. एक अण्डे में निम्न में से क्या पाया जाता है?

(a) सभी प्रकार के फैटी एसिड
(b) सभी प्रकार के अमीनो एसिड
(c) सभी प्रकार के खनिज तत्व
(d) सभी प्रकार के ग्लूकोज

20. 'Riboflavin' की कमी से होने वाला रोग है–

(a) डायरिया
(b) डीहाइड्रेशन
(c) अनीमिया
(d) एंगुलर स्टोमेटाइटिस

सामान्य ज्ञान

21. भारतीय संविधान की आठवीं अनुसूची में निम्नलिखित में से कौन-सी भाषा विनिर्दिष्ट नहीं है?
(a) उर्दू (b) अंग्रेजी
(c) सिंधी (d) संस्कृत

22. भारत के किस राज्य की क्षेत्रफल एवं जनसंख्या की दृष्टि से समान रैंकिंग स्थिति है?
(a) मणिपुर (b) मेघालय
(c) नागालैंड (d) गुजरात

23. जिप्सम का उपयोग किसके सुधार के लिए किया जाता है?
(a) क्षारीय मृदा (b) लवणीय मृदा
(c) पॉडसॉल (d) अम्लीय मृदा

24. निम्नलिखित में से कौन-सा कर अप्रत्यक्ष कर है?
(a) पूंजी अभिलाभ कर
(b) उत्पाद शुल्क
(c) धन कर
(d) संपदा शुल्क

25. विद्युत चुम्बकीय विकिरण के लिए उनके बढ़ते हुए तरंगदैर्ध्य के क्रम में सही विन्यास बनाइए–
(a) सूक्ष्म तरंग, अवरक्त, दृश्य, एक्स किरणें
(b) एक्स किरणें, दृश्य, अवरक्त, सूक्ष्म तरंग
(c) दृश्य, अवरक्त, सूक्ष्म तरंग, एक्स किरणें
(d) एक्स-किरणें, अवरक्त, दृश्य, सूक्ष्म तरंग

26. दक्षिण अफ्रीका ने पांचवें ब्रिक्स सम्मेलन की मेजबानी कहाँ की?
(a) डरबन (b) जोहान्सबर्ग
(c) प्रिटोरिया (d) केपटाउन

27. विच्छेदक नदी के घुमाव में बनी झील को क्या कहते हैं?
(a) प्लेया झील (b) उल्कामय झील
(c) ऑक्सबो झील (d) कटोराकार झील

28. झील अथवा तालाब के सतह जल पर पादपप्लवक के तेजी से बढ़ने वाले पुंज को क्या कहते हैं?
(a) सुपोषण (b) जल प्रस्फुटन
(c) जल प्रदूषण (d) जल सम्बुल

29. 'पोतभंजक' उद्योग में भारत का कौन-सा राज्य अग्रणी है?
(a) तमिलनाडु (b) महाराष्ट्र
(c) गुजरात (d) पश्चिम बंगाल

30. टेलीफोन लाइन को कम्प्यूटर पर किसके माध्यम से जोड़ा जाता है?
(a) यूएसबी (b) मोडेम
(c) ईथरनेट (d) PS2

31. न्यूक्लियर रिएक्टरों में विमंदकों का प्रयोग किस लिए किया जाता है?
(a) न्यूट्रॉन बढ़ाने
(b) न्यूट्रॉन अवशोषित करने
(c) न्यूट्रॉन मंद करने
(d) न्यूट्रॉन उत्पन्न करने

32. जब मारग्रेट थैचर प्रधानमंत्री थी, उस समय किस देश के साथ ब्रिटेन ने फॉकलैण्ड द्वीपों पर नियंत्रण प्राप्त करने के लिए युद्ध लड़ा?
(a) चिली
(b) अर्जेन्टीना
(c) ब्राजील
(d) उपर्युक्त में से कोई नहीं

33. निम्नलिखित का मिलान कीजिए–

(a) चालुक्य	(i) मलखेड
(b) होयसल	(ii) वातापी
(c) राष्ट्रकूट	(iii) वारंगल
(d) काकतिया	(vi) द्वारसमुद्र

(a) (a)-(ii) (b)-(iv) (c)-(i) (d)-(iii)
(b) (a)-(iv) (b)-(iii) (c)-(i) (d)-(ii)
(c) (a)-(i) (b)-(ii) (c)-(iii) (d)-(iv)
(d) (a)-(iii) (b)-(ii) (c)-(iv) (d)-(i)

34. पक्षियों के पंख क्या होते हैं?
(a) रूपांतरित पश्च अंग
(b) नई संरचना
(c) अध्यावरणी अपवृद्धि
(d) रूपांतरित अग्र अंग

35. महात्मा गांधी की विश्व में सबसे लंबी मूर्ति कहां स्थित है?
(a) चम्पारण (b) पटना
(c) लखनऊ (d) राजकोट

36. कलिंग के विरुद्ध अशोक के अभियान की जानकारी का मुख्य स्रोत निम्नलिखित में से क्या है?
(a) स्तंभ-लेख VII (b) महावंश
(c) दिव्यवदन (d) शिलालेख XIII

37. निम्नलिखित में से किस राज्य में सर्वाधिक क्षेत्र वनों के अंतर्गत पाया जाता है?
(a) हिमाचल प्रदेश (b) असम
(c) आन्ध्र प्रदेश (d) अरुणाचल प्रदेश

38. केन्द्र सरकार ने रुपए की स्थिरता हेतु कितने सूत्रीय उपाय लॉन्च किए?
(a) एक (b) तीन
(c) चार (d) पाँच

39. आईसीसी ने वर्ष 2018 की सर्वश्रेष्ठ महिला और वनडे क्रिकेटर किसे चुना है?
(a) पूनम यादव (b) स्मृति मंधाना
(c) एलिसा होली (d) हरमनप्रीत कौर

40. रणजी ट्रॉफी किस खेल से सम्बन्धित है?
(a) बालीबॉल (b) हॉकी
(c) क्रिकेट (d) फुटबाल

अंकगणितीय क्षमता

41. अमित अपनी आय का 40% कपड़ों पर तथा शेष राशि का 40% खेलकूद पर खर्च करता है। यदि वर्ष में वह 5580 रुपये की राशि बचाता है, तो उसकी वार्षिक आय क्या है?
(a) ₹ 9700 (b) ₹ 9900
(c) ₹1430 (d) ₹ 15,500

42. यदि दूध में 5% पानी है, तो इस दूध के 10 लीटर में कितना शुद्ध दूध मिलाया जाए कि पानी 2% रह जाए।
(a) 7 लीटर (b) 9 लीटर
(c) 17 लीटर (d) 15 लीटर

43 एक पार्टी में 12 लोगों ने आपस में हाथ मिलाया। कुल कितनी बार हाथ मिलाना हुआ?
(a) 50 (b) 56
(c) 66 (d) 76

44. आरिफ की आयु अपने पुत्र की आयु की तीन गुनी है। आठ वर्ष पूर्व उसकी आयु उसके पुत्र की उस समय की आयु की पाँच गुनी थी आरिफ की वर्तमान आयु है–
(a) 52 वर्ष (b) 53 वर्ष
(c) 50 वर्ष (d) 48 वर्ष

45 एक ट्रक के पहिए का व्यास 1.5 मी है और वह आधे मिनट में 84 चक्कर पूरे कर लेता है। उस ट्रक की गति किमी./घंटा में होगी–
(a) 23.76 किमी./घंटा
(b) 33.26 किमी./घंटा

(c) 17.82 किमी./घंटा
(d) 47.52 किमी./घंटा

46. केशव और उसके पुत्र की आयु का अनुपात क्रमशः 2 : 1 है। उनकी औसत आयु 39 वर्ष है। तो पुत्र की आयु क्या है?

(a) 24 वर्ष (b) 26 वर्ष
(c) 28 वर्ष (d) 30 वर्ष

47. 100 मीटर लंबी सवारी गाड़ी 50 किमी./घंटा की गति से चलती हुई विपरीत दिशा में आती हुई 120 मी. लंबी सवारी गाड़ी को 6 से. में पार कर लेती है। दूसरी गाड़ी की चाल क्या है?

(a) 72 किमी./घंटा (b) 82 किमी./घंटा
(c) 54 किमी./घंटा (d) 63 किमी./घंटा

48. राम रहीम व सलीम तीनों मिलकर किसी काम को 3 दिन में पूरा कर सकते हैं, यदि राम या रहीम उसी काम को 8 दिन में कर सकते हैं, तो सलीम उस काम को कितने दिन में कर लेगा?

(a) 12 दिन (b) 5 दिन
(c) 24 दिन (d) 2 दिन

49. 10%, 12% व 5% को क्रमिक छूटों के बराबर एक अकेली छूट % में होगी–

(a) 26.27% (b) 24.76%
(c) 9% (d) 11%

50. यदि $\tan x = \sin 45^\circ \cos 45^\circ + \sin 30^\circ$, तब x का मान होगा–

(a) 45° (b) 90°
(c) 30° (d) ½

51. एक अपरिमेय संख्या का व्युत्क्रम क्या होगा?

(a) एक पूर्णांक
(b) परिमेय संख्या
(c) एक प्राकृत संख्या
(d) अपरिमेय संख्या

52. $7^{8.9} \div (343)^{1.7} \times (49)^{4.8} = 7?$

(a) 13.4 (b) 12.8
(c) 11.4 (d) 9.6

53. $\sqrt[3]{512} + \sqrt[4]{16} + \sqrt{576} = ?$

(a) 76 (b) 79
(c) 81 (d) 28

54. $(42 \times 3.2) \div (16 \times 1.5) = ?$

(a) 5.9 (b) 5.6
(c) 6.1 (d) 4.8

55. विमाओं 5.5 सेमी. × 10 सेमी. × 3.5 सेमी. वाला एक घनाभ बनाने के लिए 175 सेमी. व्यास और 2 मिमी मोटाई वाले कितने सिक्के बनाए जा सकते हैं?

(a) 400 (b) 410
(c) 420 (d) 450

56. एक मित्र दूसरे से कहता है कि यदि आप मुझे एक सौ रुपये दे दो, तो मैं आपसे दो गुना धनी बन जाऊंगा। दूसरा उत्तर देता है, यदि आप मुझे दस रुपये दे दें, तो मैं आपसे छः गुना धनी बन जाऊंगा। दोनों मित्रों की राशि ज्ञात करो–

(a) 40, 170 (b) 170, 40
(c) 150, 60 (d) 60, 150

57. एक वस्तु को ₹ 625 में बिक्री करने से जितना मुनाफा होता है, उतना ही नुकसान उसको ₹ 435 में बेचने पर होता है। तो वस्तु की कीमत क्या है?

(a) ₹ 520 (b) ₹ 530
(c) ₹ 540 (d) ₹ 550

58. एक समद्विबाहु समकोण त्रिभुज के आधार वाले प्रिज्य का कर्ण *a* सेमी. है, तो उसका आयतन क्या होगा, जबकि प्रिज्य की ऊंचाई *h* मी हो–

(a) $\frac{a^2}{4}$ h सेमी³ (b) $\frac{a^2h}{6}$ सेमी³
(c) $\frac{a^2}{8}$ h सेमी³ (d) $\frac{a^2h}{12}$ सेमी³

59. 2 महिलाएँ और 5 पुरुष किसी कार्य को मिलकर 4 दिन में कर सकते हैं। जबकि 3 महिलाएँ और 6 पुरुष उसी कार्य को 3 दिन में पूरा कर सकते हैं। एक महिला उसी कार्य को अकेली करेगी–

(a) 18 दिन (b) 20 दिन
(c) 24 दिन (d) 36 दिन

60. दो संख्याओं का योग 170 है तथा उनका म०स०प० 17 है। निम्न में से कौन-सी संख्याएँ हो सकती है?

(a) (51, 119) (b) (51, 85)
(c) (85, 34) (d) (17, 51)

सामान्य बुद्धिमत्ता

61. एक धावक उत्तर की ओर 30 किमी. दौड़ता है, फिर पूरब की ओर मुड़ कर 40 किमी. दौड़ता है और फिर वह दाहिनी ओर मुड़कर 20 किमी. दौड़ता है, इसके बाद वह पुनः दाहिनी ओर मुड़कर 40 किमी. दौड़ता है, अब वह अपने दौड़ प्रारम्भ करने के स्थान से कितने किमी. दूर है?

(a) 15 किमी. (b) 8 किमी.
(c) 10 किमी. (d) 20 किमी.

62. मोनिका से किसी संख्या को 7 से विभाजित करने के लिए कहा गया, परन्तु उसने उस संख्या को 7 से गुणा कर दिया। यदि उसका उत्तर 1 आया हो, तो वह संख्या क्या होगा?

(a) 1 (b) 49
(c) 1/7 (d) 7

निर्देश (63-65): दिए गए विकल्पों में से विषम शब्द/संख्या युग्म चुनिए।

63. (a) वर्ग (b) वृत्त
(c) कम्पास (d) आयत

64. (a) मंगोल (b) हूण
(c) शक (d) द्रविड़

65. (a) 753 (b) 483
(c) 654 (d) 882

66. निम्न विकल्पों में से कौन-सा विकल्प नीचे दिए हुए शब्दों का सार्थक क्रम दर्शाता है?

1. लकड़ी 2. प्रकृति
3. फर्नीचर 4. जंगल
5. वृक्ष

(a) 5,1,2,4,3 (b) 3,5,1,4,2
(c) 4,1,5,2,3 (d) 4,5,1,3,2

67. निम्नलिखित शब्दों को शब्दकोश में दिए गए क्रम के अनुसार लिखें-

1. Quail 2. Quake
3. Quit 4. Quaff
5. Quaint

(a) 4,1,5,2,3 (b) 4,5,1,2,3
(c) 4,1,5,3,2 (d) 4,5,1,3,2

68. एक विद्यालय में हमेशा होता है-

(a) प्राचार्य (b) इमारत
(c) शिक्षक (d) पुस्तकालय

69. एक देश के लिए आवश्यक है-

(a) प्रधानमंत्री (b) सेना
(c) उद्योग (d) क्षेत्र

70. प्रश्न-आकृतियां

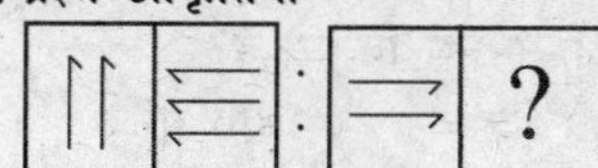

उत्तर-आकृतियां

(a) (b) (c) (d)

निर्देश (प्र.सं. 71-73): दिए गए विकल्पों में से संबंधित शब्द/अक्षर/संख्या ज्ञात कीजिए।

71. म्यान : तलवार : : तरकस :?

(a) कृपाण (b) भाला

(c) बरछी (d) तीर

72. रेस्तरां : मेन्यू : :?

(a) पुस्तकालय : पुस्तकसूची

(b) जर्नल : समाचार पत्र

(c) पुस्तक : विश्वकोश

(d) कॉलेज : लेखा

73. GFEH : MLKN : : ONMP : ?

(a) STRQ (b) LKJN

(c) WVUX (d) MLKO

निर्देश (74-77) : छः मित्र P, Q, R, S, T तथा U एक षठ भुजाकार मेज के चारों तरफ प्रत्येक कोने पर केन्द्र की ओर मुंह करके बैठे हैं। P, U के बायें दूसरे स्थान पर है। Q, R तथा S का पड़ोसी है, T, S के बाएं दूसरे स्थान पर है।

74. P के विपरीत कौन बैठा है?

(a) R (b) Q

(c) T (d) S

75. Q के विपरीत चौथे स्थान पर कौन व्यक्ति है?

(a) P (b) U

(c) R (d) आंकड़े अपर्याप्त

76. निम्न में से P का पड़ोसी कौन है?

(a) U और P (b) T और R

(c) U और R (d) आंकड़े अपर्याप्त

77. प्रश्न-आकृति

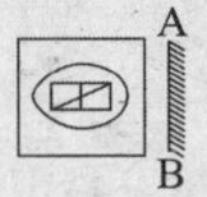

उत्तर-आकृतियां

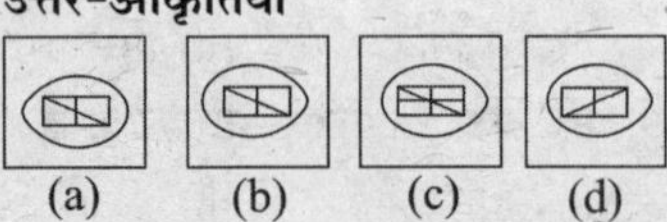

(a) (b) (c) (d)

78. जिस प्रकार 'अदालत' का सम्बन्ध 'न्याय' से है, उसी प्रकार 'अस्पताल' का सम्बन्ध किससे है?

(a) उपचार (b) मरीज

(c) पैसा (d) सलाह

79. एक आदमी की ओर संकेत करते हुए रोहिणी ने कहा कि इसकी पत्नी मेरे ससुर महेश की एक मात्र पुत्रवधू है। आदमी महेश से किस प्रकार संबंधित है?

(a) पुत्र (b) चाचा

(c) पिता (d) भाई

80. सुनीता का परिचय देते हुए अमर कहता है–"वह मेरी मां के इकलौते पुत्र की पत्नी है" सुनीता अमर से किस प्रकार संबंधित है?

(a) पत्नी (b) बहन

(c) साली (d) कोई सबंध नहीं

सामान्य विज्ञान

81. प्रत्यावर्ती/आवर्ती (ए.सी.) धारा को दिष्ट धारा में परिवर्तित करने के लिए उपयोग किया जाता है–

(a) ट्रांसफार्मर (b) डायनेमो

(c) दिष्टकारी

(d) इन्वर्टर (अंतर्वर्तक)

82. चुम्बकीय प्रभाव से बचाने के लिए उपकरण को चारों तरफ से ढका/आवरणकृत किया जाता है–

(a) लोहे के आवरण से

(b) रबड़ के आवरण से

(c) कांस्य आवरण से

(d) सीसाकृत आवरण से

83. निम्न विद्युत चुम्बकीय विकिरणों को तरंगदैर्ध्य के बढ़ते क्रम में व्यवस्थित करें–

(a) सूक्ष्म किरण, अवरक्त किरणें, दृश्य प्रकाश, एक्स किरणें

(b) एक्स किरण, दृश्य प्रकाश, अवरक्त किरणें, सूक्ष्म किरण

(c) दृश्य प्रकाश, अवरक्त किरणें, सूक्ष्म किरणें, एक्स किरणें

(d) एक्स किरणें, अवरक्त किरणें, दृश्य प्रकाश, सूक्ष्म किरणें

84. निम्नलिखित में से किस में न्यूनतम आवृत्ति होती है?

(a) दृश्य प्रकाश (b) गामा किरणें

(c) X-किरणें (d) पराबैंगनी किरणें

85. निम्नलिखित में से कौन-सी तरंगें ध्रुवित नहीं की जा सकती है?

(a) रेडियो तरंगें (b) पराबैंगनी तरंगें

(c) अवरक्त तरंगें (d) पराश्रव्य तरंगें

86. मोटर साइकिलों में उत्तल दर्पण का प्रयोग पीछे देखने के लिये क्यों किया जाता है?

(a) इसमें वास्तविक प्रतिबिम्ब बनता है

(b) इसमें सीधी आकृति दिखती है

(c) इसमें वास्तविक वस्तु की तुलना में छोटी आकृति दिखाई देती है।

(d) उपर्युक्त सभी

87. प्रकाश तरंगें हैं–

(a) वैद्युत तरंगें

(b) चुम्बकीय तरंगें

(c) विद्युत चुम्बकीय तरंगें

(d) स्थिर वैद्युत तरंगें

88. वनस्पति तेल को वनस्पति घी में परिवर्तित करने के लिए निम्न में से किस विधि का प्रयोग किया जाता है?

(a) हाइड्रोजनीकरण

(b) ऑक्सीकरण

(c) संघनन

(d) क्रिस्टलीकरण

89. निम्नलिखित दिये गए यौगिकों में से किस में संक्रमण धातु की ऑक्सीकरण संख्या शून्य होगी?

(a) CrO_5

(b) Fe_3O_4

(c) $FeSO_4$

(d) $Fe(CO)_5$

90. आंतरिक संक्रमण तत्वों की कुल संख्या है–

(a) 16 (b) 28

(c) 32 (d) 33

91. ब्रिजमेनाइट है–

(a) थेम्स नदी पर पुल

(b) एक खेल का नाम

(c) पृथ्वी पर सबसे प्रचुर मात्रा में मिलने वाला खनिज

(d) संगीत का नाम

92. एक अम्ल तथा एक क्षार के बीच होने वाली अभिक्रिया को कहते हैं–

(a) अपचयन (b) क्रिस्टलीकरण

(c) उदासीनीकरण (d) ऊर्ध्वपातन

93. पोटैशियम परमेंगनेट का प्रयोग पेय जल के शुद्धीकरण के लिए किया जाता है, क्योंकि–

(a) यह एक अपचायक है।

(b) यह एक ऑक्सीकारक है।

(c) यह एक रोगाणुनाशक कारक है।
(d) यह पानी में घुली अशुद्धियाँ सोख लेता है।

94. निम्न में से कौन-सा रासायनिक समीकरण सबसे हानिकारक किरणों को जन्म देता है?
(a) संलयन
(b) विखण्डन
(c) रासायनिक समीकरण
(d) प्रकाश रासायनिक

95. फाइबर आहार में शामिल है–
(a) ग्लाइकोज़न
(b) सेल्यूलोज़
(c) प्रोटीन
(d) वसा

96. द्विपद नामक पद्धति की खोज किसने की?
(a) चार्ल्स डार्विन
(b) राबर्ट न्यूक्लियस
(c) कार्ल लिनियस
(d) लैमार्क

97. इनमें से कौन-सा कथन सही है?
(a) छिलका रहित दालें एवं अनाज ज्यादा पोषक होती हैं
(b) पूरे छिलके वाली दालें एवं अनाज ज्यादा पोषक होती हैं
(c) खाद्य-प्रसंस्करणीय उत्पाद गहन रूप से पोषक होते हैं
(d) नाश्ता अनाज गहन रूप से पोषक होते हैं

98. समय-समय पर मलद्वार से मल का निकलना क्या कहलाता है?
(a) अवशोषण
(b) निष्कासन
(c) ग्रहण कराना
(d) स्वांगीकरण

99. कौन-सी कोशिकाएँ एंटीबॉडी बनाने के लिए उत्तरदायी हैं?
(a) लाल रुधिर कणिकायें
(b) न्यूट्रोफिल
(c) लिम्फोसाइट
(d) प्लेटलेट्स

100. लिपिड क्या हैं?
(a) लिपिड मोनोसैकराइड होते हैं
(b) लिपिड कोशिकाओं को ऊर्जा प्रदान नहीं करते हैं
(c) फल लिपिड के अच्छे स्त्रोत होते हैं
(d) कोलेस्ट्रॉल और ट्रांस वसीय अम्ल लिपिड के प्रकार हैं

उत्तर (हल/संकेत)

1. (a)	**2.** (b)	**3.** (b)	**4.** (b)
5. (c)	**6.** (d)	**7.** (a)	**8.** (c)
9. (c)	**10.** (a)	**11.** (a)	**12.** (a)
13. (d)	**14.** (b)	**15.** (a)	**16.** (a)
17. (c)	**18.** (d)	**19.** (d)	**20.** (b)

21. (b) आठवीं अनुसूची में संविधान द्वारा मान्यता प्राप्त 22 प्रादेशिक भाषाओं का उल्लेख है। वे भाषाएँ हैं: (असमिया, बांग्ला, गुजराती, हिन्दी, कन्नड़, कश्मीरी, मराठी, मलयालम, उड़िया, पंजाबी, संस्कृत, तमिल, तेलुगु, उर्दू, सिंधी, कोंकणी, मणिपुरी, नेपाली, बोडो, डोगरी, मैथिली, संथाली। उन भाषाओं में अँग्रेजी शामिल नहीं है।

22. (b) 2011 की जनगणना के अनुसार उत्तर पूर्वी राज्य मेघालय का जनसंख्या और क्षेत्रफल दोनों में समान (22वां) स्थान है। मेघालय का क्षेत्रफल: 22,4292 किलोमीटर (22वां स्थान) और जनसंख्या: 2,964,007 (22वां स्थान एवं भारत की जनसंख्या का 0.24 प्रतिशत)।

23. (c) जिप्सम कैल्शियम सल्फेट होता है जो अधिकतर सिंचित मृदाओं के संधारणीयता के लिए अत्यंत महत्वपूर्ण होता है। यदि लापरवाही नहीं बरती जाए तो समय के साथ सिंचित भूमि में लवण की मात्रा बढ़ने लगती है। इसी प्रकार की मिट्टियों को खेती योग्य बनाने हेतु जिप्सम का इस्तेमाल किया जाता है।

24. (b) वह कर जिसे सीधे जनता से नहीं लिया जाता किंतु जिसका बोझ प्रकारांतर से उसी पर पड़ता है, अप्रत्यक्ष कर कहलाते हैं। देश में तैयार किए गए वस्तुओं पर लगने वाला उत्पादन शुल्क, आयात या निर्यात किए जाने वाले वस्तुओं पर लगने वाले सीमा शुल्क आदि अप्रत्यक्ष कर हैं।

25. (d) कम होती ऊर्जा और तरंगदैर्ध्य में वृद्धि के क्रम में इलैक्ट्रोमैग्नेटिक स्पेक्ट्रम को इस प्रकार देखा जा सकता है: गामा किरणों का तरंगदैर्ध्य: 0.01 एनएम; एक्स-रे: 1 एनएम; अल्ट्रा वायलेट किरणों: 0.1 माइक्रोमीटर; दृश्य प्रकाश (लाल): 0.7 माइक्रोमीटर और बैंगनी प्रकाश: 0.4 माइक्रोमीटर; इन्फ्रारेड रेडिएशन: 0.01 मिमी; माइक्रोवेव, कम-से-कम 10 सेमी, आमतौर पर 1 सेमी; रेडियो वेव की लंबी, मध्यम और लघु तरंग: 2 किलोमीटर-10 मीटर; और बहुत उच्च आवृत्ति (वी.एच.एफ.) और अल्ट्रा उच्च आवृत्ति (यू.एच.एफ.): 10 मीटर-10 सेंटीमीटर।

26. (a) 5वां ब्रिक्स शिखर सम्मेलन दक्षिण अफ्रीका स्थित डरबन में 25 मार्च, 2013 से 28 मार्च, 2013 तक आयोजित किया गया। पहली बार ब्रिक्स शिखर सम्मेलन का आयोजन दक्षिण अफ्रीका में किया गया। इस सम्मेलन में ब्राजील, रूस, भारत, चीन और दक्षिण अफ्रीका के राष्ट्रीय नेताओं ने भाग लिया।

27. (c) ऑक्स बो झील एक यू आकार की झील होती है, जिसका निर्माण विच्छेदक नदी के घुमाव से होता है। इस प्रकार की झील के विशिष्ट घुमावदार आकृति (जो बैलों के जुए की तरह होती है) के कारण इसे ऑक्स बो झील कहा जाता है।

28. (a) यूट्रोफिकेशन पारिस्थितिक तंत्र में रासायनिक पोषक तत्वों का बढ़ना है, खासकर से यौगिक पदार्थ जिनमें नाइट्रोजन और फास्फोरस होता है। ये पारिस्थितिक तंत्र की मूलभूत उर्वरता को बढ़ा सकता है (पौधों का अत्यंत बढ़ना और क्षय होना), और साथ ही ये ऑक्सीजन की कमी समेत पानी की गुणवत्ता कम करता है और इससे मछलियों और दूसरे जलचर जीवों की संख्या प्रभावित होती है।

29. (c) भारत के पश्चिमी तट, गुजरात में विशेषत:, पोतभंजक उद्योग काफी विस्तृत और महत्वपूर्ण उद्योग है। गुजरात राज्य में सबसे लंबी समुद्री तट के कारण इस उद्योग का परस्पर विकास संभव हुआ है। गुजरात के एक छोटे शहर, अलंग, में विश्व का सबसे बड़ा पोतभंजक यार्ड है।

30. (b) मॉडेम (modem) मॉडूलेटर-डीमॉडूलेटर का संक्षिप्त रूप है। यह एक ऐसी युक्ति (डिवाइस) है, जो किसी आंकिक (डिजिटल) सूचना को मॉडुलेट करके एनॉलॉग (analog) प्रारूप में भेजती है और जो एनॉलॉग प्रारूप में इसे सिग्नल मिलता है, उसे डी-मॉडुलेट करके डिजिटल रूप में ग्रहण करती है। यह किसी संचरण के माध्यम और आंकिक मशीन (जैसे कम्प्यूटर) के बीच संचार स्थापित करने के लिये आवश्यक अवयव है।

31. (c) किसी परमाणु रिएक्टर में विमंदक (moderator) का काम विखण्डन प्रक्रिया से निकलने वाले द्रुत न्यूट्रॉनों की ऊर्जा को कम करना होता है, जबकि शीतलक विखण्डन प्रक्रिया द्वारा उत्पन्न ताप

ऊर्जा (गर्मी) को रिएक्टर कोड के बाहर लाता है। विमंदक और शीतलक भारी जल होता है।

32. (b) फॉकलैंड द्वीप-समूह दक्षिण अटलांटिक महासागर में अर्जेन्टीना की तट से लगा एक द्वीपसमूह है। अर्जेन्टीना द्वारा जताए गए अधिकार को द्वीपवासियों द्वारा खारिज किए जाने के बाद अर्जेन्टीना ने 1982 में फॉकलैंड द्वीप पर आक्रमण किया। तदोपरांत अर्जेटीना और यूनाइटेड किंगडम के बीच चले दो महीने के लंबे अघोषित युद्ध में हार के बाद अर्जेन्टीनी बलों ने वापसी कर ली।

33. (a) चालुक्य वंश: वतापी (बादामी); होयसल वंश: द्वारासमुद्र; राष्ट्रकूट वंश: मलखेद; और काकतीय वंश: वारंगल।

34. (d) पक्षियों में पंख बदन को ढकने वाले अंग होते हैं, जिनका इस्तेमाल उड़ान भरने में किया जाता है। ये मुख्यत: रूपांतरित अग्र अंग हैं, जो पक्षी उड़ान के लिए महत्वपूर्ण होते हैं।

35. (b) बिहार के मुख्यमंत्री नीतीश कुमार ने फरवरी 2013 में राज्य की राजधानी पटना में महात्मा गांधी की सबसे लम्बी मूर्ति का अनावरण किया। यह मूर्ति पटना स्थित गांधी मैदान के निकट स्थित है। इस मूर्ति की कुल लंबाई (ऊंचाई) लगभग 72 फीट है।

36. (d) सम्राट अशोक के शिलालेख XIII से हमें कलिंग युद्ध की जानकारी मिलती है। इस शिलालेख के अनुसार इस युद्ध में हुए नरसंहार से अशोक को काफी पश्चाताप हुआ, जिस कारण वे बौद्ध धर्म के प्रति आकृष्ट हुए और इसे अपनाया। इस शिलालेख के अनुसार कलिंग युद्ध अशोक के राज्याभिषेक के आठवें वर्ष में हुआ।

37. (d) 15वीं वन रिपोर्ट 2017 के अनुसार सर्वाधिक वनावरण प्रतिशतता वाले भारत के 5 राज्य/केन्द्रशासित प्रदेश निम्न हैं— लक्षद्वीप (90.33%) > मिजोरम (86.27%) > अंडमान निकोबार (81.73%) > अरुणाचल प्रदेश (79.96%) > मणिपुर (77.69%) अत: विकल्प (d) सही है।

38. (d) **39.** (b) **40.** (c)

41. (d) माना अमित की वार्षिक आय $= x$ रुपये

कपड़ों पर खर्च $= \frac{x \times 40}{100} = \frac{2x}{5}$ रुपये

खेलकूद पर खर्च

$= \left(x - \frac{25}{5}\right) \times \frac{40}{100}$

$= \frac{6x}{25}$ रुपये

कुल खर्च $= \frac{2x}{5} + \frac{6x}{25} \Rightarrow \frac{16x}{25}$

बचत $= x - \frac{16x}{25} = \frac{9x}{25}$ रुपये

$\therefore \frac{9x}{25} = 5580$

$x = \frac{5580 \times 25}{9}$

$x = 15500$ रुपये

42. (d) मिलाया दूध $= x$ लीटर

शुद्ध दूध $= \frac{10 \times 95}{100} = 9.5$ लीटर

प्रश्नानुसार

$9.5 + x = \frac{98}{100}(10 + x)$

$9.5 + x = 9.8 + 0.98\,x$

$x - 0.98\,x = 9.8 - 9.5$

$0.02\,x = 0.3$

$x = \frac{30}{2} = 15$ लीटर

$x = 15$ लीटर

43. (c) जब व्यक्ति हाथ मिलाते हैं। तब दो हाथ ही एक साथ मिल सकते हैं। अत:

कुल मिले हाथ $= 12\,c_2$

$= \frac{12!}{10! \times 2!}$

$= \frac{12! \times 1 \times 10!}{10! \times 2 \times 1} = 66$

उत्तर = 66

> नोट : संचयन के नियम से ${}^nc_r = \frac{n!}{n(n-r)!}$

44. (d) माना पुत्र की वर्तमान आयु $= x$ वर्ष

आरिफ की वर्तमान आयु $= 3x$ वर्ष

आठ वर्ष पूर्व पुत्र की आयु

$= (x - 8)$ वर्ष

आठ वर्ष पूर्व आरिफ की आयु

$= (3x - 8)$ वर्ष

प्रश्नानुसार $3\,x - 8 = 5(x - 8)$

$3\,x - 8 = 5x - 40$

$2\,x = 32$

$x = 16$ वर्ष

$\therefore$ आरिफ की वर्तमान आयु $= 16 \times 3$ वर्ष $= 48$ वर्ष

45. (d) पहिए का व्यास $(2r) = 1.5$ मी

एक चक्कर $= 1.5 \times \frac{22}{7}$ मी

वृत्त की परिधि $= 2\pi r$

84 चक्कर $= 1.5 \times \frac{22}{7} \times 84$

$= 1.5 \times 22 \times 12$ मी $= 396$ मी

$= 0.396$ km

समय = 30 से. $= \frac{30}{3600}$ घंटा

गति $= \frac{0.396}{30} \times 3600$ किमी./घंटा

$= 47.52$ किमी./घंटा

46. (b) केशव की आयु $= 2\,x$ वर्ष

पुत्र की आयु $= x$ वर्ष

$\frac{2x + x}{2} = 39$

$3x = 39 \times 2$

$x = 26$ वर्ष

पुत्र की आयु $= 26$ वर्ष

47. (b) माना दूसरी गाड़ी की चाल $= x$ किमी./घंटा

$\therefore$ सापेक्ष $= (50 + x)$ किमी./घंटा

लम्बाई $= 100 + 120 = 220$मी.

$= \frac{220}{1000}$ किमी

चाल $= \frac{\text{दूरी}}{}$

$50 + x = \frac{\frac{220}{1000}}{\frac{6}{3600}}$

$50 + x = \frac{220}{1000} \times \frac{3600}{6}$

$50 + x = 132$

$x = 132 - 50 = 82$ किमी./घंटा

48. (a) (राम + रहीम + सलीम) का एक दिन का काम $= \frac{1}{3}$

(राम + रहीम) का एक दिन का काम

$= \left(\frac{1}{8} + \frac{1}{8}\right) = \frac{1}{4}$

सलीम का एक दिन का काम

$= \frac{1}{3} - \frac{1}{4} \Rightarrow \frac{1}{12}$

सलीम का एक काम = 12 दिन

49. (b) 10% 12% 5% के बराबर अकेली छूट

$= \left(100 - \frac{(100-10)(100-12)(100-5)}{100 \times 100}\right)\%$

$= \left(100 - \frac{90 \times 88 \times 95}{100 \times 100}\right)\%$

$= 100 - 75.24 = 24.76\%$

50. (a) $\tan x = \sin 45^\circ \cos 45^\circ + \sin 30^\circ$

$= \frac{1}{\sqrt{2}} \times \frac{1}{\sqrt{2}} + \frac{1}{2}$

$= \frac{1}{2} + \frac{1}{2} = 1$

$\tan x = 1 \Rightarrow \tan x = \tan 45°$

$x = 45°$

51. (d) एक अपरिमेय संख्या का व्युत्क्रम अपरिमेय संख्या ही होगा।

52. (a) $7^? = 7^{8.9} \div (343)^{1.7} \times 49^{4.8}$

$= 7^{8.9} \div (7)^{3\times17} (7^2)^{4.8}$

$= 7^{8.9-5.1+9.6} = 7^{18.5-5.1} = 7^{13.4}$

\? = 13.4

53. (d) $\sqrt[3]{512} \div \sqrt[4]{16} + \sqrt{576}$

$= \sqrt[3]{8\times8\times8} \div \sqrt{2\times2\times2\times2} + \sqrt{24\times24}$

$= \frac{8}{2} + 24 = 4 + 24 = 28$

54. (b) $(42 \times 3.2) \div (16 \times 1.5)$

$= 134.4 \div 24 = 5.6$

55. (a) सिक्कों की संख्या

$= \frac{\text{घनाभ का आयतन}}{\text{एक बेलनाकार सिक्के का आयतन}}$

$= \frac{5.5\times10\times3.5}{\frac{22}{7}\times\frac{1.75}{2}\times\frac{1.75}{2}\times\frac{2}{10}}$

$= \frac{5.5\times10\times3.5\times7\times4}{22\times0.2\times1.75\times1.75} = 400$

56. (a) माना पहले मित्र की राशि = ₹ x

दूसरे मित्र की राशि = ₹ y

प्रश्नानुसार

$x + 100 = 2(y - 100)$

$x - 2y = -300$ ... (i)

$6(x - 10) = y + 10$

$6x - y = 70$ ... (ii)

समीकरण (i) व (ii) का हल करने पर

$x =$ ₹ $40, y =$ ₹ 170

57. (b) माना वस्तु का क्रय मूल्य = ₹ x

प्रश्नानुसार, $625 - x = x - 435$

$2x = 625 + 435$

$2x = 160$

$x =$ ₹ 530

58. (a) माना $AB = BC = x$

में ΔABC,

$AB^2 + BC^2 + AC^2$

$\Rightarrow x^2 + x^2 = a^2$

$\Rightarrow 2x^2 = a^2$

$\therefore x = \frac{a}{\sqrt{2}}$

$\therefore$ प्रिज्य का आयतन = आधार का क्षेत्रफल $\times$ ऊंचाई

आयतन $= \frac{1}{2}\times\left(\frac{a}{\sqrt{2}}\right)^2\times h$

$= \frac{a^2h}{4}$ सेमी³

59. (a) माना एक महिला एक काम को x दिन में तथा एक पुरुष एक काम को y दिन में करता है।

महिला का 1 दिन का काम $= \frac{1}{x}$

पुरुष का 1 दिन का काम $= \frac{1}{y}$

प्रश्नानुसार,

$\frac{2}{x} + \frac{5}{y} = \frac{1}{4}$ ...(i)

$\frac{3}{x} + \frac{6}{y} = \frac{1}{3}$ ...(ii)

समीकरण ...(i) व ...(ii) को हल करने पर $x = 18$ दिन

अत: महिला उस काम को 18 दिन में करेगी।

60. (a) माना संख्याएँ $17x$ व $17y$ है जहाँ (x, y) सह अभाज्य हैं।

$17x + 17y = 170$

$17(x + y) = 170$

$x + y = 10$

दो संख्याएँ जिनका योग 10 है (1,9) (2, 8) (3, 7) (4, 6) (5, 6) जिनमें से (1, 9) (3, 7) ही अभाज्य है।

अत: संख्याएँ $17 \times 3 = 51$

$17 \times 7 = 119$

61. (c) धावक के चलने की स्थिति निम्नांकित चित्र से स्पष्ट है–

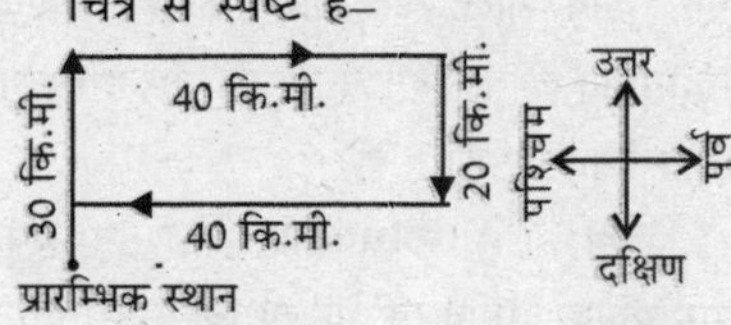

अत: धावक अपनी प्रारम्भिक स्थिति से $30 - 20 = 10$ किमी. दूरी पर है।

62. (c) माना कि संख्या $= x$

तब 7 से गुणा करने पर $x \times 7 = 1$

$\Rightarrow x = \frac{1}{7}$

अत: वह संख्या $\frac{1}{7}$ होगी।

63. (c) **64.** (d)

65. (d) 'शेष सभी का योग 15 है।'

66. (d)

4. जंगल

5. वृक्ष

1. लकड़ी

3. फर्नीचर

2. प्रकृति

67. (c) 4. Quaff 1. Quail 5. Quaint 3. Quit 2. Quake

68. (c) **69.** (d)

70. (d) प्रश्नाकृति की पहली आकृति से दूसरी आकृति में एक डिजाइन की वृद्धि हो जाती है तथा सम्पूर्ण डिजाइन दक्षिणावर्त दिशा 90° घूम कर पलट जाती है

71. (a) प्रश्नाकृति की पहली आकृति से दूसरी आकृति में डिजाइन दक्षिणावर्त दिशा में 90° घूम जाती है

72. (d)

73. (c)

जिस प्रकार,

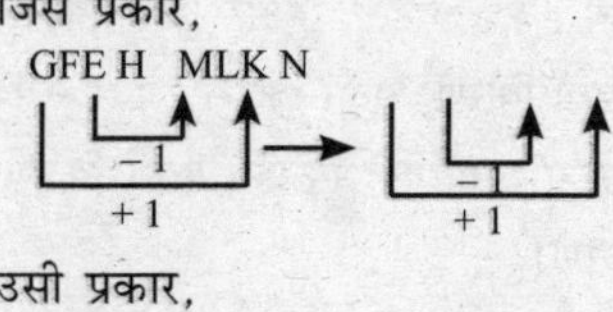

उसी प्रकार,

(37 - 39)

P, R, Q, S, U, T

74. (d) P के विपरीत S बैठा है।

75. (a) Q के विपरीत चौथे स्थान पर P व्यक्ति है।

76. (b) P के पड़ोसी T और R है।

77. (b)

78. (a) जिस प्रकार 'अदालत' में 'न्याय' होता है, उसी प्रकार 'अस्पताल' में 'उपचार' होता है।

79. (a)

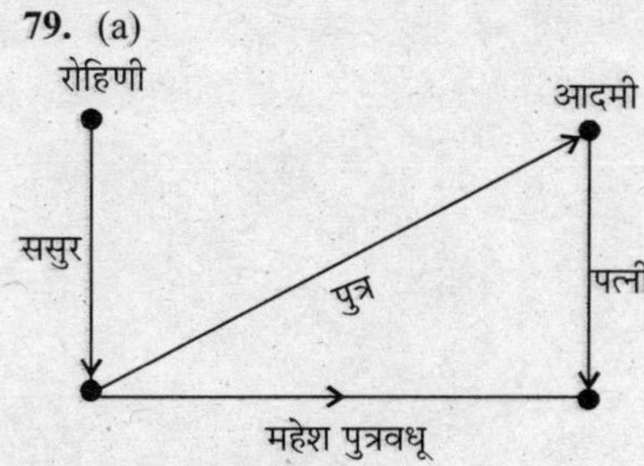

अत: स्पष्ट है वह आदमी महेश का पुत्र है।

80. (a)

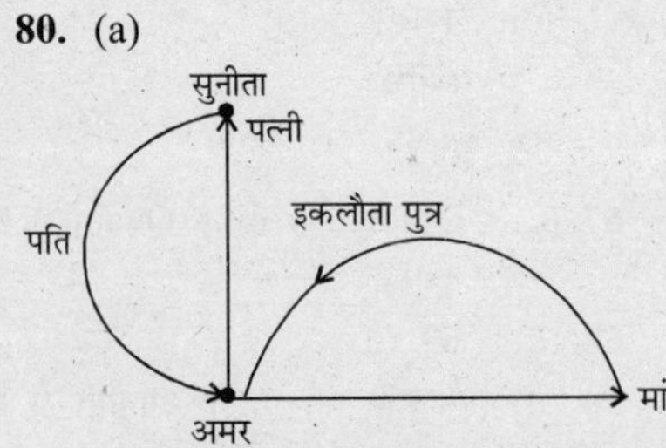

अत: स्पष्ट है, सुनीता अमर की पत्नी है।

81. (c) दिष्टकारी वह उपकरण है, जिसका उपयोग प्रत्यावर्ती धारा को दिष्ट धारा में परिवर्तित करने के लिए किया जाता है।

82. (b) उपकरणों को बाह्य चुम्बकीय प्रभावों से संरक्षण हेतु रबड़ से आवरणकृत किया जाता है।

83. (b) विद्युत चुम्बकीय विकिरणों के तरंग दैर्घ्य का घटता हुआ क्रम निम्नलिखित हैं– रेडियो किरणें, सूक्ष्म किरणें, अवरक्त किरणें, दृश्य प्रकाश, पराबैंगनी किरणें, एक्स किरणें तथा गामा किरणें।

84. (a) विद्युत चुम्बकीय स्पेक्ट्रम का आवृत्ति के आधार पर बढ़ता हुआ क्रम है:– रेडियो तरंगें, सूक्ष्म तरंगें, अवरक्त किरणें, दृश्य प्रकाश, पराबैंगनी किरणें, एक्स किरणें, गामा किरणें।

85. (d) पराश्रव्य तरंगें ध्वनि तरंगों का एक प्रकार है, चूंकि ध्वनि तरंगें अनुदैर्ध्य तरंगें होती हैं। इसलिए इन्हें ध्रुवित नहीं किया जा सकता है।

86. (c) उत्तल दर्पण किसी वस्तु की उस वस्तु से छोटी छवि बनाता है, जिससे पीछे आने वाले ज्यादा क्षेत्र के यातायात को देखा जा सकता है।

87. (c) प्रकाश तरंगें विद्युत चुम्बकीय तरंगें होती हैं। इन तरंगों के संचरण के लिए माध्यम की आवश्यकता नहीं होती है।

88. (a) वनस्पति तेलों को वनस्पति घी में हाइड्रोजनीकरण द्वारा परिवर्तित किया जाता है। जब वनस्पति तेल, Ni/Pd उत्प्रेरक की उपस्थिति में हाइड्रोजन से अभिक्रिया करते हैं, तो वनस्पति घी प्राप्त होता है। इस विधि को हाइड्रोजनीकरण विधि या वनस्पति तेलों का अपचयन कहा जाता है।

$$\underset{\text{तेल}}{\text{वनस्पति}} + H_2 \xrightarrow{Ni/Pd} \underset{\text{घी}}{\text{वनस्पति}}$$

89. (d) CO की ऑक्सीकरण संख्या शून्य होती है। अत: $Fe(CO)_5$ में Fe की ऑक्सीकरण संख्या शून्य होगी।

90. (b) आंतरिक संक्रमण धातुओं की कुल संख्या 28 होती है, जिसमें 14 लेन्थेनाइड्स तत्व है ($_{58}$Ce ls $_{71}$Lu) तथा 14 एक्टेनाइड्स तत्व ($_{98}$Th से $_{103}$Lr) होते हैं।

91. (c) ब्रिजमेनाइट पृथ्वी पर सबसे अधिक मात्रा में पाया जाने वाला खनिज है। पृथ्वी के निचले आवरण का 70% ब्रिजमेनाइट से बना हुआ है तथा पृथ्वी के कुल द्रव्यमान का 38% भाग ब्रिजमेनाइट है। यह उच्च घनत्व के मैग्नीशियम, आयरन, सिलीकेट से बना होता है।

92. (c) अम्ल + क्षार $\rightarrow$ लवण + जल

जब एक अम्ल किसी क्षार से अभिक्रिया करता है, तो जल तथा लवण उत्पाद के रूप में प्राप्त होते हैं। यह अभिक्रिया उदासीनीकरण अभिक्रिया कहलाती हैं।

93. (b) पोटेशियम परमेंगनेट ($KMnO_4$) एक शक्तिशाली ऑक्सीकारक है। क्योंकि यह उदीयमान ऑक्सीजन को मुक्त करता है। यह एक ऑक्सीकारक है।

94. (b) नाभिकीय विखण्डन एक ऐसा रासायनिक समीकरण है, जो कि सबसे हानिकारक किरणों को जन्म देता है। नाभिकीय विखण्डन की प्रक्रिया द्वारा प्राप्त उत्पाद असन्तुलित तथा रेडियो एक्टिव होते हैं। जबकि नाभिकीय संलयन की प्रक्रिया में प्राप्त उत्पाद सामान्यत: सन्तुलित होते हैं तथा रेडियोएक्टिव प्रवृत्ति नहीं रखते।

95. (b) फाइबर आहार में गैर-स्टार्च पॉलीसेकैराइड शामिल हैं, जैसे सेल्यूलोज़, लेगनीन, काइटिन, पेक्टिन आदि। फाइबर पाचन-क्रिया को आसान बनाता है एवं रक्त में कोलेस्ट्रॉल को कम करता है।

96. (c) द्विपद नामक पद्धति की खोज कार्ल लिनियस ने की थी।

97. (b) पूरे छिलके वाली दालें एवं अनाज ज्यादा पोषक होती है। अनाज एवं दालों में फाइबर होता है, जो भोजन के पाचन में महत्वपूर्ण भूमिका निभाते हैं तथा शरीर में कोलेस्ट्रॉल स्तर को ठीक करता है।

98. (b) भोजन का पाचन चार चरणों में होता है– ग्रहण करना, पाचन, अवशोषण तथा निष्कासन। निष्कासन इसका अंतिम चरण है, जिसका अर्थ है- मलद्वार से मल का बाहर निकलना।

99. (c) लिम्फोसाइट एंटीबॉडीज के उत्पादन के लिए उत्तरदायी हैं, जो किसी जीव की प्रतिरोधक क्षमता को नियंत्रित करती हैं। लिम्फोसाइट लसीका-तंत्र में परिवहन करती हैं, जिसमें लसीका-गाँठें, लसीका- नलिकायें तथा प्लीहा सम्मिलित हैं।

100. (d) लिपिड अणुओं में कोलेस्ट्रोल, वसीय अम्ल वसा में घुलित विटामिन, मोनो, डाई और ट्राई-ग्लिसराइड होते हैं। लिपिड ऊर्जा संचित करने और कोशिका झिल्ली के संरचनात्मक घटक के रूप में कार्य करते हैं।

❑❑❑

RRB

पैरा-मेडिकल स्टाफ भर्ती परीक्षा

प्रैक्टिस सेट-6

सम्बन्धित विषय

1. गर्भवती महिला में मौजूद कौन-सा ऐसा संक्रमण है जो शिशु में गंभीर रोग पैदा कर सकता है?
(a) रुबेला (b) खसरा
(c) पोलियो (d) एच.आई.वी.

2. बहिरंग विभाग में टी.बी. का रोगी अपनी लार का नमूना कब देता है?
(a) उसी समय
(b) अगले दिन सुबह
(c) अगले दिन संध्या
(d) अगले दिन रात्रि को

3. वातावरण मे मौजूद पोलियो के वाहक कौन-से हैं?
(a) पानी (b) भोजन
(c) मक्खी (d) उपरोक्त सभी

4. हेपाटाइटिस-ए का टीका कितनी आयु के पश्चात् लगा सकते हैं?
(a) 2 महीने (b) 6 महीने
(c) 9 महीने (d) 12 महीने

5. HB_sAg से क्या समझते हैं?
(a) ऑस्ट्रेलिया एंटीजन
(b) इंडियन एंटीजन
(c) इंग्लैंड एंटीजन
(d) पाकिस्तान एंटीजन

6. निम्न में से कौन-सी दवाई का सेवन शल्य चिकित्सा के दौरान संक्रमण को होने से रोकता है?
(a) एंटीबायटिक
(b) एंटी-इनफ्लेमेटरी
(c) एंटी-पायरेटिक्स
(d) एंटी-फंगल

7. कूलेज एनीमिया के प्रमुख कारण हैं-
(a) विटामिन सी की कमी के कारण
(b) विटामिन $बी_{12}$ की कमी के कारण
(c) B ह्यूमोग्लोबिन की कमी के कारण
(d) एल्फाचेन की कमी के कारण

8. यदि एक व्यक्ति अस्थमा से पीड़ित है, तो उसे निम्न में से क्या नहीं करना चाहिए?
(a) उसे श्वास सम्बन्धी व्यायाम नहीं करने चाहिए।
(b) श्वास नली को साफ नहीं करना चाहिए।
(c) ऑक्सीजन थेरेपी का इस्तेमाल करना चाहिए।
(d) ज्यादा समय तक दौड़ना चाहिए।

9. मूत्रधारण शक्ति की समस्या को दूर करने का आसान तरीका है-
(a) शल्य चिकित्सा (b) दवाई
(c) मूत्र परीक्षण (d) व्यायाम

10. निम्न में से कौन-सी बीमारी श्वसन क्रिया से सम्बन्धित नहीं है?
(a) ब्रोनकाइटिस (b) न्यूमोनिया
(c) स्पाईलेप्सी (d) एम्पीनीमिया

11. दो परस्पर विरोधी विकल्पों में से किसी एक को चयन न कर पाने की मानसिक अवस्था को कहते हैं-
(a) कुंठा
(b) द्वन्द्व
(c) रक्षात्मक मनोरचनाएँ
(d) कल्पना तरंग

12. सामाजिक स्तरीकरण से क्या लाभ हैं?
(a) उत्तरदायित्व की भावना को प्रोत्साहन
(b) भूमिका निर्धारण
(c) श्रम विभाजन
(d) उपरोक्त सभी

13. समाजशास्त्र के वैज्ञानिक उपागम में समाज के अध्ययन के किस रूप पर ज्यादा बल दिया जाता है?
(a) वैयक्तिक (b) विषयपरक
(c) वस्तुपरक (d) आकार

14. किसी नियत संख्या के प्रारूपों का अध्ययन क्या कहलाता है?
(a) शोध (b) थीसिस
(c) केस स्टडी (d) लेख

15. फ्लोरेंस नाईटिंगल का जन्म कब हुआ-
(a) 12 मई 1820 (b) 14 जून 1915
(c) 13 अगस्त 1820 (d) 13 अगस्त 1910

16. सामान्य घेंघा रोग से बचाव के लिए कौन-से उपयुक्त कदम उठाने चाहिए-
(a) संक्रमण से बचाव पर ध्यान देना चाहिए।
(b) आयोडाइज्ड नमक का उपयोग करना चाहिए।
(c) टीकाकरण करवाना चाहिए।
(d) उपरोक्त सभी

17. किडनी की टी.बी. का प्रमुख लक्षण है-
(a) पेशाब कम आना
(b) मूत्र त्याग करते समय दर्द होना
(c) हिमेच्यूरिआ
(d) हल्का बुखार

18. एक मानक अस्पताल में पलंग का माप कितना होना चाहिए?
(a) ल.=78 इंच, चौ.=38 इंच, 30=28 इंच
(b) ल.=80 इंच, चौ.=40 इंच, 30=29 इंच
(c) ल.=80 इंच, चौ.=40 इंच, 30=50 इंच
(d) ल.=79 इंच, चौ.=39 इंच, 30=25 इंच

19. सिस्टाइरिस का प्रमुख कारण है-
(a) पेल्विक अंग का प्रदाह
(b) मुत्रीय मार्ग में संक्रमण
(c) मूत्र मे रुकावट आने से मूत्राशय में संक्रमण
(d) उपरोक्त सभी

20. कैंसर का अध्ययन कहलाता है-
(a) एम्ब्रीओलॉजी (b) हिस्टोलोजी
(c) बेरियाट्रिक्स (d) ऑन्कोलोजी

सामान्य ज्ञान

21. सलाल जल विद्युत परियोजना किस राज्य में है?
(a) हरियाणा (b) जम्मू-कश्मीर
(c) हिमाचल (d) पंजाब

22. 'भारत छोड़ो आंदोलन' के दौरान 'समांतर सरकार' का गठन कहाँ किया गया था?
(a) वाराणसी (b) इलाहाबाद
(c) लखनऊ (d) बलिया

23. अमरबेल (कुस्कुटा) क्या है?
(a) पूर्तिजीवी (b) अधिपादप
(c) मरुद्भिद (d) परजीवी

24. घटिया माल के संबंध में माँग की आय सापेक्षता/लोच कैसी/कितनी होती हैं?
(a) शून्य (b) ऋणात्मक
(c) असीमित (d) धनात्मक

25. सारगैसो समुद्र किस महासागर में स्थित है?
(a) अटलांटिक महासागर
(b) प्रशांत महासागर
(c) हिंद महासागर
(d) आर्कटिक महासागर

26. प्रकाश के विद्युत-चुंबकीय स्वरूप की खोज किसने की?
(a) स्नेल (b) न्यूटन
(c) मैक्सवेल (d) यंग

27. ज़िला न्यायालयों के न्यायाधीशों की नियुक्ति किसके द्वारा की जाती है?
(a) राज्यपाल (b) मुख्यमंत्री
(c) विधि मंत्री (d) राष्ट्रपति

28. पूना समझौता (1932) किसके बीच हुआ था?
(a) नेहरू और अम्बेडकर
(b) गांधी और अम्बेडकर
(c) मालवीय और अम्बेडकर
(d) गांधी और नेहरू

29. किसी पदार्थ का फोटोग्राफ लेने के लिए अपेक्षित उद्भासन काल किस पर निर्भर करता है?
(a) पदार्थ की चमक
(b) फोटोग्राफर के कौशल
(c) पदार्थ की निकटता
(d) पदार्थ का आकार

30. प्रथम विश्व युद्ध में जापान किसकी ओर से लड़ा?
(a) किसी की ओर से नहीं, वह तटस्थ था।
(b) यूनाइटेड किंगडम के खिलाफ जर्मनी के साथ
(c) अपनी ओर से रूस के खिलाफ
(d) जर्मनी के खिलाफ यूनाइटेड किंगडम के साथ

31. सबसे अधिक प्याज उत्पादन करने वाला राज्य है–
(a) पश्चिम बंगाल (b) बिहार
(c) महाराष्ट्र (d) उत्तर प्रदेश

32. निम्नलिखित में से कौन-सा ब्लड ग्रुप सर्वदाता रक्त समूह कहलाता है?
(a) A (b) B
(c) AB (d) O

33. राजनीति और नीतियों से व्युत्पन्न शब्द 'इन्द्रधनुषी गठबंधन' शब्द किसने दिया?
(a) प्रणव मुखर्जी (b) बराक ओबामा
(c) मित्त रोमने (d) ए. बी. वाजपेयी

34. वातावरण की वह परत जो रेडियो तरंगों को परावर्तित करती है कौन-सी है?
(a) आयन मंडल (b) क्षोभ मंडल
(c) समताप मंडल (d) बाह्य मंडल

35. मौलिक अधिकारों पर यथोचित प्रतिबंध कौन लगा सकता है?
(a) मंत्रिपरिषद् (b) संसद
(c) जनता (d) मंत्रिमंडल

36. एक मासिक धर्म चक्र के दौरान सामान्यतया निःसृत अंडों की संख्या कितनी होती है?
(a) 3 (b) 2
(c) 1 (d) 4

37. निम्नलिखित में से कौन-सा ब्लड ग्रुप सर्वव्यापक ग्राह्यता रखता है?
(a) A (b) B
(c) AB (d) O

38. नमक का भारी मात्रा में सेवन करने के बावजूद किस पशु को उच्च रक्तचाप नहीं होता?
(a) भेड़ (b) भैंस
(c) बाघ (d) ऊँट

39. हाल ही में किसे सर्वोच्च न्यायालय द्वारा बीसीसीआई का लोकपाल नियुक्त किया गया है?
(a) एच के बंसल (b) रवि शास्त्री
(c) अनुराग मिश्रा (d) डी के जैन

40. फीका कप 2018 का खिताब किस देश ने जीता?
(a) क्रोएशिया (b) पनामा
(c) पुर्तगाल (d) फ्रांस

अंकगणितीय क्षमता

41. $\left[\frac{(1.331)^{-1}+(1.331)^{-2}+....+(1.331)^{-7}}{(1.331)^{-2}+(1.331)^{-3}+....+(1.331)^{-8}}\right]=?$
(a) $(1.331)^{-2}$ (b) 1.331
(c) $(1.1)^{-2}$ (d) 1.21

42. $199+5^3\div 4\times 4^2=?$
(a) 969 (b) 655
(c) 966 (d) इनमें से कोई नहीं

43. यदि $x(x+y+z)=20; y(x+y+z)=30$ एवं $z(x+y+z)=50$, तो $2(x+y+z)$ का मान है :
(a) 20 (b) –10
(c) 15 (d) 18

44. प्रति ब्रेसलेट ₹ 160 की दर से मीरा ने 23 ब्रेसलेट खरीदे। 15% लाभार्जन के लिए उसे प्रति ब्रेसलेट किस दर से बेचने चाहिए।
(a) ₹ 184/- (b) ₹ 186/-
(c) ₹ 192/- (d) ₹ 198/-

45. तीन मशीनें A, B व C क्रमशः 8 घंटे, 15 घंटे व 12 घंटे में एक लाख पुस्तकें छाप सकती है तीनों मशीनों को एक साथ सुबह 9 बजे शुरू किया गया तथा दिन के 11 बजे A मशीन ने काम करना बंद कर दिया शेष दोनों मशीनें काम पूरा होने तक कार्य करती है। कितने बजे काम पूरा होगा।
(a) 3 बजे (b) 4 बजे
(c) 1 बजे (d) 2 बजे

46. तीन घन (Cube) जिनके किनारे क्रमशः 3 सेमी., 4 सेमी. व 5 सेमी. है। पिघला कर एक अकेला घन बना दिया जाता है नये घन का किनारा कितना होगा।
(a) 7 सेमी. (b) 6 सेमी.
(c) 5 सेमी. (d) 4 सेमी.

47. एक कार समान गति से चलने पर किसी दूरी को 8 घंटे में तय कर सकती है।

यदि इस गति को 4 किमी./घंटा अधिक कर दी जाए तो वह उसी दूरी को $7\frac{1}{2}$ घंटे में तय कर लेती है वह दूरी है–

(a) 440 किमी. (b) 450 किमी.
(c) 520 किमी. (d) 480 किमी.

48. यदि 18 वस्तुओं का क्रय मूल्य 16 वस्तुओं के विक्रय मूल्य के बराबर है, तो लाभ या हानि का प्रतिशत होगा।

(a) 25% लाभ (b) 25% हानि
(c) 12.5% हानि (d) 12.5% लाभ

49. यदि एक वृत्त का परिमाप और क्षेत्रफल संख्यात्मक रूप से बराबर है, तो वृत्त का व्यास है।

(a) 2 मात्रक (b) 3 मात्रक
(c) 4 मात्रक (d) 7 मात्रक

50. वह कौन-सी सबसे बड़ी संख्या है। जिससे 432, 534, 398 से भाग देने पर प्रत्येक अवस्था में समान शेष बचे?

(a) 16 (b) 17
(c) 18 (d) 19

51. 70 लीटर दूध व पानी के मिश्रण में दूध व पानी का अनुपात 3 : 2 है। मिश्रण में कितना पानी और मिलाया जाए कि दूध व पानी का अनुपात 2: 3 हो जाए?

(a) 34 लीटर (b) 35 लीटर
(c) 36 लीटर (d) 37 लीटर

52. यदि तीन संख्याएँ 2 : 3 : 5 के अनुपात में है और उनके वर्गों का योगफल 342 है, तो बीच की संख्या होगी।

(a) 19 (b) 12
(c) 25 (d) 27

53. A व B की मासिक आय का अनुपात 9 : 7 तथा उनके मासिक खर्चों का अनुपात 4 : 3 है यदि प्रतिमाह वह ₹ 1600 बचाते है, तो A की मासिक आय है।

(a) 15000 (b) 14400
(c) 1600 (d) 1800

54. एक छावनी में 50 सैनिक थे। 10 सैनिकों के आने से भोजन का व्यय ₹ 70 बढ़ गया परन्तु प्रति सैनिक औसत व्यय ₹ 1 कम हो गया। पहले 50 सैनिकों का औसत व्यय होगा।

(a) ₹13 (b) ₹ 14
(c) ₹15 (d) ₹ 16

55. यदि 2^{33} को 10 से विभाजित किया जाए, तो शेषफल कितना होगा?

(a) 2 (b) 3
(c) 4 (d) 8

56. $(4387)^{245} \times (621)^{72}$ के गुणनफल में एकल अंक ज्ञात कीजिए।

(a) 1 (b) 2
(c) 5 (d) 7

57. यदि $X * Y = X^2 + Y^2 - XY$ हो, तो 11 * 13 कितना होगा?

(a) 117 (b) 147
(c) 290 (d) 433

58. यदि *a* तथा *b* विषम संख्याएँ हों, तो निम्न में से कौन एक सम संख्या है?

(a) $a + b + ab$ (b) $a + b - 1$
(c) $a + b + 1$ (d) $a + b + 2ab$

59. निम्न में वह सबसे छोटी संख्या कौन-सी है, जिसे 5, 6, 7, 8 से विभाजित करने पर शेषफल 3 प्राप्त होता है, लेकिन वह 9 द्वारा विभाज्य भी है?

(a) 1463 (b) 1573
(c) 1683 (d) 1793

60. तीन संख्याएँ 3 : 4 : 5 के अनुपात में हैं। उनमें सबसे बड़ी और सबसे छोटी संख्याओं का योग दूसरी संख्या तथा 52 के योग के बराबर है। तदनुसार सबसे छोटी संख्या कौन-सी है?

(a) 20 (b) 27
(c) 39 (d) 52

सामान्य बुद्धिमत्ता

निर्देश (प्र.सं. 61-63): दिए गए विकल्पों में से संबंधित शब्द/अक्षर/संख्या ज्ञात कीजिए।

61. ENGINE : CLEGLC : : ? : KMRMP

(a) METER (b) ROTAR
(c) MOTOR (d) GEARN

62. 20 : 11 : : 102?

(a) 49 (b) 52
(c) 61 (d) 98

63. x : 11 : : x^2: ?

(a) 22 (b) 121
(c) 132 (d) 154

64. यदि दक्षिण-पश्चिम उत्तर हो जाता है, तो उत्तर-पूर्व क्या हो जाएगा?

(a) उत्तर (b) दक्षिण
(c) पूर्व (d) पश्चिम

65. यदि 'दक्षिण-पूरब' 'उत्तर' हो जाए, 'उत्तर-पूरब 'पश्चिम' हो जाए तथा अन्य दिशाएं भी इसी प्रकार बदल दी जाऐं, तो पश्चिम क्या हो जाएगा?

(a) उत्तर-पूरब (b) उत्तर-पश्चिम
(c) दक्षिण-पूरब (d) दक्षिण-पश्चिम

66. प्रश्न-आकृतियां

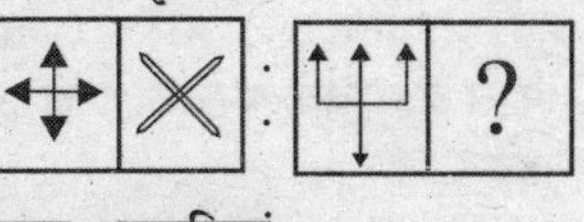

उत्तर-आकृतियां

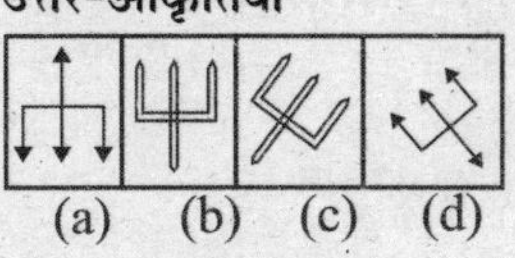

निर्देश (67-68): नीचे दी गई प्रश्नाकृतियों को सावधानीपूर्वक देखिए तथा उसके नीचे दी गई चार उत्तराकृतियों में से उस आकृति को चुनिए जो उपयुक्त उत्तर-आकृति बैठती हो।

67. प्रश्न-आकृति

उत्तर-आकृतियां

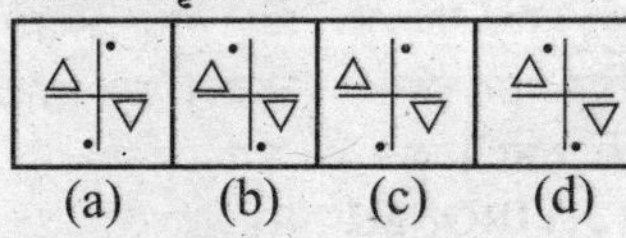

68. प्रश्न-आकृति

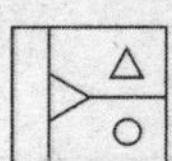

उत्तर-आकृतियां

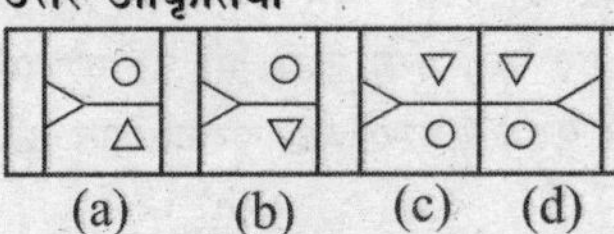

निर्देश (69–70) : निम्नलिखित शब्दों का सार्थक अनुक्रम दर्शाइए–

69. 1. मकान 2. सड़क
3. कमरा 4. कस्बा
5. जिला

(a) 3, 2, 1, 4, 5 (b) 3, 1, 4, 2, 5
(c) 3, 1, 2, 4, 5 (d) 3, 1, 2, 5, 4

70. 1. पत्ता 2. फल
3. तना 4. जड़
5. फूल

(a) 4, 3, 1, 5, 2 (b) 3, 4, 5, 1, 2
(c) 4, 1, 3, 5, 2 (d) 3, 2, 1, 2, 5

71. दी गई अक्षर श्रृंखला के खाली स्थानों पर क्रम से रखने पर निम्नलिखित में से कौन-सा अक्षर समूह उसे पूरा करेगा?
a _ n _ b _ _ n c b _ _ n c b
(a) b c a b a b (b) b a c b a b
(c) a b c b c b (d) a b b b c c

निर्देश (72 –74) : एक अनुक्रम दिया है जिस में एक पद/आकृति लुप्त है। चार दिए गए विकल्पों में से वह विकल्प चुनिए जो अनुक्रम को पूरा करें–

72. WYV, ?, IKH, BDA
(a) OPR (b) ROP
(c) PRO (d) OQN

73. 3, 15, ?, 63, 99, 143
(a) 27 (b) 45
(c) 35 (d) 56

74. एक कूट भाषा को PEN को NZO लिखा जाता है और BARK को CTSL तब उस भाषा में PRANK को किस प्रकार लिखेंगे?
(a) N Z T O L (b) C S T Z N
(c) N S T O L (d) N T S L O

75. बड़े अक्षरों में एक शब्द दिया गया है। इसके पश्चात् चार शब्द उत्तर के रूप में दिए गए हैं। दिए गए अक्षरों को मिलाकर इनमें से केवल एक शब्द को ही बना सकते हैं, उसे चुनिए–
ENVIRONMENT
(a) EMINENT (b) ENTRANCE
(c) ENTERTAIN (d) MOVEMENT

76. एक परिवार में एक पुरुष, उसकी पत्नी, उनके 4 पुत्र और उनकी पत्नियाँ हैं। प्रत्येक पुत्र के अपने परिवार में तीन-तीन बेटे और एक-एक बेटी भी है। पूरे परिवार में पुरुष सदस्यों की संख्या ज्ञात कीजिए।
(a) 1 (b) 12
(c) 4 (d) 17

77. A, B, C, D और E एक बेंच पर बैठे हैं। उनमें A, B के बराबर में बैठा है तथा C, D के बराबर में। पर D, E के पास नहीं बैठा है, क्योंकि E बेंच के बाएं किनारे पर बैठा है। C का स्थान दाईं ओर से दूसरा है और A, B और E के दाईं ओर है। पर A और C साथ बैठे हैं, तब A किस स्थान पर बैठा है?
(a) B और D के बीच में
(b) B और C के बीच में
(c) E और D के बीच में
(d) C और E के बीच में

निर्देश: (प्रं. सं. 78) नीचे प्रत्येक प्रश्न में एक प्रश्न आकृति तथा चार उत्तर आकृतियां दी गई हैं, उत्तर आकृतियों में से एक ऐसी उत्तराकृति का चयन कीजिए, जिसमें प्रश्न-आकृति का दर्पण प्रतिबिम्ब बना हो।

78. प्रश्न-आकृति

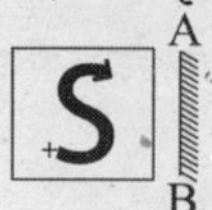

उत्तर-आकृतियां

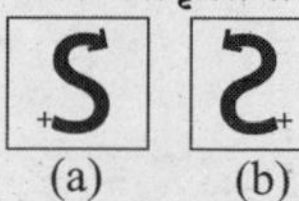
(a) (b) (c) (d)

79. एक महिला ने एक फोटोग्राफ की ओर इशारा करते हुए कहा "इस व्यक्ति के पुत्र की बहिन मेरी सास है" फोटोग्राफ में दिखाए गए व्यक्ति का उस महिला के पति से क्या संबंध हैं?
(a) धेवता (b) पुत्र
(c) दामाद (d) भतीजा

80. आयत, वर्ग और त्रिभुज के बीच के संबंध को कौन-सी आकृति प्रदर्शित करता है?

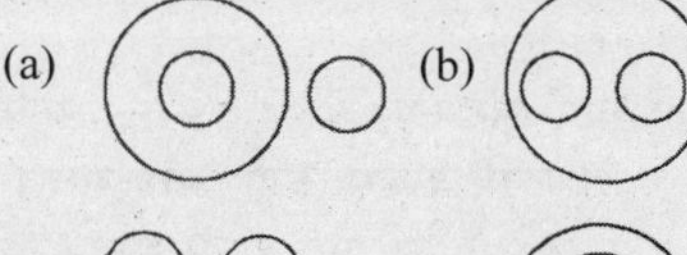
(a) (b)

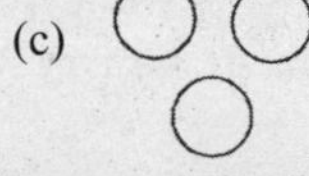
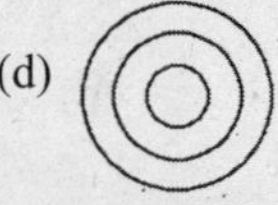
(c) (d)

सामान्य विज्ञान

81. प्रकाश को सूर्य से पृथ्वी तक पहुँचने में कितना समय लगता है?
(a) 5.5 मिनट (b) 6.8 मिनट
(c) 8.3 मिनट (d) 9.5 मिनट

82. उत्तल दर्पण सामान्यतः प्रयोग होता है–
(a) सौर कुकर में
(b) ऑपथैल्मोस्कोप (नेत्र विज्ञान/नैत्रिकी) में
(c) हेड लाइट के परावर्तन के लिए
(d) वाहन के पीछे के भागों को देखने के लिए दर्पण के रूप में

83. किसी माध्यम का तापमान बढ़ने पर प्रकाश की चाल–
(a) बढ़ती है
(b) घटती है
(c) कोई परिवर्तन नहीं होता है
(d) अचानक से घटती है

84. ग्रीन हाउस प्रभाव के द्वारा पृथ्वी के वातावरण के गर्म होने का कारण है–
(a) पराबैंगनी किरणें
(b) गामा किरणें
(c) अवरक्त किरणें
(d) एक्स किरणें

85. आवर्धक लेन्स (ग्लास) में.........लेंस प्रयुक्त होता है।
(a) उत्तल
(b) अवतल
(c) समतल अवतल
(d) समतल उत्तल

86. त्वरण है–
(a) बल के विपरीत समानुपाती
(b) द्रव्यमान के विपरीत समानुपाती
(c) द्रव्यमान के समानुपाती
(d) बल के समानुपाती

87. निम्नलिखित में एकीकृत परिपथ (इंट्रीग्रेटेड सर्किट) में कौन-सा संघटक विकसित नहीं हो सकता है?
(a) डायोड (b) ट्रायोड
(c) ट्रॉन्सफॉर्मर (d) ट्रांजिस्टर

88. आधुनिक आवर्त सारणी में 18 समूह तथा 7 आवर्त होते हैं। सारणी के दूसरे समूह तथा चौथे आवर्त में उपस्थित तत्व का परमाणु क्रमांक क्या होगा?
(a) 20 (b) 22
(c) 18 (d) 10

89. निम्नलिखित में से किसको रेडियोधर्मिता की भौतिक परिमाण की इकाई कहते हैं?
(a) रेडियन (b) बैकोरल
(c) स्टेरेडियन (d) केल्विन

90. ऊष्माशोषी अभिक्रिया क्या होती हैं?
(a) वह अभिक्रिया जिसमें ऊष्मा निष्कर्षित होती है।
(b) वह अभिक्रिया जिसमें ऊष्मा अवशोषित होती हैं।
(c) वह अभिक्रिया जिसमें न ऊष्मा निष्कर्षित होती, न ही अवशोषित होती है।
(d) निम्न में से कोई नहीं।

91. अक्रिय गैसों का आयनन विभव होता है–
(a) शून्य (b) निम्न
(c) उच्च (d) ऋणावेशित

92. आवर्त सारणी में बाएं से दाएं बढ़ने पर तत्वों में.........की संख्या समान रहती है।

(a) इलेक्ट्रॉनों (b) प्रोटॉनों
(c) कक्षाओं (d) न्यूट्रॉनों

93. आधुनिक आवर्त सारणी 18 - समूह तथा 7 - आवर्तों से युक्त है वह तत्व जो चौथे समूह तथा चौथे - आवर्त में उपस्थित हैं, का परमाणु क्रमांक क्या होगा?
(a) 24 (b) 20
(c) 22 (d) 12

94. निम्न में से किस रेशे को कृत्रिम सिल्क कहा जाता है।
(a) नायलॉन (b) रेयॉन
(c) पॉलिएस्टर (d) एक्रिलिक

95. फल एवं सब्जियाँ हमारे भोजन का हिस्सा होती है क्योंकि ये उत्तेजित करते हैं–
(a) क्रमाकुंचन (b) लार का स्रावण
(c) उत्सर्जन (d) श्वसन

96. डी.एन.ए. में क्या उपस्थित होता है?
(a) पेन्टोज़ शर्करा
(b) हैक्सोज़ शर्करा
(c) इरिथ्रोज़ शर्करा
(d) सेडोहेप्टोलोज़ शर्करा

97. इनमें से कौन विटामिन-B_{12} का अच्छा स्त्रोत है?
(a) काजू (b) दूध
(c) सेब (d) तरबूज

98. जीरोफ्थैलमिया किसकी कमी से होने वाली बिमारी है?
(a) विटामिन-A
(b) विटामिन-B
(c) विटामिन-C
(d) विटामिन-D

99. निम्नलिखित में से क्षय रोग के उपचार हेतु क्या उपयोग किया जाता है?
(a) पेंसिलीन (b) ऐस्पीरीन
(c) पैरासिटामोल (d) डिटॉल

100. दंत-वल्क में धब्बे व छेदों का बनना किसके कारण होता है?
(a) जल में क्लोरिन की उच्च मात्रा
(b) जल में नाइट्रोजन की उच्च मात्रा
(c) जल में फ्लोराइड की उच्च मात्रा
(d) प्रकीर्णित हो जाती हैं

उत्तर (हल/संकेत)

1. (a)	**2.** (a)	**3.** (d)	**4.** (d)
5. (a)	**6.** (a)	**7.** (c)	**8.** (d)
9. (b)	**10.** (c)	**11.** (b)	**12.** (c)
13. (c)	**14.** (c)	**15.** (a)	**16.** (b)
17. (a)	**18.** (a)	**19.** (d)	**20.** (b)

21. (b) चेनाब नदी पर निर्मित सलाल परियोजना जम्मू और कश्मीर राज्य में स्थित है। यह परियोजना रेयासी के निकट स्थित है।

22. (d) भारत छोड़ो आन्दोलन के दौरान पश्चिम में सतारा और पूर्व में मेदिनीपुर जैसे कई जिलों में स्वतन्त्र सरकार, प्रतिसरकार की स्थापना की गई थी। इस प्रकार की समानान्तर सरकार की स्थापना उत्तर प्रदेश के बलिया में किया गया जिसका नेतृत्व चिटु पांडे ने किया था।

23. (d) कुस्कुटा परजीवी पौधे की एक जाति है जो अलफलफा, सन, तिपत्तिया घास, आलू जैसे कृषि और बागवानी फसल प्रजातियों पर आश्रित होते हैं।

24. (b) मांग की आय सापेक्षता उस अवस्था में होती है जब उपभोक्ता की आय में वृद्धि होने से उस वस्तु की मांग में कमी होती है तथा उपभोक्ता की आय में कमी होने से उस वस्तु की मांग में वृद्धि होती है। मांग की ऋणात्मक आय सापेक्षता निम्न कोटि की होती हैं जिन्हें गिफ्फिन पदार्थ कहा जाता है। उदाहरण के लिए घटिया अनाज के मांग की आय सापेक्षता ऋणात्मक होती है।

25. (a) उत्तरी पश्चिमी अंध महासागर (अटलांटिक महासागर) के 35° उत्तर के आस-पास सरगासो घास तैरती रहती है जिससे जहाजरानी में बाधा पड़ती है। सरगासो घास के नाम पर अंध-महासागर के इस भाग को सरगासो सागर कहते हैं।

26. (c) जेम्स क्लार्क मैक्सवेल ने 1865 ई. में विद्युत चुम्बकीय सिद्धान्त का प्रतिपादन किया जिससे रेडियो और टेलीविजन का अविष्कार सम्भव हो सका। मैक्सवेल ने क्रांतिकारी विचार रखा कि प्रकाश विद्युत चुंबकीय तरंग है और यह माध्यम से स्वतंत्र है। न्यूटन के बाद विद्युत चुंबकत्व के क्षेत्र में मैक्सवेल द्वारा किए गए कार्य को भौतिकी के क्षेत्र में दूसरा सबसे बड़ा एकीकरण कार्य माना जाता है।

27. (a) अधीनस्थ न्यायालयों के न्यायाधीशों की नियुक्ति संबन्धित राज्य के उच्च न्यायालय के मुख्य न्यायाधीश के परामर्श से राज्यपाल द्वारा की जाती है।

28. (b) स्वतंत्रता पूर्व डॉ. अम्बेडकर की सलाह पर अँग्रेज़ प्रधानमंत्री रैम्जे मैक्डोनाल्ड ने 17 अगस्त 1932 में कम्युनल अवार्ड के अंतर्गत दलितों को दोहरे वोट का अधिकार दिया था। गांधीजी इस प्रस्ताव के विरुद्ध थे। उन्होंने यह तर्क दिया कि इससे हरिजन हिन्दुओं से अलग हो जाएंगे। इसी मुद्दे पर दोनों नेताओं के मध्य पूना समझौता हुआ था।

29. (a) फोटोग्राफी में, शटर गति या उद्भासन काल उस अवधि को चिन्हित करता है, जिस दौरान कैमरे का शटर खुला रहता है। किसी वस्तु का उपर्युक्त उद्भासन उस वस्तु की चमक पर निर्भर करता है।

30. (d) प्रथम विश्व युद्ध में रूस, फ्रांस और ब्रिटेन एक दल थे और जर्मनी दूसरी तरफ। अगस्त 1914 में जापान, ब्रिटेन आदि की ओर से और कुछ समय बाद टर्की, जर्मनी की ओर से, युद्ध में शामिल हुए।

31. (c) महाराष्ट्र, कर्नाटक, मध्य प्रदेश, गुजरात और बिहार प्याज के प्रमुख उत्पादक राज्य हैं। प्याज के कुल उत्पादन में 27.72% योगदान के साथ महाराष्ट्र प्रथम स्थान पर है। नासिक, अहमदनगर, पुणे और सतारा महाराष्ट्र के प्रमुख प्याज उत्पादक जिलों में शामिल हैं।

32. (d) AB रक्त समूह में एंटीजन A और B दोनों पाए जाते हैं, जबकि इसमें एंटीबाडी की अनुपस्थिति रहती है, इसलिए ये सर्वग्राही रक्त समूह कहलाता है। वही O रक्त समूह में एंटीजन अनुपस्थित होते हैं, जबकि एंटीबाडी A और B दोनों पाए जाते हैं, इसलिए ये सर्वदाता रक्त समूह कहलाता है।

33. (b) इन्द्रधनुषी गठबंधन का संबंध अमेरिकी राष्ट्रपति बराक ओबामा से है। इस शब्द का आशय महिलाओं, रंगीन अल्पसंख्यकों (अफ्रीकी अमेरिकियों, एशियाई) और युवा सफेद पेशेवरों के उस समूह से है जिसने ओबामा को लगातार दूसरी बार अमेरिका का राष्ट्रीय बना दिया।

34. (a) पृथ्वी से लगभग 80 किलोमीटर के बाद का संपूर्ण वायुमण्डल आयनमंडल कहलाता है। पृथ्वी से प्रेषित रेडियों तरंगे इसी मंडल से परावर्तित होकर पुनः पृथ्वी पर वापस लौट आती हैं जिसका इस्तेमाल दूर संचार में किया जाता है।

35. (b) मौलिक अधिकार संपूर्ण नहीं होते तथा वे सार्वजनिक हितों की रक्षा के लिए आवश्यक उचित प्रतिबंधों के अधीन होते हैं। 1973 में केशवानंद भारती बनाम केरल सरकार के मामले

में [note 4] सर्वोच्च न्यायायल ने अपने 1967 के पूर्व निर्णय को रद्द करते हुए निर्णय दिया कि मौलिक अधिकारों में संशोधन किया जा सकता है। मौलिक अधिकारों को संसद के प्रत्येक सदन में दो-तिहाई बहुमत से पारित संवैधानिक संशोधन के द्वारा बढ़ाया, हटाया जा सकता है या अन्यथा संशोधित किया जा सकता है।

36. (c) 10 से 15 साल की आयु की लड़की के अंडाशय हर महीने एक विकसित डिम्ब (अण्डा) उत्पन्न करते हैं। यह डिम्ब शुक्राणुओं के साथ मिलकर गर्भधारण करते हैं।

37. (c) एबीओ (ABO) सिस्टम के अंतर्गत वह व्यक्ति जिसका ब्लड ग्रुप AB है, वह किसी अन्य ब्लड ग्रुप वाले व्यक्ति से रक्त प्राप्त कर सकता है। AB ब्लड ग्रुप में लाल रक्त कोशिकाएँ (RBC) शामिल होती हैं जिसमें A और B दोनों एंटीजन पाए जाते हैं। इस प्रकार इस ग्रुप के एंटीजन में प्लाज्मा से प्रतिरोध करने (प्रतिरोधी) की क्षमता नहीं होती जो अन्य रक्त समूहों में पाई जाती है।

38. (d)अन्य पशुओं की तुलना में ऊँट रोजाना लगभग आठ गुना अधिक नमक का उपभोग करता है। इसके बावजूद, ऊँट में उच्च रक्तचाप की शिकायत नहीं होती है। इसी प्रकार, अन्य पशुओं की तुलना में ऊँट में रक्त शर्करा का स्तर भी काफी अधिक पाया जाता है। इसके बावजूद उनमें मधुमेह की बीमारी नहीं होती है।

39. (d) **40.** (d)

41. (d)

$$\left[\frac{\left\{\begin{array}{c}(1.331)[(1.331)^{-1}+(1.331)^{-2}\\+...+(1.331)^{-7}]\end{array}\right\}}{(1.331)^{-1}+(1.331)^{-2}+...+(1.331)^{-7}}\right]^{\frac{2}{3}}$$

$= (1.331)^{2/3} = [(1.1)^3]^{2/3} = (1.1)^{(3\times2/3)}$

$= (1.1)^2 = 1.21$

42. (d) $199 + 125 \div 4 \times 16$

$= 199 + 31.25 \times 16$

$= 199 + 500 = 699$

43. (a) $x(x+y+z) = 20$ ...(i)

$y(x+y+z) = 30$ ...(ii)

$z(x+y+z) = 50$ ...(iii)

तीनों समीकरणों को जोड़ने पर,

$x(x+y+z) + y(x+y+z) + z(x+y+z)$

$= 20 + 30 + 50$

$\Rightarrow (x+y+z)(x+y+z) = 100$

$\Rightarrow (x+y+z)^2 = 100$

$\Rightarrow x+y+z = \pm10$

$\Rightarrow 2(x+y+z)$

$= 2 \times (\pm10) = \pm 20$

44. (a) 23 ब्रेसलेटों का क्रय मूल्य

$= 23 \times 160 =$ ₹ 3680

23 ब्रेसलेटों का विक्रय मूल्य

$= 3680 + \frac{3680\times15}{100}$

$= 3680 + \frac{55200}{100}$

$= 3680 + 552 =$ ₹ 4232

$\therefore$ 1 ब्रेसलेट का विक्रय मूल्य

$= \frac{4232}{23} =$ ₹ 184

45. (d) (A + B + C) का एक घंटे का काम

$= \frac{1}{8} + \frac{1}{15} + \frac{1}{12} = \frac{15+8+10}{120}$

$= \frac{33}{120}$

(A + B + C) का 2 घंटे का काम

$= \frac{33}{120} \times 2 = \frac{33}{60}$

शेष काम $= 1 - \frac{33}{60} = \frac{27}{60} = \frac{9}{20}$

(B + C) का $\frac{9}{20}$ काम

$= \frac{60}{9} \times \frac{9}{20} = 3$ घंटे

अत: कुल समय = 2 + 3 = 5 घंटे

समय = 9 + 5 = 14 बजे (2 बजे)

46. (b) माना नये घन की भुजा $= x$

$x^3 = 3^3 + 4^3 + 5^3$

$x^3 = 216$

$x = 6$ सेमी

47. (d) माना दूरी $= x$ किमी

समय = 8 घंटे

चाल $= \frac{x}{8}$ km/h

जब चाल 4 km/h अधिक तब नई चाल

$= \frac{x}{7.5}$

$\frac{x}{8} + 4 = \frac{x}{7.5}$

$\frac{x}{7.5} - \frac{x}{8} = \Rightarrow \frac{8x - 7.5x}{60} = 4$

$0.5x = 240$

$x = \frac{240\times10}{5} = 480$ km

अत: दूरी = 480 किमी.

48. (c)16 वस्तुओं का वि. मू.

= 18 वस्तुओं क्र. मू.

1 वस्तु का वि.मू.= $\frac{18}{16}$ वस्तुओं क्र. मू.

$= \frac{9}{8}$ वस्तु का क्र. मू.

अत: लाभ %= $\frac{\left(\frac{9}{8}-1\right)\times100}{1}$

$= \frac{100}{8}\%$

$= 12.5\%$

49. (c) $2\pi r = \pi r^2$

$r = 2$

व्यास = 2 × 2 = 4 मात्रक

50. (b) $534 - 398 = 136$

$534 - 432 = 102$

$432 - 398 = 34$

अत: संख्या 136, 102 व 34 का म.स.प. की सबसे बड़ी संख्या

$34 = 2 \times 17$

$102 = 2 \times 3 \times 17$

$136 = 2 \times 2 \times 2 \times 17$

सबसे बड़ी संख्या = 17

51. (b) मिश्रण में दूध की मात्रा $\frac{3}{5} \times 70$ = 42 लीटर

मिश्रण में पानी की मात्रा $\frac{2}{5} \times 70 = 28$ लीटर

माना x लीटर पानी मिलाया गया

$\frac{42}{28+x} = \frac{2}{3}$

$2x = 70, \therefore x = 35$ लीटर

52. (d)माना संख्याएँ $2x$, $3x$ व $5x$

$4x^2 + 9x^2 + 25x^2 = 342$

$38x^2 = 342$

$x^2 = \frac{342}{38} = 9$

$x = 9$

अत: संख्याएं = 18, 27, 45

बीच की संख्या = 27

53. (b) माना A व B की मासिक आय का $9x$ व $7x$ है और उनके मासिक खर्च $4y$ व $3y$ है।

A की बचत $= 9x - 4y = 1600$ ...(i)

B की बचत $= 7x - 3y = 1600$ ...(ii)

समीकरण (i) व (ii) को हल करने पर

$x = 1600$

अत: A की मासिक आय 9 × 1600 = 14400 रुपए

54. (a) माना 50 सैनिकों का औसत व्यय $= x$

कुल व्यय $= 50x$

10 छात्र आने से सैनिक संख्या 10 + 50 = 60

60 सैनिक का व्यय

= 60 $(x-1)$

= $60x - 60$

A प्रश्नानुसार $60x - 60$

$= 50x + 70$

$60x - 50x = 70 + 60$

$10x = 130$

50 सैनिकों का औसत व्यय $x = 13$

55. (a) $2^1 = 2; 2^2 = 4 ; 2^3 = 8 ;$
$2^4 = 16 ; 2^5 = 32$

अर्थात् घात 4 के पश्चात् इकाई के अंक की पुनरावृत्ति होती है।

33 में 4 से भाग देने पर शेषफल = 1

$\therefore 2^{33}$ के गुणनफल में इकाई का अंक = 2

$\therefore$ 10 से भाग देने पर शेषफल = 2

56. (d) $7^1 = 7; 7^2 = 49; 7^3 = 343;$

$7^4 = 2401 ; 7^5 = 16807$

अर्थात् घात 4 के पश्चात् इकाई के अंक की पुनरावृत्ति होती है।

245 में 4 से भाग देने पर शेषफल = 1

$\therefore (4387)^{245} \times (621)^{72}$ के गुणनफल में इकाई का अंक $= (4387)^1 \times (621)^{72}$ के गुणनफल में इकाई का अंक $= 7 \times 1 = 7$

57. (b) $X * Y = X^2 + Y^2 - XY$

$\therefore 11 * 13 = 11^2 + 13^2 - 11 \times 13$

$= 121 + 169 - 143 = 147$

58. (d) दो विषम संख्याओं का योग एवं दोनों संख्याओं के गुणनफल का दुगुना सम संख्या होती है।

$\therefore a + b + 2ab =$ सम संख्या

59. (c) 5, 6, 7, 8 का ल.स. $= 35 \times 24$
$= 840$

$\therefore$ अभीष्ट संख्या = 840 k + 3 जो 9 से विभाज्य है।

k = 2 के लिए संख्या 9 से विभाज्य है।

$\therefore$ अभीष्ट संख्या = 840k + 3

$= 840 \times 2 + 3 = 1683$

60. (c) माना कि संख्याएं $3x, 4x$ एवं $5x$ हैं।

$\therefore 5x + 3x = 4x + 52$

$\Rightarrow 4x = 52 \Rightarrow x = 13$

$\therefore$ सबसे छोटी संख्या

$= 3x = 3 \times 13 = 39$

61. (c)

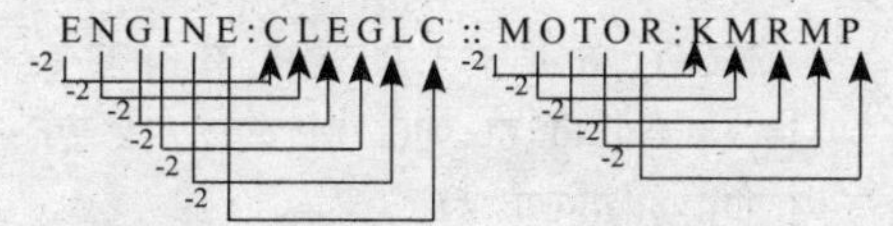

62. (b)

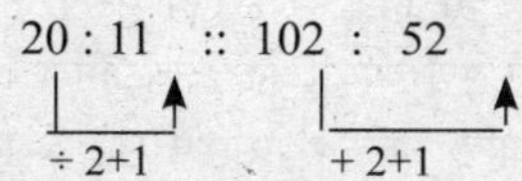

63. (b) $x : 11 :: x^2 : 121$

64. (b)

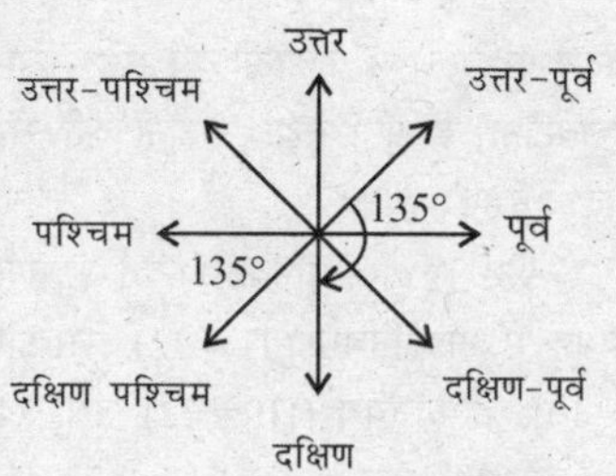

आरेख से स्पष्ट है कि यदि दक्षिण-पश्चिम उत्तर हो जाता है, तो उत्तर-पूर्व दक्षिण हो जाएगा।

65. (c)

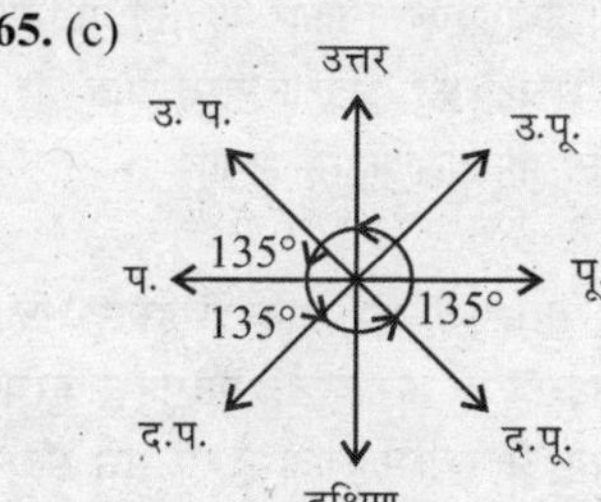

आरेख से स्पष्ट है कि पश्चिम दक्षिण-पूर्व हो जाएगा।

66. (c) प्रश्नाकृति की पहली आकृति से दूसरी आकृति में सम्पूर्ण डिजाइन की रेखाओं के समान्तर रेखाएं जुड़कर दक्षिणावर्त दिशा में 45° घूम जाती है

67. (c) **68.** (b)

69. (c) सही क्रम है—

3 → कमरा, 1 → मकान, 2 → सड़क, 4 → कस्बा, 5 → जिला

70. (a) सही क्रम है—

4 → जड़, 3 → तना, 1 → पत्ता, 5 → फूल, 2 → फल

71. (a) *a* [b] *n* [c] *b* / [ab] *n c b* / [ab] *n c b*

72. (c)

W $\xrightarrow{-7}$	P	$\xrightarrow{-7}$ I	$\xrightarrow{-7}$ B
Y $\xrightarrow{-7}$	R	$\xrightarrow{-7}$ K	$\xrightarrow{-7}$ D
V $\xrightarrow{-7}$	O	$\xrightarrow{-7}$ H	$\xrightarrow{-7}$ A

73. (c)

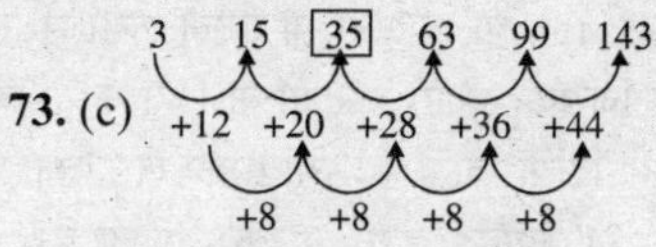

$\therefore$ खाली स्थान पर 35 होगा।

74. (c) P E N B A R K
↓ ↓ ↓ ↓ ↓ ↓ ↓
N Z O C T S L

अतः, P R A N K
↓ ↓ ↓ ↓ ↓
N S T O L

75. (a) E N V I R O N M E N T से दिए गए विकल्पों में से केवल E M I N E N T बन सकता है।

76. (d) P R E S I D E N T I A L से दिए गए विकल्पों में से शब्द D I G I T A L नहीं बन सकता है।

77. (d) कुल पुरुषों की संख्या
$= 1 + 4 + 3 \times 4 = 17$

78. (b) क्रम इस तरह है— E **B** A C D

79. (a)

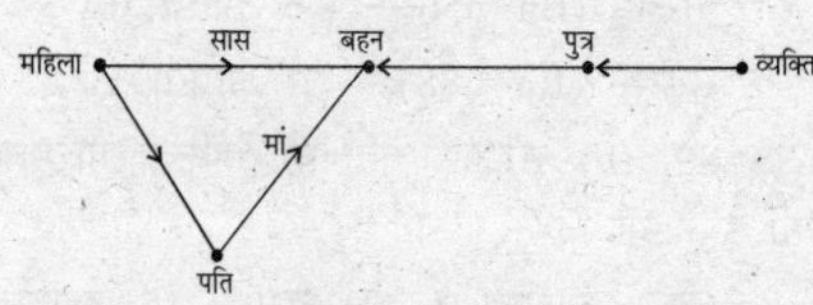

अत: महिला का पति उस व्यक्ति का धेवता है।

80. (c)

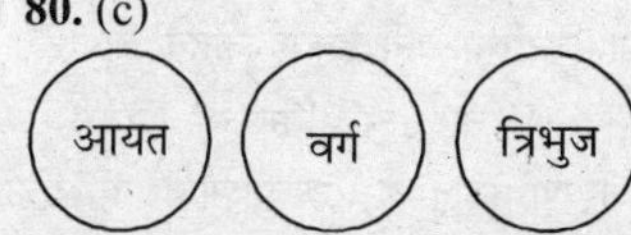

आयत, वर्ग और त्रिभुज अलग-अलग ज्यामितीय आकृतियां हैं।

81. (c) प्रकाश को सूर्य से पृथ्वी तक पहुँचने में 8.3 मिनट का समय लगता है।

82. (d) चूँकि उत्तल दर्पण किसी वस्तु का प्रतिबिम्ब आभासी और वास्तविक वस्तु से छोटा बनाता है, जो वाहन चालक को पीछे के वृहद् भागों को देखने में मदद करता है। उत्तल दर्पण का प्रयोग पश्च दृश्य अवलोकन दर्पण के रूप में होता है।

83. (c) प्रकाश की चाल माध्यम के तापमान पर निर्भर नहीं करती है। इसलिये माध्यम का तापमान बढ़ने पर प्रकाश की चाल पर कोई प्रभाव नहीं पड़ेगा।

84. (c) सूर्य के प्रकाश की अवरक्त किरणें वातावरण की गैसों और जल वाष्प के द्वारा अवशोषित होने पर पृथ्वी के गर्म होने की घटना को ग्रीन हाउस प्रभाव कहते हैं।

85. (a) आवर्धक सीसा उत्तल लेन्स से निर्मित होता है जिसका प्रयोग वस्तुओं के चित्र को आर्वधित करने में किया जाता है। आर्वधक लेंस का प्रयोग प्रकाश को केन्द्रित करने में किया जाता है।

86. (d) न्यूटन के गति के दूसरे नियमानुसार त्वरण वस्तु पर लगे बल के समानुपातिक होता है।

87. (c) इंटीग्रेटेड सर्किट अथवा एकीकृत परिपथ एक ऐसा उपकरण या युक्ति है जिस पर प्रतिरोधक, ट्रान्जिस्टर, संधारित्र आदि समन्वित होता है। अत: ट्रान्सफॉर्मर को इंटीग्रेटेड सर्किट में समन्वित नहीं किया जा सकता है।

88. (a) कैल्शियम (Z=20), आवर्त सारणी के दूसरे समूह तथा चौथे आवर्त में उपस्थित होता है, जिसे क्षारीय मृदा धातु भी कहते हैं। इसमें मुख्यत: छ: तत्व आते हैं–

बेरिलियम (Be = 4) - दूसरे आवर्त में
मैग्नीशियम (Mg = 12) - तीसरे आवर्त में
कैल्शियम (Ca = 20) - चौथे आवर्त में
स्ट्रॉन्शियम (Sr = 38) - पाँचवें आवर्त में
बेरियम (Ba = 56) - छठे आवर्त में
रेडियम (Ra = 88) - 7वें आवर्त में

89. (b) रेडियोधर्मिता के भौतिक परिमाण की इकाइयाँ निम्न प्रकार है:–

(क) बैकोरल, (ख) क्यूरी, (ग) रदरफोर्ड

अत: दिए गए विकल्पों के अनुसार 'बैकोरल' को रेडियोएक्टिविता की इकाई कहते हैं।

90. (b) वह अभिक्रियाएं जिनमें ऊष्मा का अवशोषण होता हैं, ऊष्माशोषी अभिक्रियाएं कहलाती हैं।

उदाहरणत:- $CaCO_3 \xrightarrow{\Delta} CaO + CO_2$

$CaCO_3$ के विघटन में ऊष्मा दी जाती है, जो कि अवशोषित हो जाती है। अत: यह एक ऊष्माशोषी अभिक्रिया है।

91. (c) अक्रिय गैसों के आयनन विभव काफी उच्च होते हैं। इसका मुख्य कारण अक्रिय गैसों को पूर्ण व्यवस्थित इलेक्ट्रॉनिक विन्यास होता है। हालांकि अक्रिय गैसों में He से Rn की ओर बढ़ते हुए आयनन विभव घटता है क्योंकि परमाणु क्रमांक बढ़ता है।

92. (c) आवर्त सारणी में बाएं से दाएं ओर बढ़ने पर तत्वों में कक्षाओं की संख्या समान जबकि इलेक्ट्रॉनों, प्रोटॉनों तथा न्यूट्रॉनों की संख्या घटती बढ़ती रहती है।

93. (c) आधुनिक आवर्त सारणी के चौथे समूह में टाइटेनियम (Ti = 22), जरकोनियम (Zr = 40), हॉफनियम (Hf = 72) तथा रदरफोर्डियम (Rf = 104) उपस्थित है।

94. (b) रेयॉन को कृत्रिम सिल्क के नाम से भी जाना जाता है। क्योंकि यह सिल्क से सम्बन्ध रखती है। रेयॉन एक प्रकार के कृत्रिम रेशे होते हैं। यह सिल्क की अपेक्षा सस्ते होते हैं। रेयॉन का उपयोग फाइबर, कपड़े इत्यादि बनाने में किया जाता है।

95. (a) फल एवं सब्जियाँ हमारे आहार को उत्तेजित करती हैं। क्रमाकुंचन पेट को संकुचित एवं विश्राम की अवस्था में लाता है, जिससे पेट खाली होता है।

96. (a) डी.एन.ए दोहरा कुंडलित बहुलक संरचना है जिसमें पेन्टोज़ शर्करा (डीऑक्सी राइबोज़), फॉस्फोरिक अम्लीय अणु तथा प्यूरीन व पिरीमिडीन नामक नाइट्रोजनयुक्त क्षार (एडेनीन, थाइमीन, सायटोसीन व ग्वानाइन) उपस्थित होते हैं।

97. (b) दूध विटामिन-B_{12} या सायनेकोबेलामीन का अच्छा स्त्रोत है। विटामिन-B_{12} माँस, मछली, अंडे एवं दूध से मिलता है। इसकी कमी से रक्त की कमी हो जाती है।

98. (a) जीरोफ्थैलमिया, विटामिन-A की कमी से होने वाली बीमारी है। इस बीमारी के कारण आँख के कॉन्ज्यूनेक्टीवा और कोरोना में असामान्य सूखापन हो जाता है। इसका मुख्य कारण अश्रु ग्रंथि से आँसू का स्राव नहीं होना है।

99. (a) पेनीसीलिन एक एन्टीबायोटिक दवा है जो जीवाणुरोधी होता है। यह बैक्टीरिया जैसे स्ट्रेप्टोकोकाई, स्टेफ्लोकोकाई, क्लोस्ट्रिडियम आदि को पोषी के शरीर को नुकसान पहुँचाये बिना नष्ट करता है। आइसोनीयाजीड, रिफाम्पीसीन, पेनिसीलिन आदि एन्टीबॉयोटिक टी.बी. के ईलाज हेतु प्रयुक्त होते हैं।

100. (c) फ्लोराइड दाँतों के दंत-वल्क को क्षरण होने से बचाता है तथा मजबूती प्रदान करता है। लेकिन सीमित मात्रा से ज्यादा होने पर यह दाँतों में धब्बे तथा छेद बनाता है, जिसे 'मोटलिंग' कहते हैं।

❑❑❑

RRB
पैरा-मेडिकल स्टाफ भर्ती परीक्षा
प्रैक्टिस सेट-7

सम्बन्धित विषय

1. एक कप चाय में कितनी मात्रा में कैफीन मौजूद होता है?
(a) 15 मिली ग्राम (b) 45 मिली ग्राम
(c) 75 मिली ग्राम (d) 100 मिली ग्राम

2. वह बीमारी जिसमें रोगी अर्थहीन नए शब्द बनाता हो उसे कहेंगे–
(a) टीलोलोगिस्म (b) नियोलोगिस्म
(c) हाइड्रोलोगिस्म (d) पेरालोगिस्म

3. नींद कम आना क्या कहलाता है?
(a) इंसोमनिया (b) डेलीरियम
(c) हेल्यूसिनेशन (d) एनोसमिया

4. प्रयोग में लाया जाने वाला पहला लोकल एनेस्थेटिक है–
(a) मोरफिन (b) हिरोइन
(c) इथर (d) कोकेन

5. Anxiety को यदि हम मानसिक रोग की श्रेणी में रखें तो वह कितने समय तक रहनी चाहिए?
(a) 2 माह (b) 3 माह
(c) 4 माह (d) 6 माह

6. शिशु के मस्तिष्क का निर्माण कितने सप्ताह के गर्भकाल में शुरु हो जाता है?
(a) 12 सप्ताह (b) 18 सप्ताह
(c) 20 सप्ताह (d) 24 सप्ताह

7. अंडाशय का सामान्य आकार कितना होता है?
(a) 3 × 2 × 1 सेमी.
(b) 4 × 2 × 1.25 सेमी.
(c) 5 × 3 × 2 सेमी.
(d) 5 × 2.5 × 1.25 सेमी.

8. गर्भावस्था के शुरुआत में अत्यधिक एवं लगातार उल्टी आना किसका लक्षण है?
(a) खून की कमी
(b) हाइपरएमेसिस ग्रेविडेरम का
(c) पीलिया का
(d) साइनोसिस का

9. एक्टोपिक गर्भावस्था में सबसे उचित स्थान कौन-सा है?
(a) गर्भाशय (b) फैलोपियन ट्यूब
(c) अंडाशय (d) सर्विक्स

10. रजोनिवृति के लिए कौन-सा अन्तः स्राव जिम्मेदार होता है?
(a) प्रोजेस्ट्रोन (b) एस्ट्रोजन
(c) ल्यूटीनाईजिंग (d) एफ एस एच

11. 'सबके लिए स्वास्थ्य' 2000 की घोषणा कब और कहाँ की गई थी?
(a) मास्को सम्मेलन (1976)
(b) कांगो सम्मेलन (1962)
(c) अल्मा-आटा सम्मेलन (1977–78)
(d) कोपेनहागन सम्मेलन (1980)

12. प्रशिक्षित नर्सों द्वारा कार्यरत संस्था–
(a) SNA (b) ICN
(c) INC (d) TNAI

13. निम्न में से कौन-सा उदाहरण तुलनात्मक रूप से एक नया नर्सिंग का क्षेत्र है?
(a) मिलिट्री नर्सिंग
(b) स्कूल हैल्थ नर्सिंग
(c) औद्योगिक नर्सिंग
(d) केवल (b) और (c)

14. विश्व स्वास्थ्य संगठन की स्थापना किस वर्ष में हुई?
(a) 1920
(b) 1945
(c) 1926
(d) उपर्युक्त में से कोई नहीं

15. 'शांति एवं आपदा' के समय कौन-सी संस्था सबसे अधिक सहायता प्रदान करती है?
(a) आईआरसीएस (b) टीएनएआई
(c) एसएनए (d) उपर्युक्त सभी

16. प्रसव के समय जन्ममार्ग से निकलने के दौरान अत्याधिक दबाव के कारण गर्भस्थ शिशु के सिर का आकार परिवर्तित हो जाता है उसे कहते हैं–
(a) डाइमीटर
(b) शीर्षानुकूलन
(c) फॉन्टेनेल्स
(d) कोई नहीं

17. मैस्टाइटिस रोग से क्या अभिप्राय है?
(a) योनी मार्ग का संक्रमण
(b) पलकों का प्रदाह
(c) स्तनों का प्रदाह
(d) कोइ नहीं

18. जन्म के बाद शिशु द्वारा किया गया पहला मल कहलाता है–
(a) क्लास्ट्रीडयम
(b) मेकोनियम
(c) काल्पोस
(d) उपरोक्त सभी

19. आनुवांशिक विकार जिसमें शरीर की श्लेष्मिक ग्रन्थियां गाढ़ा चिपचिपा श्लेष्मा स्रावित करती हो उसे कहते हैं–
(a) सिस्टिक फाइब्रोसिस
(b) निओनेटल हाइपोथर्मिया
(c) फेनिलकी टोन्यूरिया
(d) उपरोक्त सभी

20. गर्भस्थ शिशु की वृद्धि दर को मापने के लिए किस विधि का उपयोग किया जाता है–
(a) अल्टासोनिक-कार्डियास्कोप
(b) अल्टासोनिक-सिफैलोमेट्री
(c) एपगार-स्कोरीग
(d) कोई नहीं

सामान्य ज्ञान

21. गुप्तकाल (शासन) के दौरान निम्नलिखित में से कौन-सा सिक्का चाँदी में जारी किया गया था?

(a) काकिनी (b) निष्का
(c) रुपक (d) दीनार

22. सिंधु घाटी सभ्यता का गोदीबाड़ा लोथल यहाँ स्थित है–

(a) गुजरात (b) पंजाब
(c) पाकिस्तान (d) हरियाणा

23. दिल्ली के निम्नलिखित सुल्तानों में से किस सुल्तान की मृत्यु लाहौर में चौगान खेलते समय अचानक घोड़े से गिर कर हो गई थी?

(a) कुतुबुद्दीन ऐबक
(b) इल्तुतमिश
(c) बलबन
(d) जलालुद्दीन खिलजी

24. बुद्ध का अर्थ है–

(a) महान विजेता (b) महान संत
(c) बुद्धिमान व्यक्ति (d) प्रबुद्ध व्यक्ति

25. निम्नलिखित में से कौन-सा एक विषय वह है जिसे संविधान में एक भारतीय नागरिक के मूल कर्तव्यों की सूची में शामिल किया गया है?

(a) धर्मनिरपेक्षता का व्यवहार करना
(b) वैज्ञानिक स्वभाव, मानववाद और पूछताछ तथा सुधार की भावना विकसित करना
(c) सरकार की सभी करों का नियमित और सही ढंग से भुगतान करना
(d) अपने कर्त्तव्यों का निष्पादन कर रहे (करने के दौरान) किसी लोक सेवक पर आक्रमण न करना

26. हिन्दुस्तान जिंक लिमिटेड का मुख्यालय कहाँ है?

(a) उदयपुर (b) जोधपुर
(c) जैसलमेर (d) जयपुर

27. कृषि भूमि को कुछ वर्षों के लिए अकृष्ट (खेती न करना) छोड़ देने को कहते हैं–

(a) गहन कृषि (b) परती छोड़ना
(c) स्थानांतरी जुताई (d) जीविका खेती

28. आकाश इसके कारण नीला दिखाई देता है–

(a) रैले प्रकीर्णन (b) मी प्रकीर्णन
(c) पश्च प्रकीर्णन (d) इनमें से कोई नहीं

29. तनाव के कारण भू-पर्पटी पर बनने वाले पर्वत को कहा जाता है–

(a) तरुण वलित पर्वत
(b) जीर्ण वलित पर्वत
(c) लैकोलिथ पर्वत
(d) ब्लॉक (भ्रंशोत्थ) पर्वत

30. ड्रोसेरा में रोमों की गति को यह कहा जाता है–

(a) सूर्यानुवर्तन (b) स्पर्शानुवर्तन
(c) प्रकाशानुकुंचनी (d) कम्पानुकुंचनी

31. वह कम्प्यूटर प्रोग्राम जो एक प्रोग्राम अनुदेश को मशीन भाषा में एक बार में एक को अनुवादित करता है, क्या कहलाता है?

(a) इंटरप्रेटर (b) कम्पाइलर
(c) सिमुलैटर (d) कमांडर

32. निम्नलिखित में से अत्यधिक अभिक्रियाशील कौन है और उसे मिट्टी के तेल (केरोसिन) में रखा जाता है?

(a) सोडियम (b) पोटैशियम
(c) आयोडीन (d) ब्रोमीन

33. पैरामीशियम में उत्सर्जन द्वारक को इस नाम से जाना जाता है–

(a) कोशिकाग्रसनी (b) कोशिकामुख
(c) साइटोपायष (d) क्रिप्टोस्पेयर

34. आई.वी.एफ. (पात्रे निषेचन) तकनीक का सबसे पहले इनके द्वारा आविष्कार किया गया–

(a) पैट्रिक स्टेप्टो और रॉबर्ट एडवर्ड्स
(b) डॉ. हेनरी डिक्सन
(c) रॉबर्टसन
(d) डॉ. मार्टिन कूपर

35. "जैव-विविधता" क्या है?

(a) एक वन में बहुत प्रकार के पेड़-पौधे और प्राणिजात
(b) बहुत से वनों में अनेकों प्रकार के पेड़-पौधे और प्राणिजात
(c) एक वन में एक जाति की बहुत-सी आबादी
(d) उपर्युक्त सभी सही हैं

36. निम्नलिखित में से किसमें प्रकाश के पूर्ण आंतरिक परावर्तन की परिघटना प्रयुक्त की जाती है?

(a) मरीचिका का निर्माण
(b) बाइनाक्युलर का प्रचालन
(c) इंद्रधनुष का निर्माण
(d) तारों का टिमटिमाना

37. रीड ओनली मेमोरी (रोम) का सर्वाधिक उन्नत रूप है–

(a) प्रोम (b) रैम
(c) कैच मेमोरी (d) ईईप्रोम

38. फुटबॉल वर्ल्ड कप, 2018 के सर्वश्रेष्ठ खिलाड़ी का पुरस्कार किसने जीता?

(a) क्रिस्टियानो रोनाल्डो
(b) लुका मोड्रिक
(c) मोहम्मद सालाह
(d) लियोनेल मेसी

39. निम्नलिखित में से किस राज्य में सर्वाधिक क्षेत्र वनों के अंतर्गत पाया जाता है?

(a) हिमाचल प्रदेश (b) असम
(c) आन्ध्र प्रदेश (d) अरुणाचल प्रदेश

40. विश्व बैंक ने किस भारतीय बैंक के साथ मिलकर हाल ही में ग्रामीण महिला उद्यमियों को ऋण प्रदान करने हेतु सामाजिक प्रभाव बॉण्ड शुरू करने की घोषणा की है?

(a) यूनियन बैंक
(b) ग्रामीण बैंक
(c) लघु उद्योग विकास बैंक
(d) केनरा बैंक

अंकगणितीय क्षमता

41. सुधांशु ने एक वर्ष के लिए 10 प्र.श. प्र.व. ब्याज की दर से 15,000 रुपए निवेश किए। यदि ब्याज प्रत्येक छह माहों में चक्रवृद्धि है तो सुधांशु को एक वर्ष के अंत में कितनी राशि प्राप्त होगी?

(a) ₹16,537.500
(b) ₹16,5000
(c) ₹16,525.50
(d) ₹18,150

42. निम्नलिखित समीकरण में प्रश्नचिह्न (?) के स्थान पर आसन्नतः मूल्य आएगा–

$$9876 \div 24.96 + 215.005 - ? = 309.99$$

(a) 395 (b) 295
(c) 300 (d) 315

43. यदि 17^{200} को 18 से भाग दे, तो शेषफल क्या होगा?

(a) 17 (b) 16
(c) 1 (d) 2

44. 15876 के वर्गमूल में इकाई का अंक क्या होगा?

(a) 8 (b) 6
(c) 4 (d) 2

45. यदि $x = a\cos\theta, y = b\sin\theta$ तब $b^2x^2 + a^2y^2 - a^2b^2$ बराबर है–

(a) 1 (b) –1
(c) 0 (d) 2ab

46. एक परिमेय संख्या, जिसका असांत दशमलव प्रसार है, वह है–

(a) 111/125 (b) 127/8
(c) $19/(5^3\times2^2)$ (d) 9/455

47. 15 बच्चों की औसत आयु 18 वर्ष है। यदि एक नये बच्चों की आयु को भी जोड़ दिया जाए तो औसत आयु 1 वर्ष कम हो जाती है। तब नये बच्चे की आयु है–

(a) 2 वर्ष (b) 3 वर्ष
(c) 9 वर्ष (d) 13 वर्ष

48 एक कक्षा में 100 छात्रों का औसत वजन 46 किग्रा. है। लड़कों का औसत वजन 50 किग्रा. तथा लड़कियों का 40 किग्रा. है। लड़कों की संख्या है–

(a) 60 (b) 55
(c) 50 (d) 65

49. किसी कक्षा का पहला पीरियड 10:30 बजे प्रारंभ होता है तथा चौथा पीरियड 13:45 बजे समाप्त होता है। यदि प्रत्येक पीरियड की समयावधि एक समान हो तथा प्रत्येक पीरियड के अंत में 5 मिनट का विश्राम दिया गया हो, तो प्रत्येक पीरियड की समयावधि कितनी है?

(a) 45 मिनट (b) 60 मिनट
(c) 80 मिनट (d) 90 मिनट

50. यदि (a + b) : (a – b) = 9 : 1 तो $(a^2 + b^2) : (a^2 - b^2)$ का मान ज्ञात करें-

(a) 41:9 (b) 42:1
(c) 40:1 (d) 40: 5

51. एक समलम्ब की समान्तर भुजाओं की लम्बाई का अनुपात 3:2 है। उनके बीच की न्यूनतम दूरी सेमी. 15 सेमी. है तथा समलम्ब का क्षेत्रफल 450 सेमी.² है। तद्नुसार समान्तर भुजाओं की लम्बाई का जोड़ कितना होगा?

(a) 65 सेमी. (b) 60 सेमी.
(c) 75 सेमी. (d) 110 सेमी.

52. 3 सेमी. त्रिज्या वाले किसी वृत की परिधि तथा उसके क्षेत्रफल की माप बताने वाली संख्याओं का अनुपात क्या होगा?

(a) 3:4 (b) 2:3
(c) 5:7 (d) 2:5

53. किसी त्रिभुज का परिमाप 30 सेमी. और उसका क्षेत्रफल 30 वर्ग सेमी. है। यदि त्रिभुज की सबसे बड़ी भुजा की लम्बाई 13 सेमी. है, तो उसकी सबसे छोटी भुजा की लम्बाई क्या है?

(a) 5 सेमी. (b) 6 सेमी.
(c) 7 सेमी. (d) 8 सेमी.

54. यदि किसी वर्ग की भुजा को 25% बढ़ाया जाए, तो उसका क्षेत्रफल कितना बढ़ जाएगा?

(a) 50% (b) 56.25%
(c) 40.2% (d) 35.2%

55. $\left[4^3\times\left(2^3\right)^2\times\left(x^6\right)^{\times-\frac{1}{2}}\right]^{\frac{1}{3}}$ का मान ज्ञात करें–

(a) 3 (b) 3
(c) $\frac{15}{x}$ (d) $\frac{16}{x}$

56. एक समान्तर चतुर्भुज की भुजाएँ क्रमशः 15 सेमी. तथा 7 सेमी. हैं। एक विकर्ण की लम्बाई 20 सेमी. है। तद्नुसार उसका क्षेत्रफल कितना होगा?

(a) 86 सेमी.² (b) 84 सेमी.²
(c) 85 सेमी.² (d) 90 सेमी.²

57. एक समचतुर्भुज की एक भुजा तथा उसके एक विकर्ण की माप क्रमश 10 सेमी. तथा 16 सेमी. हो, तो समी.² में उसका क्षेत्रफल होगा–

(a) 95 वर्ग सेमी. (b) 96 वर्ग सेमी.
(c) 92 वर्ग सेमी. (d) इनमें से कोई नहीं

58. उस रेखा का समीकरण क्या होगा, जो रेखा $3x - 4y + 9 = 0$ पर लम्ब है तथा बिन्दु (1, 2) से होकर जाती है–

(a) $3x + 4y + 2 = 0$
(b) $x + 2y - 9 = 0$
(c) $4x - 3y + 9 = 0$
(d) $4x + 3y - 10 = 0$

59. यदि व्यंजकों $x^2 + ax + b$ तथा $x^2 + px + q$ का म.स. $x + k$ हो, तो k का मान हैं–

(a) $\frac{p+q}{a+b}$ (b) $\frac{p-q}{a-b}$
(c) $\frac{p-q}{a+b}$ (d) इनमें से कोई नहीं

60. सरल रेखाएँ $2x - 3y = 3$ तथा $x + y = 4$ के कटान बिन्दु की रेखा $y = 1$ से दूरी हैं–

(a) $3\sqrt{2}$ (b) शून्य
(c) $10\sqrt{3}$ (d) इनमें से कोई नहीं

सामान्य बुद्धिमत्ता

निर्देश (61-62): नीचे दिए हुए प्रत्येक प्रश्न में विकल्पों में से वह सेट चुनिए, जो दिए हुए सेट की तरह है।

61. दिया हुआ सेट : 246, 257, 358

(a) 273, 365, 357
(b) 145, 325, 235
(c) 233, 343, 345
(d) 143, 226, 237

62. दिया हुआ सेट : 36, 64, 84

(a) 28, 62, 76
(b) 16, 25, 54
(c) 24, 45, 58
(d) 32, 68, 82

63. यदि किसी सांकेतिक भाषा में how can you go को ja da ka pa तथा Can you come here को na ka sa ja तथा come and go को ra pa sa लिखा जाता है, तो उसी भाषा में here को कैसे लिखा जाएगा?

(a) ja (b) na
(c) pa (d) इनमें से कोई नहीं

64. यदि किसी सांकेतिक भाषा में 'DOCTOR' को 'ROTCOD' लिखा जाता है, तो 'STUDENT' को उसी भाषा में कैसे लिखा जाएगा?

(a) TSDNET (b) DENTSTU
(c) TENDUTS (d) TNEDUTS

65. यदि किसी सांकेतिक भाषा में 'WORLD' को 'OWRDL' लिखा जाता है, तो 'EARTH' को उसी भाषा में कैसे लिखा जाएगा।

(a) EAHRT (b) EARHT
(c) AERHT (d) AERTH

66. किसी सांकेतिक भाषा में 'ROBUST' को 593127 तथा BONE को 3964 लिखा जाता है, तो उसी भाषा या कोड में 'SORE' को कैसे लिखा जाएगा?

(a) 2954 (b) 3954
(c) 2594 (d) 2934

निर्देश (67-69) नीचे दिए गए प्रश्न निम्न जानकारी पर आधारित है–छः मित्र एक केन्द्र की तरफ मुंह करके बैठे हैं। दीया, प्रकाश और पंकज के मध्य बैठी है। प्रीति, मुकेश तथा ललित के मध्य में बैठी है। प्रकाश तथा मुकेश एक-दूसरे के विपरीत बैठे हैं।

67. प्रकाश के दायें कौन बैठा है?

(a) मुकेश (b) दीया
(c) पंकज (d) ललित

68. पंकज के ठीक दायें कौन बैठा है?

(a) दीया (b) ललित
(c) प्रकाश (d) प्रीति

69. मुकेश का पड़ोसी कौन है?

(a) प्रकाश और दीया (b) दीया और प्रीति
(c) प्रीती और पंकज (d) ललित और प्रीति

70. प्रश्न-आकृतियां

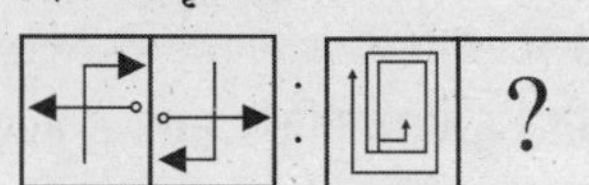

उत्तर-आकृतियां

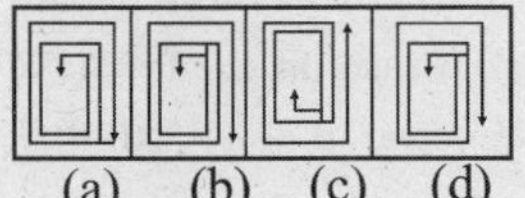

(a) (b) (c) (d)

71. प्रश्न-आकृति

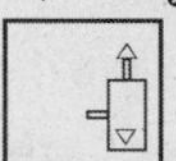

उत्तर-आकृतियां

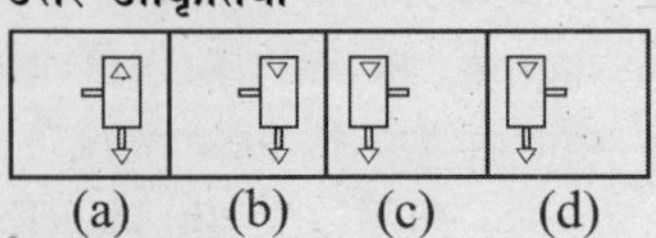

72. प्रश्न-आकृति

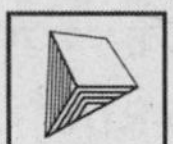

उत्तर-आकृतियां

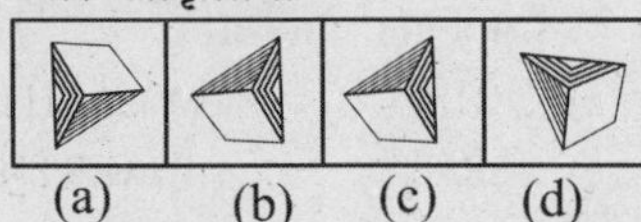

निर्देश: (प्र. सं. 73) नीचे दिए गए प्रश्न में एक प्रश्न आकृति तथा चार उत्तर आकृतियां दी गईं हैं, उत्तर आकृतियों में से एक ऐसी उत्तराकृति का चयन कीजिए, जिसमें प्रश्न-आकृति का दर्पण प्रतिबिम्ब बना हो।

73. प्रश्न-आकृति

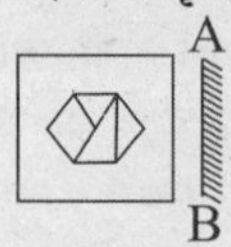

उत्तर-आकृतियां

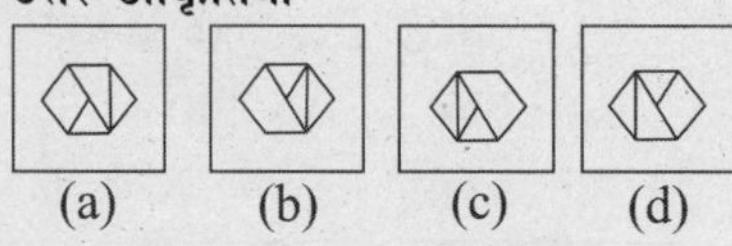

(a) (b) (c) (d)

निर्देश (74–78) : निम्नलिखित प्रश्नों में, दिए गए विकल्पों में से विषम संख्या/अक्षरों/संख्या युग्म चुनिए-

74. (a) TPDC (b) BKDF
(c) OLTF (d) BJLQ

75. (a) वितरण (b) विसरण
(c) विपथन (d) तनुकरण

76. (a) अविवाहित (b) विधवा
(c) अविवाहिता (d) पत्नी

77. (a) 88 (b) 97
(c) 132 (d) 121

78. (a) I (b) E
(c) B (d) O

79. जिस प्रकार 'ड्रामा' स्टेज से सम्बन्धित है उसी प्रकार 'टेनिस' किससे सम्बन्धित है?

(a) खिलाड़ी (b) रैकिट
(c) कोर्ट (d) प्रतियोगिता

80. एक व्यक्ति की ओर देखते हुये एक औरत ने कहा "उसके भाई का पिता मेरे दादाजी का इकलौता बेटा है" औरत उस व्यक्ति से किस प्रकार संबंधित है?

(a) बुआ (b) बहन
(c) पुत्री (d) माता

सामान्य विज्ञान

81. अनुप्रस्थ तरंगों में दो क्रमागत श्रृंग तथा गर्त के बीच की दूरी होती है–

(a) तरंगदैर्ध्य
(b) आयाम
(c) तरंगदैर्ध्य की आधी
(d) तरंगदैर्ध्य की दुगुनी

82. निम्नलिखित में से क्या विद्युत चुम्बकीय तरंगों का लक्षण नहीं है?

(a) विद्युत चुम्बकीय तरंगों में विवर्तन और व्यतिकरण नहीं होता है
(b) विद्युत क्षेत्र तथा चुम्बकीय क्षेत्र एक दूसरे के लम्बवत् होते हैं
(c) विद्युत चुम्बकीय तरंगें अनुप्रस्थ तरंगें होती है
(d) विद्युत चुम्बकीय तरंगों को संचरित होने के लिए माध्यम की आवश्यकता नहीं होती है

83. ....का प्रयोग कृत्रिम उपग्रह में संचार के लिये किया जाता है।

(a) अवरक्त तरंगें
(b) रेडियो तरंगें
(c) पराबैंगनी
(d) आयाम अधिमिश्रित तरंगें

84. भोजन की ऊर्जा किस इकाई द्वारा मापी जाती है?

(a) केल्विन (b) जूल
(c) कैलोरी (d) सेल्सियस

85. गामा किरणों की निम्न में से किन किरणों से सबसे अधिक समानता है?

(a) α-किरणें (b) β-किरणें
(c) X-किरणें (d) पराबैंगनी किरणें

86. निम्नलिखित में से कौन-सी तरंगों का प्रयोग लम्बी दूरी की बेतार संचार व्यवस्था में किया जाता है?

(a) अवरक्त किरणें
(b) पराबैंगनी किरणें
(c) रेडियो किरणें
(d) सूक्ष्म किरणें

87. एक्स किरणें होती हैं–

(a) धनावेशित कण
(b) ऋणावेशित कण
(c) उदासीन कण
(d) इनमें से कोई नहीं

88. औद्योगिक जगत की वह गैस जो अम्ल वर्षा का कारण है–

(a) सल्फर डाईऑक्साइड
(b) मीथेन
(c) कार्बन डाईऑक्साइड
(d) कार्बन मोनोऑक्साइड

89. 1952 में जो शहर महाधुंध से गंभीर रूप से प्रभावित हुआ–

(a) पेरिस (b) लंदन
(c) न्यूयॉर्क (d) दिल्ली

90. निम्न में से कौन-सी गैस ईंधन के आंशिक दहन से उत्पन्न होती है?

(a) कार्बन डाइऑक्साइड
(b) कार्बन मोनोऑक्साइड
(c) मीथेन
(d) ईथेन

91. निम्न में से किसे पायस का उदाहरण नहीं कहते हैं?

(a) चॉकलेट मिल्क
(b) मक्खन
(c) क्रीम
(d) दही

92. यदि किसी विलयन में सान्द्र सल्फ्यूरिक अम्ल की कुछ बूँदें डालने पर, विलयन का रंग काला हो जाता है, तो वह विलयन होगा–

(a) सिरका
(b) शर्करा का विलयन
(c) नमक
(d) एल्कोहल

93. बेकिंग सोडा क्या है?

(a) एल्युमीनियम बाई कार्बोनेट
(b) सोडियम आइसोलेट
(c) सोडियम बाइ कार्बोनेट
(d) एल्यूमीनियम सल्फेट

94. निम्न में से सिरके में पाया जाने वाला अम्ल कौन-सा है?

(a) लैक्टिक अम्ल
(b) फॉर्मिक अम्ल
(c) ब्यूट्रिक अम्ल
(d) एसिटिक अम्ल

95. टेबल शर्करा किस प्रकार की शर्करा है?

(a) फ्रक्टोज़ (b) गैलेक्टोज़
(c) ग्लूकोज़ (d) सुक्रोज़

96. विटामिन-B_2 का दूसरा नाम है–

(a) थायमीन (b) हीमोग्लोबिन
(c) राइबोफ्लेविन (d) डेक्ट्रोज़

97. इनमें से कौन-सा अम्ल मनुष्य के आमाशय में संश्लेषित होता है?

(a) सल्फ्यूरिक अम्ल
(b) नाइट्रिक अम्ल
(c) हाइड्रोक्लोरिक अम्ल
(d) फॉस्फोरिक अम्ल

98. उस विटामिन का नाम बताइये, जिसे किसी भी पशु-खाद्य में नहीं पाया जाता?

(a) विटामिन-B_{12}
(b) विटामिन-C
(c) विटामिन-D
(d) विटामिन-K

99. मैंगिफेरा इंडिका वैज्ञानिक नाम है:–

(a) अमरूद (b) आम
(c) आँवला (d) कटहल

100. कार्बोहाइड्रेट शरीर में किस रूप में संग्रहीत होता है?

(a) ग्लूकोज़ (b) स्टार्च
(c) ग्लाइकोज़न (d) सुक्रोज़

उत्तर (हल/संकेत)

1. (b)	**2.** (b)	**3.** (a)	**4.** (d)
5. (d)	**6.** (c)	**7.** (b)	**8.** (b)
9. (b)	**10.** (b)	**11.** (c)	**12.** (d)
13. (d)	**14.** (b)	**15.** (a)	**16.** (b)
17. (c)	**18.** (b)	**19.** (a)	**20.** (b)

21. (c) गुप्तकाल में जारी चांदी के सिक्कों को 'रूपक' (Rupaka) कहा जाता था। ये सिक्के उज्जैन के शक शासकों के सिक्कों के अनुरूप थे, जिनका वजन 32 से 36 ग्रेन था। हालांकि चीनी विद्वान फाहियान (Fa-Hsien) के अनुसार गुप्तकाल में कौड़ियाँ विनिमय के सामान्य साधन के रूप में प्रयुक्त होती थीं।

22. (a) लोथल गुजरात के भाल (Bhal) क्षेत्र में स्थित है। यह अहमदाबाद जिले के ढोलका तालुक में सर्गवाला ग्राम के नजदीक स्थित है। लोथल का निकटतम नगर ढोलका और बागोदरा है।

23. (a) कुतुबुद्दीन ऐबक की पोलो खेलते समय हुई एक दुर्घटना में 1210 ईस्वी में मौत हो गई। खेल के दौरान वह घोड़े की पीठ से गिरकर बुरी तरह से घायल हो गया था। उसे लाहौर में अनारकली बाजार के निकट दफनाया गया।

24. (d) पाली और संस्कृत भाषा में 'बुद्ध' का अर्थ है–प्रबुद्ध, ज्ञानसम्पन्न, जो प्रकाशमय हो। यह शब्द बुद्ध शाक्यमुनि (सिद्धार्थ गौतम) का समानार्थी बन गया है, जिन्हें गौतम बुद्ध के नाम से जाना जाता है।

25. (b) मौलिक कर्त्तव्य हैं–वैज्ञानिक स्वभाव, मानववाद और सुधार की भावना विकसित करना। भारतीय संविधान के अनुच्छेद 51ए के अंतर्गत 11 मूल कर्त्तव्यों का समावेश किया गया है।

26. (a) हिन्दुस्तान जिंक लिमिटेड (HZL) का मुख्यालय राजस्थान के उदयपुर में स्थित है। यह विश्व का दूसरा सबसे बड़ा जिंक उत्पादक और विश्व के सबसे बड़े जिंक खान को संचालित करता है। यह राजस्थान के रामपुरा अगुचा में स्थित है। यह वेदांता रिसोर्सेज पीएलसी का उपांग उद्योग (Subsidiary industry) है।

27. (b) किसी भूखण्ड को एक या अधिक फसल मौसम के दौरान बिना जोते और पटरा चलाए तथा बीज डाले छोड़ दिया जाए, तो इसे परती और इस प्रक्रिया को परती छोड़ना कहा जाता है।

28. (a) लॉर्ड रैले के अनुसार, किसी रंग का प्रकीर्णन उसकी तरंगदैर्ध्य पर निर्भर करता है तथा जिस रंग के प्रकाश का तरंगदैर्ध्य सबसे कम होता है, उस रंग का प्रकीर्णन सबसे अधिक तथा सबसे अधिक तरंगदैर्ध्य के प्रकाश के रंग का प्रकीर्णन सबसे कम होता है। अत: सूर्य के प्रकाश में बैंगनी रंग, जिसका तरंगदैर्ध्य सबसे कम होता है, का प्रकीर्णन सबसे अधिक तथा सबसे अधिक तरंगदैर्ध्य वाले लाल रंग का प्रकीर्णन सबसे कम होता है।

जब सूर्य का प्रकाश, जो कि विभिन्न रंगों का मिश्रण है, वायुमण्डल से होकर गुजरता है, तो वायु में उपस्थित विभिन्न अणुओं, धूल एवं धुएँ के कणों द्वारा उसका प्रकीर्णन हो जाता है। दिन के समय, जब सूर्य सीधा आकाश में मनुष्य के सिर के ऊपर होता है, तो मनुष्य केवल प्रकीर्णित प्रकाश ही देख पाता है। चूँकि बैंगनी रंग का प्रकीर्णन सबसे अधिक एवं लाल रंग का सबसे कम होता है, अत: प्रकीर्णित प्रकाश का मिश्रित रंग (Composite colour) हल्का नीला होता है। इसी कारण आकाश नीला दिखाई देता है।

29. (d) तनाव के कारण भू-पर्पटी पर बनने वाले पर्वत को भ्रंशोत्थ (ब्लॉक) पर्वत कहा जाता है। तनाव मूलक बल के कारण भ्रंश (Faults) उत्पन्न होता है। ब्लॉक पर्वत का एक भाग अवनत और दबा हुआ (Depressed) होता है। इसलिए पर्वत का शेष

भाग आस-पास के वातावरण में स्पष्ट रूप से ऊँचा दिखाई देता है। इस प्रकार निर्मित संरचना को ब्लॉक पर्वत और अवनत (Depressed) भाग को रिफ्ट घाटी कहा जाता है।

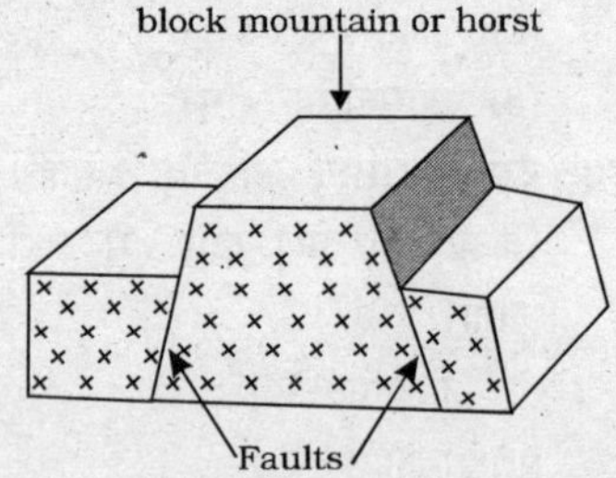

30. (b) स्पर्शानुवर्तन पादप गति के उस संदर्भ में प्रयुक्त होता है, जिसके अंतर्गत पादप या पौधों को छूने या उसके नजदीक आने से उनमें उद्दीपन या उत्तेजना का संचार होता है। कीटभक्षी पादप वेनस के फ्लाइट्रैप (डायोनीया म्यूसिपुला) और सनड्यू पौधे (ड्रोसेरा प्रजाति) में ग्रन्थिल रोम पाए जाते हैं, जिससे उनके सम्पर्क में आने वाले कीट इन पौधों का शिकार बन जाते हैं।

31. (a) इंटरप्रीटर एक इन्स्ट्रक्शन को उसी समय अनुवाद कर देता है और इसके बाद इस इन्स्ट्रक्शन को उसी क्षण निष्पादित (excutes) कर देता है। यह वैसे इन्स्ट्रक्शन, जो प्रोग्रामिंग या स्क्रिप्टिंग भाषा में लिखे गए हैं, को पहले बिना कॉम्पाइल किए ही सीधे मशीन लैन्गुएज प्रोग्राम में निष्पादित कर देता है।

32. (a) सोडियम एक अत्यधिक अभिक्रियाशील तत्व है। यह ऑक्सीजन और जल के साथ प्रबल रूप से प्रतिक्रिया करता है। इस प्रक्रिया में अधिक मात्रा में ऊष्मा उत्पन्न होती है। इसलिए इसे केरोसिन तेल में रखा जाता है ताकि इसका संपर्क वायुमंडलीय ऑक्सीजन या जल से न हो सके।

33. (c) पैरामीशियम के शरीर के अंत में पिछले भाग पर एक छोटा सा छिद्र होता है, जिसे साइटोपाइग या साइटोप्रॉक्ट कहा जाता है। पैरामीशियम का अनपचा भोजन इसके द्वारा बाहर निकल जाता है। पैरामीशियम भोजन के रूप में मुख्यत: बैक्टीरिया और छोटे प्रोटोजोआ, एक कोशीय कवक, डायटम, यीस्ट आदि को ग्रहण करता है।

34. (a) सर्जन पैट्रिक स्टेप्टी ने रॉबर्ट एडवर्ड के साथ मिलकर पहली बार आई.वी.एफ. (पात्रे निषेचन) तकनीक में सफलता प्राप्त की। इस तकनीक के द्वारा वर्ष 1978 में लुइस ब्राउन का जन्म हुआ। उन्होंने आई.वी.एफ. का प्रयोग उन दम्पतियों पर किया, जो गर्भधारण में असमर्थ थे। बाद में उन्होंने दूसरे वैज्ञानिकों एवं चिकित्सकों को भी इसके लिए प्रशिक्षित किया।

35. (a) जैव विविधता जीवन की विविधता का एक सोपान और अवस्था है। यह अलग पारिस्थितिक तंत्र या पूरी पृथ्वी पर रहने वाले विविध प्रकार के जीवों का परिमाण है। जीव वैज्ञानिकों के अनुसार, जैव विविधता जीन्स, प्रजाति और किसी क्षेत्र के पारिस्थितिक तंत्र का समग्र योग है।

36. (c) जब आपतन का कोण क्रान्तिक कोण से बड़ा होता है, तो अपवर्तन की घटना नहीं होती। इसके बावजूद अपवर्तन के नियम का पालन करते हुए आपतित किरण पूँज अपवर्तित होती है। इसे प्रकाश का पूर्ण आंतरिक परावर्तन कहा जाता है। इंद्रधनुष के निर्माण में वर्षा जल की बूँदों के पृष्ठभाग में पूर्ण आंतरिक परावर्तन की घटना घटित होती है।

37. (d) EEPROM, इलेक्ट्रिकली इरेजेबल प्रोग्रामेबल रीड ओनली मेमोरी का संक्षिप्त रूप है। ईईप्रोम (EEPROM) एक विशेष प्रकार का नॉन वोलाटाइल (Non-Volatile) मेमोरी है, जिसका प्रयोग कम्प्यूटर में कम मात्रा में डाटा स्टोर करने के लिए किया जाता है। यह डाटा जैसे व्यास मापन (Calibration) टेबल या डिवाइस (Device) संरूपण (Configuration) जब पावर को रीमूव किया जाए, तो अवश्य सेव कर लेना चाहिए।

38. (b)

39. (d) 15वीं वन रिपोर्ट 2017 के अनुसार सर्वाधिक वनावरण प्रतिशतता वाले भारत के 5 राज्य/केन्द्रशासित प्रदेश निम्न हैं— लक्षद्वीप (90.33%) > मिजोरम (86.27%)> अंडमान निकोबार (81.73%)> अरुणाचल प्रदेश (79.96%) > मणिपुर (77.69%) अत: विकल्प (d) सही है।

40. (c)

41. (a) हम जानते हैं कि ब्याज छमाही होता है दर आधा हो जाता है और समय दोगुना हो जाता है।

अभीष्ट धनराशि

$$= 15000\left(1+\frac{5}{100}\right)^2 = ₹16537.50$$

42. (c) $? = \frac{9876}{24.96} + 215.005 - 309.99$

$$= \frac{9876}{25} + 215 - 310$$

$$= 395 + 215 - 310$$

$$= 395 + 215 - 310 = 300$$

43. (c) $(17)^{200} = (18-1)^{200}$ को 18 से भाग देने पर

$= (-1)^{200} + 8$ का गुणज

$\ldots n = 200$ (एक सम धनपूर्णांक है।)

$\therefore$ अभीष्ट शेषफल $= 1$

44. (b) $\therefore$ 15876 के वर्गमूल में इकाई का अंक = 6

45. (c) $b^2a^2\cos^2\theta + a^2b^2\sin^2\theta - a^2b^2$

$= a^2b^2(\cos^2\theta + \sin^2\theta) - a^2b^2$

$[\therefore (\cos^2\theta + \sin^2\theta) = 1]$

$= a^2b^2 - a^2b^2 = 0$

46. (d) यदि हर के अभाज्य गुणनखण्ड $2^n \times 5^n$ या दोनों के रूप में है, तब दशमलव सांत होगा अन्यथा असांत दशमलव होगा

$125 = 5 \times 5 \times 5 = 5^3$

$8 = 2 \times 2 \times 2 = 2^3$

$425 = 7 \times 13 \times 5$

अत: $\frac{9}{455}$ का असांत दशमलव प्रसार होगा।

47. (a) 15 बच्चों की कुल आयु,

$15 \times 18 = 270$

जब नया बच्चा आता है तब औसत 1 कम हो जाता है तब 16 बच्चों की

$16 \times 17 = 272$

नए बच्चे की आयु $272 - 270 = 2$ वर्ष

48. (a) माना लड़कों की संख्या $= x$

लड़कियों की संख्या $= 100 - x$

कुल छात्रों का वजन $= 100 \times 46$ किग्रा.

लड़कों का वजन $= 50x$

लड़कियों का वजन $= 40(100 - x)$

$50x + 40(100 - x) = 4600$

$50x + 4000 - 40x = 4600$

$10x = 600$

$x = 60$

अत: छात्रों की संख्या = 60

49. (a) माना प्रत्येक पीरियड की समयावधि $= x$ मिनट

कुल समयावधि = (13:45) – (10:30)

= 3 घंटे 15 मिनट = 195 मिनट

$(x+5) + (x+5) + (x+5) + x = 195$

$\Rightarrow 4x + 15 = 195$

$\therefore 4x = 180$

$\Rightarrow x = 45$ मिनट

50. (a) $(a+b) = (a-b)9$

$\Rightarrow (a+b) = 9a - 9b$

$\Rightarrow 9a - a = 9b + b$

$\Rightarrow 8a = 10b,\ \frac{a}{5} = \frac{b}{4} = k$ (माना)

$\therefore a = 5k, b = 4k$

$(a^2 + b^2) : (a^2 - b^2) = [(5k)^2 + (4k)^2] : [(5k)^2 - (4k)^2]$

$= 41k^2 : 9k^2 = 41 : 9$

51. (b) माना समलम्ब की समान्तर भुजाएँ क्रमशः $3x$ व $2x$ हैं

प्रश्न से,

$\frac{(3x+2x)\times 15}{2} = 450$

$5x \times 15 = 450 \times 2$

$5x = \frac{450\times 2}{15}$

$5x = 60 \qquad \therefore x = \frac{60}{5} = 12$

$\therefore$ समान्तर भुजाओं का योग

$= 3x + 2x = 5x$

$= 5 \times 12 = 60$ सेमी.

52. (b) प्रश्न से,

वृत की परिधि $= 2\pi r$

$= 2\times\frac{22}{7}\times 3 = 6\times\frac{22}{7} = \frac{132}{7}$

पुनः वृत का क्षेत्रफल $= \pi r^2$

$= \frac{22}{7}\times 3\times 3 = \frac{198}{7}$

$\therefore$ अभीष्ट अनुपात $= \frac{132}{7} : \frac{198}{7}$

$= 132 : 198 = 2 : 3$

53. (a) माना त्रिभुज की

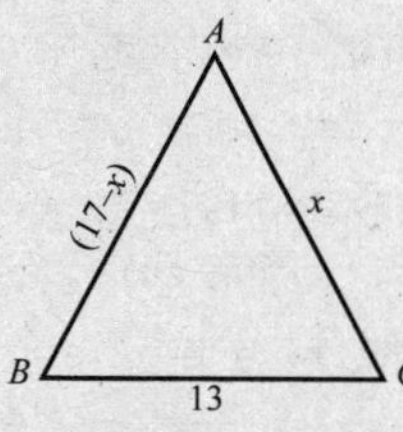

सबसे छोटी भुजा x है

तब तीसरी भुजा

$= 30 - (13 + x) = (17 - x)$ सेमी.

$\therefore s = \frac{a+b+c}{2}$

$= \frac{13+x+17-x}{2} = \frac{30}{2} = 15$ सेमी.

$\therefore$ क्षेत्रफल

$= \sqrt{15\times(15-13)(15-x)(15-17+x)}$

$30 = \sqrt{(15\times 2)(15-x)(x-2)}$

दोनों तरफ वर्ग करने पर $900 = 30(15x - 30 - x^2 + 2x)$

$\Rightarrow 30 = 17x - x^2 - 30$

$\Rightarrow x^2 - 17x + 60 = 0$

$\Rightarrow x^2 - 12x - 5x + 60 = 0$

$\Rightarrow x(x - 12) - 5(x - 12) = 0$

$x - 12 = 0 \qquad \therefore x = 12$

$x - 5 = 0 \qquad \therefore x = 5$

अतः सबसे छोटी भुजा $= 5$

54. (b) माना वर्ग की भुजा $= x$

$\therefore$ वर्ग का क्षेत्रफल $= x^2$

वर्ग की भुजा में 25% की वृद्धि करने पर नई भुजा

$= x + \frac{25x}{100}$

$= \frac{100x + 25x}{100} = \frac{125x}{100} = \frac{5x}{4}$

$\because$ नया क्षेत्रफल $= \frac{5x}{4}\times\frac{5x}{4} = \frac{25x^2}{16}$

क्षेत्रफल में वृद्धि

$= \frac{25x^2}{16} - x^2 = \frac{25x^2 - 16x^2}{16} = \frac{9x^2}{16}$

$\therefore$ प्रतिशत वृद्धि $= \frac{9\frac{x^2}{16}}{x^2}\times 100$

$= \frac{9}{16}\times 100 \Rightarrow \frac{900}{16} = 56.25\%$

55. (d) $\left[4^3\times(2^3)^2\times(x^6)^{\times -\frac{1}{2}}\right]^{\frac{1}{3}}$

$= \left[4^3\times 2^6\times x^{-3}\right]^{\frac{1}{3}}$

$= (4)^{3\times\frac{1}{3}}\times(2)^{6\times\frac{1}{3}}\times(x)^{-3\times\frac{1}{3}}$

$= 4\times 2^2\times x^{-1}$

$= 4\times 4\times x^{-1} \Rightarrow \frac{16}{x}$

56. (b) चित्रानुसार,

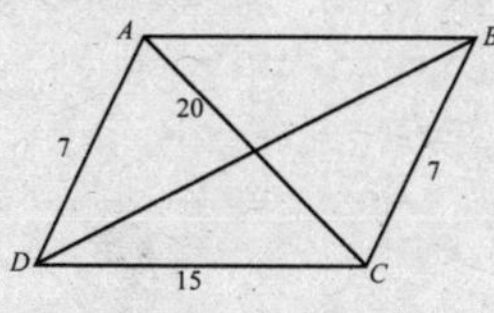

ΔABC में,

$s = \frac{a+b+c}{2}$

$= \frac{15+7+20}{2} = \frac{42}{2} = 21$ सेमी.

$\because$ त्रिभुज का क्षेत्रफल

$= \sqrt{(s-a)(s-b)(s-c)}$

$\therefore \Delta ABC$ का क्षेत्रफल

$= \sqrt{21(21-15)(21-7)(21-20)}$

$= \sqrt{21\times 6\times 14\times 1}$

$= \sqrt{7\times 3\times 2\times 3\times 2\times 7}$

$= \sqrt{7^2\times 3^2\times 2^2}$

$= 7\times 3\times 2 = 42$ वर्ग सेमी.

$\therefore$ समान्तर चतुर्भुज का क्षेत्रफल $= 42\times 2$

$= 84$ सेमी^{2}

57. (b) दिया है

समचतुर्भुज की एक भुजा = 10 सेमी. = AB

समचतुर्भुज का एक विकर्ण = 16 सेमी. = AC

अतः $AO = \frac{AC}{2} = \frac{16}{2} = 8$ सेमी.

अतः ΔAOB से $AB^2 = AO^2 + BO^2$

$10^2 = (8)^2 + (BO)^2$

$(BO)^2 = 10^2 - 8^2 = 100 - 64 = 36$

$\therefore BO = \sqrt{36} = 6$

$\therefore BD = BO\times 2$

$= 6\times 2$

$= 12$ सेमी.

पुनः समचतुर्भुज का क्षेत्रफल

$= \frac{\text{विकर्णों का गुणनफल}}{2}$

$= \frac{AC\times BD}{2}$

$= \frac{16\times 12}{2}$

$= 16\times 6$

$= 96$ वर्ग सेमी.

58. (d) रेखा $3x - 4y + 9 = 0$ की प्रवणता

$m = \frac{3}{4}$

इस रेखा पर लम्ब की प्रवणता सूत्र

$m_1 m_2 = -1$ से

$m_2 = \frac{1}{m_1} = -\frac{1}{\frac{3}{4}} = -\frac{4}{3}$

$x_1 = 1, y_1 = 2$

सूत्र, $y - y_1 = m(x - x_1)$ में मान रखने पर

$y - 2 = -\frac{4}{3}(x - 1)$ या, $3y - 6$

$= -4x + 4$

$\therefore 4x + 3y - 10 = 0$

59. (d) $x^2 + ax + b, x^2 + px + q$

$x^2 + ax + b = 0, x^2 + px + q = 0$

अतः दिया है, $x + k = 0$

$\therefore\ x = -k$ दोनों को संतुष्ट करेगा

$k^2 - ak + b = 0$

$k^2 - pk + q = 0$

$$\frac{k^2}{-aq + pb} = \frac{k}{b - q} = \frac{1}{-p + a}$$

$$\Rightarrow k = \frac{b - q}{a - p}$$

60. (b) प्रश्नानुसार,

$2x - 3y = 3$ ...(i)

$x + y = 4$ ...(ii)

सरल रेखा (i) एवं (ii) का कटान-बिन्दु का नियामक (3,1) है जिसकी दूरी $y = 1$ से होगी

$$2.\frac{1-1}{\sqrt{1^2}} = \frac{0}{1} = 0$$

61. (d) जिस प्रकार,

$246 = 2 + 4 + 6 = 12$]+2
$257 = 2 + 5 + 7 = 14$]+2
$358 = 3 + 5 + 8 = 16$

उसी प्रकार,

$143 = 1 + 4 + 3 = 8$]+2
$226 = 2 + 2 + 6 = 10$]+2
$237 = 2 + 3 + 7 = 12$

62. (b)

जिस प्रकार,	उसी प्रकार,
$(6)^2 = 36$	$(d)^2 = 16$
$(8)^2 = 64$	$(5)^2 = 25$
$6 + 8 = 14,$	$4 + 5 = 9,$
$14 \times 6 = 84$	$9 \times 6 = 54$

63. (b)

how Can you go → ja da ka pa – (i)

Can you come here → na ka sa ja – (ii)

Come and go → ra pa sa – (iii)

अतः here का कोड na होगा।

64. (d) जिस प्रकार 'DOCTOR' शब्द में सभी अक्षर 'ROTCOD' उल्टे क्रम में रखा गया है, इसी प्रकार 'STUDENT' का क्रम 'TNEDUTS' होगा।

65. (c) जिस प्रकार 'WORLD' शब्द को 'OWRDL' लिखा गया है, ठीक उसी प्रकार 'EARTH' शब्द को 'AERHT' लिखा जाएगा (दिए गए शब्दों को एक दूसरे के विपरीत क्रम में रखा गया है।)

66. (a) जिस प्रकार,

R O B U S T
↓ ↓ ↓ ↓ ↓ ↓
5 9 3 1 2 7

तथा

B O N E
↓ ↓ ↓ ↓
3 9 6 4

उसी प्रकार,

S O R E
↓ ↓ ↓ ↓
2 9 5 4

अतः 'SORE' शब्द को कोड भाषा में 2954 लिखा जाएगा।

(67-69)

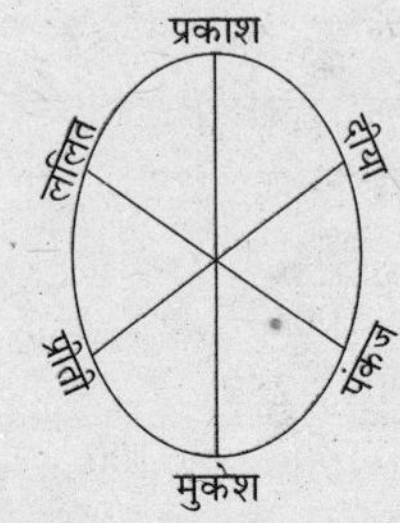

67. (d) ललित, प्रकाश के दायें बैठा है।

68. (a) पंकज के ठीक दायें दीया बैठी है।

69. (c) मुकेश के पड़ोसी प्रीति और पंकज हैं।

70. (b) प्रश्नाकृति की पहली आकृति से दूसरी आकृति में डिजाइन 180° घूम जाती है।

71. (a) **72.** (d) **73.** (d)

74. (c) अक्षर समूह OLTF को छोड़कर अन्य सभी अक्षर समूहों में सभी चारों अक्षर व्यंजन हैं। अक्षर समूह OLTF में 'O' एक स्वर है।

75. (d) तनुकरण अन्य शब्दों से भिन्न प्रतीत होता है।

76. (a) अविवाहित को छोड़कर अन्य सभी शब्द स्त्रीलिंग हैं।

77. (b) संख्या 97 को छोड़कर अन्य सभी संख्याएँ 11 की गुणज हैं।

$88 = 11 \times 8$

$132 = 11 \times 12$

$121 = 11 \times 11$

78. (c) वर्ण 'B' को छोड़कर अन्य सभी स्वर हैं। वर्ण 'B' एक व्यंजन है।

79. (c) जिस प्रकार 'ड्रामा', 'स्टेज' पर किया जाता है, उसी प्रकार 'टेनिस' 'कोर्ट' पर खेली जाती है।

80. (b)

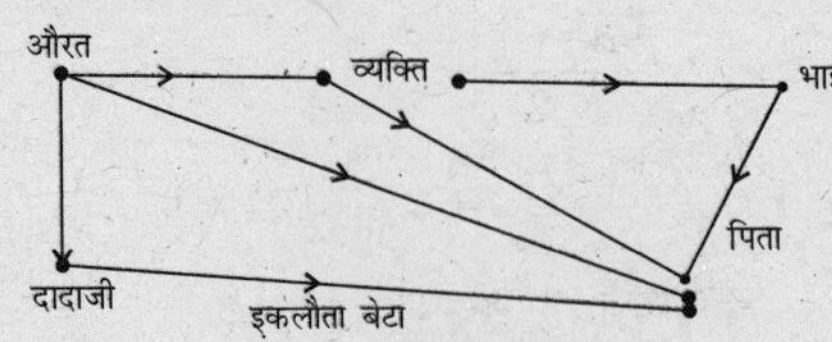

अतः औरत उस व्यक्ति की बहन है।

81. (c) अनुप्रस्थ तरंग में दो क्रमागत नजदीकी श्रृंगों के बीच की दूरी एक तरंग दैर्ध्य एवं एक श्रृंग तथा उसके नजदीकी गर्त के बीच की दूरी तरंग दैर्ध्य की आधी होती है।

82. (a) विद्युत चुम्बकीय तरंगों में विवर्तन और व्यतिकरण नहीं होता है।

83. (b) रेडियों तरंगों का प्रयोग कृत्रिम उपग्रह में संचार के लिए किया जाता है। रेडियो तरंगों की आवृत्ति सूक्ष्म तरंगों की तुलना में कम होती है। इसलिये इन तरंगों का प्रयोग टेलीविजन तथा रेडियो में संकेत संचारित करने के लिए किया जाता है।

84. (c) भोजन में ऊर्जा की माप कैलोरी में की जाती है। कैलोरी ऊष्मा की वह मात्रा है, जो 1 ग्राम जल को 1°C तापमान तक मानक वायुमण्डलीय दाब पर गर्म करने के लिए आवश्यक है। अथवा मानक वायुमण्डलीय दाब पर 1 ग्राम जल को 1°C तक गर्म करने के लिए आवश्यक ऊष्मा की मात्रा कैलोरी कहलाती है। इसका एस.आई. मात्रक जूल है। 1000 कैलोरी = 1 किलो कैलोरी, 1 कैलोरी = 4.2 जूल।

85. (c) गामा किरणों तथा एक्स-किरणों में विभिन्न समानतायें हैं, जैसे कि दोनों किरणें प्रकाश की चाल से संचार करती है, दोनों में उच्च ऊर्जा के फोटॉन होते हैं तथा दोनों विद्युत चुम्बकीय तरंगें हैं।

86. (c) लम्बी दूरी की बेतार संचार व्यवस्था में रेडियो किरणों का प्रयोग किया जाता है। यह किरणें प्रेषक द्वारा भेजी जाती है तथा आयन मंडल से परावर्तित होकर रिसीवर तक पहुँचती हैं।

87. (c) एक्स किरणें उच्च ऊर्जा वाली विद्युत चुम्बकीय किरणें है। इनकी तरंग दैर्ध्य कम होती है। एक्स किरणें उदासीन कणों, जिन्हें फोटॉन भी कहते हैं, से मिलकर बनती है।

88. (a) औद्योगिक क्षेत्रों में सल्फर डाईऑक्साइड (SO_2) अम्ल वर्षा उत्पन्न करती है।

$$SO_2 \xrightarrow{\text{ऑक्सीकरण}} SO_3$$

$$SO_3 + H_2O \rightarrow H_2SO_4$$

89. (b) महाधुंध एक गंभीर वायु प्रदूषण घटना थी जिसने लंदन को प्रभावित किया था। इससे कई लोगों की जान चली गई थी। इसका कारण वायु में SO_2 की उपस्थिति होती है, जो आर्द्रता के साथ मिलकर H_2SO_4 बनाती है। ये शीत ऋतु में सुबह के समय बनता है।

90. (b) कार्बन के आंशिक दहन के फलस्वरूप कार्बन मोनोऑक्साइड उत्पन्न होती है।

$$2C + O_2 \rightarrow 2CO$$

हर प्रकार का आंशिक दहन गाड़ियों में पेट्रोल और डीजल जलने से होता है। इसीलिए वाहनों का आंशिक दहन, CO की उत्पत्ति का कारण माना जाता है।

91. (d) पायस वह कोलॉइडी विलयन होते हैं जिसमें तरल पदार्थों का तरल माध्यम में परिक्षेपण होता हैं।

उदाहरण - मक्खन, चॉकलेट आदि।

92. (b) यदि सान्द्र सल्फ्यूरिक अम्ल की कुछ बूँदें, शर्करा पर डाली जाती हैं, तो शर्करा का रंग स्वाभाविक रूप से भूरा पड़ने लगता है तथा बाद में काला पड़ जाता है।

$$C_{12}H_{22}O_{11} + H_2SO_4 \rightarrow 12C + 11H_2O$$

93. (c) सोडियम बाइ कार्बोनेट $NaHCO_3$ बेकिंग सोडा के नाम से जाना जाता है। इसका अग्निशामक यंत्र में CO_2 बनाने के लिये भी प्रयोग किया जाता है।

94. (d) एसिटिक अम्ल का प्रयोग सिरका बनाने में किया जाता है। एसिटिक अम्ल के 5-10% तनु विलयन को सिरका कहते हैं।

नोट: शुद्ध एसिटिक अम्ल को ''ग्लेशियल एसिटिक अम्ल'' के नाम से जाना जाता है।

95. (d) टेबल शर्करा एक प्रकार की सुक्रोज़ शर्करा है। सुक्रोज़ एक डाईसैकेराइड शर्करा है, जो ग्लूकोज़ और फ्रक्टोज़ से मिलकर बना होता हैं, टेबल शर्करा को बीट-शर्करा या रिफाइंड शर्करा भी कहते हैं।

96. (c) विटामिन-B_2 का रासायनिक नाम राइबोफ्लेविन है। यह जल में घुलनशील विटामिन है। यह दुग्ध उत्पादों, केला एवं हरी सेम से प्राप्त होता है। विटामिन B_2 की कमी से एरीबोफ्लेवीनोसिस एवं कोणीय स्टेमेटोटाइस होता हैं।

97. (c) हाइड्रोक्लोरिक अम्ल या आमाशय-रस ऑक्सीनटिक कोशिका से स्रावित होता है। हाइड्रोक्लोरिक अम्ल जीवाणुओं को मारता है तथा प्रोटीन के पाचन में मदद करता है।

98. (b) विटामिन-C किसी भी पशु-खाद्य में नहीं पाया जाता, यह मुख्यत: खट्टे फलों में पाया जाता है। विटामिन-C जल में घुलनशील विटामिन है, इसका रासायनिक नाम एस्कॉर्बिक अम्ल है। जिसकी कमी से स्कर्वी रोग होता है।

99. (b) मैंगिफेरा इंडिका आम का वैज्ञानिक नाम है।

फुल–एनाकार्डियेसी गज–सैपिन्डेल्स

100. (c) ग्लाइकोज़न यकृत कोशिकाओं और माँसपेशी कोशिकाओं द्वारा बनाया और संचय किया जाता है। ग्लाइकोज़न कार्बोहाइड्रेट का पॉलिसेकेराइड रूप है। ग्लाइकोज़न पशुओं और मानव-कोशिकाओं में ग्लूकोज़ का मुख्य भंडारण है।

❑❑❑

RRB
पैरा-मेडिकल स्टाफ भर्ती परीक्षा
प्रैक्टिस सेट-8

सम्बन्धित विषय

1. 'Hypothesis एक Prediction है'- यह कथन किसका है?
(a) फ्लोरेंस नाइटेंगल (b) करलिंगर
(c) न्यूमन (d) सिग्मंड फ्रायड

2. रेंडम सेम्पलिंग का सबसे सरल तरीका है–
(a) टेबल (b) लॉटरी
(c) लिस्ट (d) रॉ

3. GNM से आप क्या समझते हैं?
(a) General Nursing Midurifery
(b) Gross Nursing Midurfiery
(c) General Nursing Menual
(d) Gross Nursing Manual

4. नर्सिंग से जुड़ा सबसे पुराना साहित्य कौन- सा है?
(a) हास्पिटल लिटरेचर इंडेक्स
(b) इंडेक्स मेडिकस
(c) नर्सिंग स्टडीज इंडेक्स
(d) इंटरनेशनल नर्सिंग इंडेक्स

5. 'सेम्पल' का चिन्ह है–
(a) P (b) n
(c) q (d) S

6. बच्चे की किस आयुकाल में लम्बाई वजन की तुलना में बढ़ने लगती है?
(a) 6 माह (b) 2 साल
(c) 4 साल (d) 5 साल

7. गंभीर निर्जलीकरण की अवस्था में शिशु का वजन कितने प्रतिशत कम हो जाता है?
(a) 5 (b) 10
(c) 15 (d) 20

8. शिशु के आहार में दूध के अतिरिक्त आहार को किस आयु में शामिल करना चाहिए?
(a) 4 माह (b) 6 माह
(c) 7 माह (d) 5 माह

9. विश्व स्वास्थ्य संगठन के अनुसार ORS में सोडियम बाई कार्बोनेट की मात्रा कितनी होती है?
(a) 3.5 ग्राम (b) 2.5 ग्राम
(c) 1.5 ग्राम (d) 0.5 ग्राम

10. माँ का दूध बच्चे के लिए क्यों लाभप्रद होता है?
(a) सस्ता होता है
(b) बनाना नहीं पड़ता
(c) पचाने में आसान होता है
(d) उपरोक्त सभी

11. स्वयं की क्षमताओं का आकलन कहलाता है–
(a) सुझाव (b) परीक्षण
(c) परामर्श (d) दिशा-निर्देश

12. पाठ-प्लान में क्या विशेषता होनी चाहिए?
(a) विषय पर आधारित
(b) कक्षा पर आधारित
(c) शिक्षक पर आधारित
(d) छात्रों पर आधारित

13. प्रतियोगिता शब्द का क्या अभिप्राय है?
(a) मतभेद
(b) समझौता
(c) लाभ एवं प्रतिस्पर्धा में भाग लेना
(d) आगे बढ़ना

14. वह परामर्श जिसमें व्यक्ति को एक ही समस्या के कई सुझाव दिए जाते हैं ———— उसे परामर्श कहते है।
(a) नॉन-डायरेक्टिव काउंसलिगं
(b) डायरेक्टिव काउंसलिंग
(c) इलेक्टिव काउंसलिंग
(d) उपर्युक्त में से कोई नहीं

15. शिक्षक अध्यापक पद्वति निम्न में से एक है–
(a) सूक्ष्म शिक्षण
(b) क्लीनिकल शिक्षण
(c) कक्षा शिक्षण
(d) मेक्रो शिक्षण

16. वह प्रसव जिसमें काफी तकलीफ होती है, कहलाता है–
(a) गेस्टेशन (b) डिस्टोशिआ
(c) जिनोटोलियां (d) फेटेशन

17. मुख्यत: प्लासेन्टा में संग्रहित खून की मात्रा कितनी होती है?
(a) 100 मि.ली. (b) 700 मि.ली.
(c) 500 मि.ली. (d) 1000 मि.ली.

18. गर्भावस्था के दौरान कुल कितने लौह की आवश्यकता होती है?
(a) 500 मि.ग्रा (b) 1000 मि.ग्रा
(c) 2 किलो ग्राम (d) 1.5 किलो ग्राम

19. गर्भ परीक्षण के लिए कौन-सा पदार्थ (Radio active) इस्तेमाल किया जाता है?
(a) Ra197 (b) I-125
(c) Co60 (d) C-6

20. गर्भावस्था के दौरान एक स्त्री के पाचन तंत्र पर क्या प्रभाव पड़ता है?
(a) GIT की Motility कम हो जाती
(b) Peristalsis बढ़ जाती है
(c) Sercetion बढ़ जाता है
(d) मांसपेशियों मे खिचाव कम हो जाता है

सामान्य ज्ञान

21. अरबियों ने मुल्तान को क्या नाम दिया था?
(a) सौंदर्य नगरी
(b) सम्पदा नगरी
(c) स्वर्ण नगरी
(d) गुलाबी नगरी

22. निम्नलिखित में से कौन-सी पुस्तक राष्ट्रकूट के राजा अमोघवर्ष ने लिखी थी?

(a) आदिपुराण (b) गणितसार संग्रह
(c) साकतायन (d) कविराजमार्ग

23. एलोरा में कैलाशनाथ मंदिर का निर्माण किसने किया?

(a) राजेन्द्र I (b) महेन्द्र वर्मन I
(c) कृष्णा I (d) गोविन्दा I

24. द्वितीय पांड्यन साम्राज्य के भूमि माप का उल्लेख किसमें किया गया है?

(a) थलवईपुरम ताँबे की प्लेटों
(b) उत्तिरमेरू शिलालेख
(c) कुडुमियमलई शिलालेख
(d) कसाकुडी ताँबे की प्लेटों

25. सातवाहन का सबसे बड़ा शासक कौन था?

(a) शातकर्णी I
(b) गौतमीपुत्र शातकर्णी
(c) सिमुक
(d) हाला

26. कैक्टस का उल्लेख किस रूप में किया जाता है?

(a) जलोद्भिद (b) समोद्भिद
(c) मरुद्भिद (d) अधिपादप

27. निम्नलिखित में से क्या नवीकरण योग्य संसाधन नहीं है?

(a) थोरियम (b) भूतापीय ऊष्मा
(c) ज्वार शक्ति (d) विकिरण ऊर्जा

28. निम्नलिखित में से कौन-सा कथन सही है?

(a) महादेव पहाड़ियाँ मैकला पहाड़ी के पश्चिम में हैं।
(b) महादेव पहाड़ियाँ कर्नाटक पठार का हिस्सा हैं।
(c) महादेव पहाड़ियाँ छोटानागपुर पठार के पूर्व में हैं।
(d) महादेव पहाड़ियाँ अरावली पर्वत श्रेणी का हिस्सा हैं।

29. निम्नलिखित में से कौन-सा जोड़ा सही नहीं हैं?

(a) हेविआ वृक्ष - ब्राजील
(b) सुमात्रा तूफान - मलेशिया
(c) काजन नदी - बोरनिओ
(d) डेक्के टोबा मत्स्य - ब्राजील

30. निम्नलिखित में से कौन-सा संसाधन नवीकरण योग्य है?

(a) यूरेनियम (b) कोयला
(c) इमारती लकड़ी (d) प्राकृतिक गैस

31. निम्नलिखित में से कौन विश्व का पहला लैपटाप कंप्यूटर बाजार में लाया?

(a) हेवलेट पैकार्ड
(b) इप्सन
(c) लैप्लिक ट्रैवलिंग सॉफ्टवेयर इंक
(d) माइक्रोसॉफ्ट

32. पीतल में क्या होता है?

(a) ताँबा और जिंक
(b) ताँबा और टिन
(c) ताँबा और चाँदी
(d) ताँबा और निकल

33. लोहे का सबसे शुद्ध वाणिज्यिक रूप क्या है?

(a) कच्चा लोहा (b) इस्पात
(c) जंगरोधी इस्पात (d) पिटवाँ लोहा

34. यशद-लेपन में लोहे पर किसकी परत चढ़ाई जाती है?

(a) ताँबा (b) जस्ता
(c) टिन (d) निकल

35. मृदा अपरदन को किससे रोका जा सकता है?

(a) पक्षियों की संख्या बढ़ाकर
(b) वनरोपण द्वारा
(c) वनस्पति हटाकर
(d) अतिचारण द्वारा

36. वायु प्रदूषण के प्राकृतिक स्रोत कौन-से हैं?

(a) दावानल
(b) ज्वालामुखी उद्गार
(c) आँधी-अंधड़
(d) सूखी पत्तियों को जलाने से निकलने वाला धुआँ

37. नेशनल फैमिली हेल्थ सर्वे 3 के अनुसार, भारत में स्वास्थ्य देखभाल का मुख्य स्रोत चिकित्सा का निजी क्षेत्र है—

(a) शहरी क्षेत्र के 50% कुटुम्बों का
(b) शहरी क्षेत्र के 60% कुटुम्बों का
(c) शहरी क्षेत्र के 70% कुटुम्बों का
(d) शहरी क्षेत्र के 80% कुटुम्बों का

38. पंद्रहवीं आसियान-भारत शिखर बैठक कहाँ सम्पन्न हुई है?

(a) बैंकॉक (b) सिंगापुर
(c) जकार्ता (d) मनीला

39. विदेशी मुद्रा जिससे त्वरित प्रवास की प्रवृत्ति होती है, कहलाती है-

(a) गर्म मुद्रा (b) स्वर्ण मुद्रा
(c) सुलभ मुद्रा (d) दुर्लभ मुद्रा

40. प्रकाश जावड़ेकर ने टेक्नोलॉजी का लाभ उठाने तथा गुणवत्ता पूर्ण शिक्षा को बढ़ावा देने के लिए हाल ही में किस सरकारी अभियान की शुरुआत की है?

(a) ऑपरेशन डिजिटल बोर्ड
(b) मिशन टेक्निकल एजुकेशन
(c) ऑपरेशन करेक्टिव एजुकेशन
(d) टेक शिक्षा मिशन

अंकगणितीय क्षमता

41. 20 सेमी. व्यास वाले एक वृत्त के केंद्र की विपरीत दिशाओं में स्थित दो जीवाओं की लंबाई क्रमशः 16 सेमी. और 12 सेमी. हैं, तो उनके बीच दूरी है—

(a) 14 सेमी. (b) 12 सेमी.
(c) 10 सेमी. (d) 8 सेमी.

42. O ΔPQR का अंतः केंद्र है और $\angle P = 30°$, तो $\angle QOR$ का मान है—

(a) 90° (b) 110°
(c) 105° (d) 100°

43. यदि दो समरूप त्रिभुजों के क्षेत्रफलों का अनुपात 4 : 9 है, तो उनकी संगत पार्श्वों का अनुपात है—

(a) 2 : 3 (b) 3 : 2
(c) 4 : 9 (d) 9 : 4

44. P का मान क्या है, यदि $4^{2P} = \frac{1}{16}$?

(a) –2 (b) –1
(c) 1 (d) 2

45. 20 और 60 के बीच सभी अभाज्य संख्याओं का योगफल है—

(a) 320 (b) 326
(c) 357 (d) 363

46. X एक काम को 6 दिन में कर सकता है, जबकि X और Y मिलकर उसे $1\frac{1}{2}$ दिन में पूरा कर सकते हैं। Y अकेला उस काम को पूरा करने के लिए कितना समय लेगा?

(a) 2 दिन (b) 4 दिन
(c) $4\frac{1}{2}$ दिन (d) 3 दिन

47. 8 आदमी एक गड्ढा 20 दिन में खोद सकते हैं। यदि एक आदमी एक लड़के से आधा काम अधिक करता है, तो 4 आदमी और 9 लड़के उसी गड्ढे को कितने दिन में खोदेंगे?

(a) 15 दिन (b) 10 दिन
(c) 12 दिन (d) 16 दिन

48. एक पंखे का अंकित मूल्य ₹150/- है, 20% की छूट के साथ। ग्राहक को कितनी अतिरिक्त छूट दी जाए कि वास्तविक कीमत ₹108/- हो जाए?

(a) 10% (b) 12%
(c) 8% (d) 20%

49. एक व्यक्ति ₹12,250 प्रति माह कमाता है और उस महीने में वह ₹8,125 खर्च करता है। उसके द्वारा बचाई गई और खर्च की गई राशि का अनुपात क्या है?

(a) 33 : 65 (b) 65 : 98
(c) 33 : 98 (d) 98 : 65

50. पिता और पुत्र की वर्तमान आयु का योगफल 80 वर्ष है। 4 वर्ष पूर्व उनकी आयु का अनुपात 2 : 1 था। पिता की वर्तमान आयु होगी–

(a) 25 (b) 52
(c) 53 (d) 62

51. दो पासे को फेंकने पर अंकों के योग 8 आने की सम्भावना है–

(a) $\frac{3}{14}$
(b) $\frac{5}{36}$
(c) $\frac{1}{2}$
(d) इनमें से कोई नहीं

52. कितने अंश का कोण अपने सम्पूरक का दुगुना होगा?

(a) 65° (b) 75°
(c) 120° (d) 130°

53. तीन संख्याएँ 3 : 2 : 5 के अनुपात में हैं तथा उनके वर्गों का योगफल 1862 के बराबर है, तो मध्य की संख्या है–

(a) 14 (b) 10
(c) 8 (d) 3

54. $(889)^{378}$ का इकाई अंक होगा–

(a) 4 (b) 3
(c) 2 (d) 1

55. किसी समचतुर्भुज की भुजाओं के क्रमागत (Consecutive) मध्य-बिन्दुओं को जोड़ने वाली आकृति सदैव क्या होगी?

(a) आयत (b) समलम्ब
(c) वर्ग (d) समचतुर्भुज

56. यदि $p = 102$, तो $p(p^2 - 6p + 12)$ का मान बताइए–

(a) 1000008 (b) 10000008
(c) 999992 (d) 9999992

57. यदि $3(a^2 + b^2 + c^2) = (a + b + c)^2$ और a, b, c शून्येतर वास्तविक संख्याएँ हैं, तो

(a) $a + b = c$ (b) $a + c = b$
(c) $b + c = a$ (d) $a = b = c$

58. उस समषट्भुज का क्षेत्रफल क्या होगा, जिसकी प्रत्येक भुजा 9 सेमी. है?

(a) 202.5 वर्गसेमी.
(b) 210.40 वर्गसेमी.
(c) 203.50 वर्गसेमी.
(d) 215.30 वर्गसेमी.

59. 4, 7, x और 9 का समान्तर माध्य 7 है, तो x का मान ज्ञात करें–

(a) $\frac{25+x}{3}$ (b) 6
(c) 8 (d) 4

60. ABOUT शब्द के अक्षरों को Randomly व्यवस्थित किया जाता है। सभी स्वर अक्षरों के विषम-स्थान पर रहने की प्राथमिकता क्या है?

(a) $\frac{1}{10}$ (b) $\frac{1}{16}$
(c) $\frac{4}{7}$ (d) $\frac{3}{13}$

सामान्य बुद्धिमत्ता

निर्देश (61-62): नीचे दिए हुए प्रत्येक प्रश्न में विकल्पों में से वह सेट चुनिए जो दिए हुए सेट की तरह है।

61. दिया हुआ सेट : 23, 29, 37

(a) 31, 37, 49 (b) 41, 47, 53
(c) 13, 15, 17 (d) 71, 21, 29

62. दिया हुआ सेट : 81, 77, 69

(a) 75, 71, 60 (b) 57, 53, 44
(c) 56, 52, 44 (d) 64, 61, 53

63. प्रताप अपने विद्यालय से प्रारम्भ करके पूर्व की ओर 7 किमी. जाता है। वह बायीं ओर मुड़कर 4 किमी. चलता है, फिर दायीं ओर मुड़कर 2 किमी. जाता है, वह फिर दायीं ओर मुड़कर 3 किमी. जाता है। वह अब किस दिशा की ओर मुँह किए हुए है?

(a) पश्चिम (b) दक्षिण
(c) उत्तर (d) पूर्व

64. विजय दक्षिण की ओर 12 किमी. यात्रा करता है, फिर दायीं ओर मुड़कर 10 किमी. यात्रा करता है, फिर दायीं ओर मुड़कर 12 किमी. यात्रा करता है। विजय प्रारम्भिक स्थान से कितनी दूरी पर है?

(a) 10 किमी. (b) 22 किमी.
(c) 44 किमी. (d) 12 किमी.

65. यदि 45 आदमी 12 घंटे प्रतिदिन काम करके किसी काम को 30 दिन में पूरा कर सकते हैं, तो 60 आदमी उसी काम को 10 घंटे प्रतिदिन काम करके कितने दिन में पूरा कर लेंगे?

(a) 31 (b) 29
(c) 25 (d) 27

66. पासे की चार स्थितियाँ नीचे दी गई हैं– 1 की प्रतिकूल स्थिति की संख्या ज्ञात कीजिए।

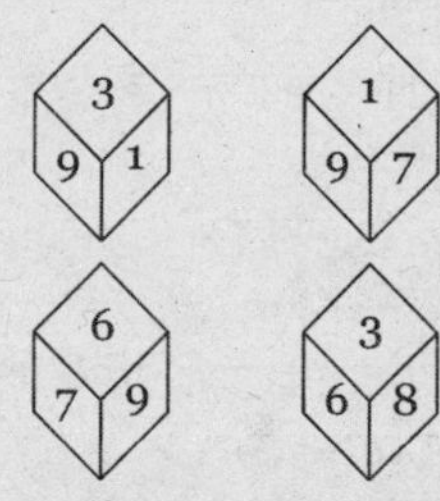

(a) 6 (b) 3
(c) 8 (d) 9

67. निम्नलिखित में से कौन-सा डायग्राम शिक्षक, पुरुष और महिलाओं के बीच सर्वाधिक संबंध को दर्शाता है?

(a) (b)

(c) (d)

68. निम्नलिखित में से कौन-सा डायग्राम अपराधी, पॉकेटमार और आगजनी करने वाले के बीच सर्वाधिक संबंध को दर्शाता है?

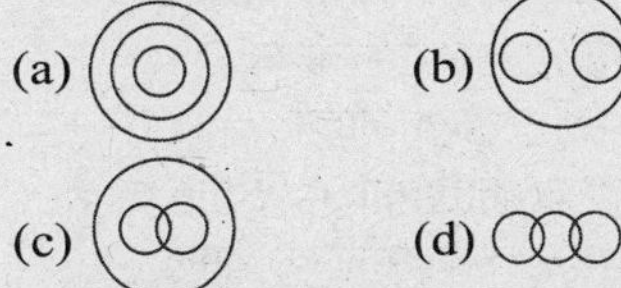

(a) (b)

(c) (d)

69. निम्नलिखित आकृति का अध्ययन कीजिए और जो व्यक्ति शिक्षित हैं और रोजगार में हैं, किंतु स्थायी नहीं हैं, उन्हें दर्शाने वाला क्षेत्र ज्ञात कीजिए–

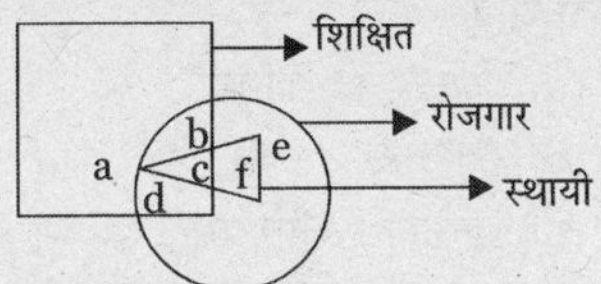

(a) a, c (b) a, b, c
(c) b, d (d) a, d, c

70. एक अस्पताल में हमेशा होता है–
(a) डॉक्टर (b) कमरा
(c) टेलीफोन (d) नर्स

71. एक मरुस्थल में हमेशा होता है–
(a) ऊँट (b) पवन
(c) रेत (d) ताप

72. मेरा भाई मुझसे 562 दिन बड़ा है। जबकि मेरी बहन उससे 75 सप्ताह बड़ी है। यदि मेरी बहन मंगलवार को पैदा हुई तो मेरा जन्म किस दिन हुआ था–
(a) बृहस्पतिवार (b) शुक्रवार
(c) सोमवार (d) बुधवार

73. किसी साधारण वर्ष के कौन-से दो महीने समान होते हैं?
(a) अप्रैल, जुलाई
(b) अप्रैल, दिसंबर
(c) जनवरी, अक्टूबर
(d) जून, अक्टूबर

74. यदि परसों सोमवार था, तो परसों कौन-सा दिन होगा?
(a) बुधवार (b) शुक्रवार
(c) शनिवार (d) रविवार

75. प्रश्न-आकृतियां

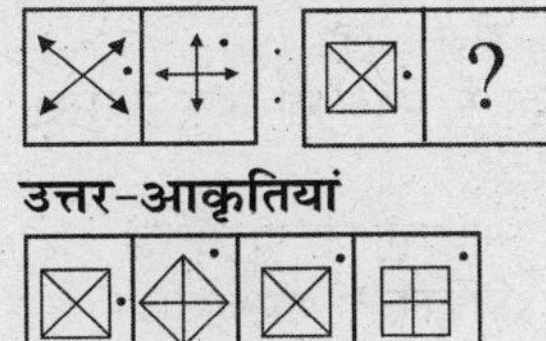

उत्तर-आकृतियां

(a) (b) (c) (d)

76. प्रश्न-आकृति

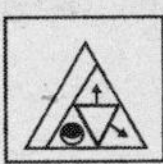

उत्तर-आकृतियां

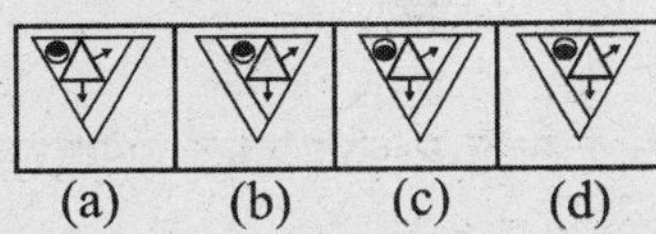

(a) (b) (c) (d)

निर्देशः (प्रं. सं. 77) नीचे दिए गए प्रश्न में एक प्रश्न आकृति तथा चार उत्तर आकृतियां दी गईं हैं, उत्तर आकृतियों में से एक ऐसी उत्त. राकृति का चयन कीजिए, जिसमें प्रश्न-आकृति का दर्पण प्रतिबिम्ब बना हो।

77. प्रश्न-आकृति

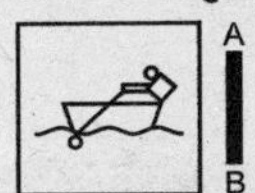

उत्तर-आकृतियां

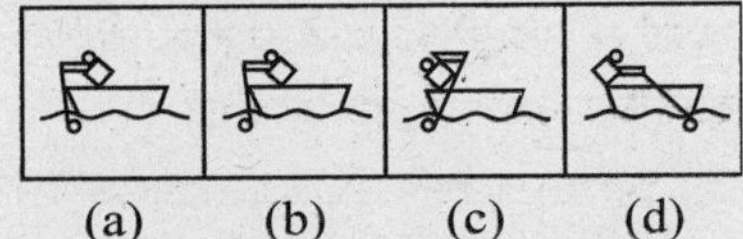

(a) (b) (c) (d)

78. निम्नलिखित प्रश्न में दिए गए विकल्पों में से संबंधित शब्द को चुनिए–
प्राकृतिक : कृत्रिम :: कपास :?
(a) ऊन (b) नायलॉन
(c) रेशम (d) जूट

79. रुचि का परिचय देते हुए मुकेश ने कहा कि "उसके पिताजी मेरे पिता जी के इकलौते पुत्र है" तो बताइए मुकेश रुचि से किस प्रकार संबंधित है?
(a) पिता (b) चाचा
(c) भाई (d) मामा

80. यदि प्रदीप, राजीव का भाई है और रोशन राजीव का भाई है प्रदीप हरी का भाई है, तब निम्नलिखित कथनो में से कौन-सा कथन निश्चित रूप से सत्य है?
(a) प्रदीप रोशन का भाई है।
(b) हरी प्रसाद का भाई है।
(c) राजीव रोशन का भाई है।
(d) राजीव हरी का भाई है।

सामान्य विज्ञान

81. किसी वस्तु का आवर्धित और आभासी प्रतिबिंब प्राप्त करने के लिए प्रयोग किया जाता है–
(a) समतल दर्पण (b) उत्तल दर्पण
(c) अवतल दर्पण (d) अवतल लेंस

82. जब एक गतिशील कार अचानक रुकती है, तो उसमें बैठा यात्री आगे की ओर झुक जाता है। क्यों–
(a) अपकेन्द्रीय बल
(b) विराम जड़त्व
(c) गति जड़त्व
(d) गुरुत्वाकर्षण बल

83. वे पदार्थ जो अनन्त/अति विद्युत प्रतिरोधकता रखते हैं। वे कहलाते हैं–
(a) चालक
(b) अवरोधक
(c) प्रतिरोधक
(d) वैद्युत अपघट्य (इलेक्ट्रोलाइट)

84. घर के छत से पत्थर को सतह की ओर गिराया जाता है। पत्थर की गतिज ऊर्जा अधिकतम होगी–
(a) गिराने के तुरन्त बाद
(b) जब यह आधी दूरी तय कर चुका है
(c) सतह पर पहुँचने से तुरन्त पहले
(d) जब यह सतह पर स्पर्श करता है

85. निम्न में किस संदर्भ में गतिज ऊर्जा का उपयोग कार्य क्षमता के रूप में होता है?
(a) दूरी तय करने के लिए साइकिल में पैंडल मारना
(b) दूरी तय करने के लिए कार चलाना
(c) वायु चक्की (विंड मिल) द्वारा गेहूँ पीसना
(d) झील में नाव खेना या चलाना

86. निम्नलिखित में कौन-सा ऊर्जा स्रोत भारत के ऊर्जा उत्पादन क्षेत्र में बड़ी हिस्सेदारी रखता है?
(a) परमाणु ऊर्जा
(b) तापीय ऊर्जा
(c) जल ऊर्जा
(d) पवन ऊर्जा

87. तारे के अक्षय या अनंत ऊर्जा स्त्रोत का कारण है–
(a) हाइड्रोजन या हीलियम में परिवर्तन
(b) हीलियम का हाइड्रोजन में परिवर्तन
(c) रेडियोसक्रिय तत्वों का क्षय
(d) ऑक्सीजन की अधिकता

88. निम्नलिखित में से कौन-सी अक्रिय गैस यौगिक बनाने में सक्षम है?
(a) हीलियम (b) ऑर्गन
(c) जीनॉन (d) क्रिप्टॉन

89. गुब्बारों में कौन-सी गैस भरी होती है–
(a) हाइड्रोजन
(b) हीलियम
(c) कार्बन डाईऑक्साइड
(d) ऑक्सीजन

90. ....लोहे को कार्बन तथा क्रोमियम, निकिल तथा मैंगनीज जैसी धातुओं के साथ मिलाकर बनती है।
(a) जहाज (b) स्टेनलेस स्टील
(c) जंग (d) ओजोन

91. कांसा मिश्र धातु के मुख्य घटक क्या है?
(a) तांबा तथा जस्ता
(b) तांबा तथा टिन
(c) जस्ता तथा निकिल
(d) एल्युमीनियम तथा निकिल

92. इलेक्ट्रॉन का विरोधी कण है:–
(a) पॉजिट्रॉन
(b) प्रोटॉन
(c) एल्फा कण
(d) बीटा कण

93. साबुन में कौन-सा क्षार उपस्थित होता है?
(a) सोडियम हाइड्रॉक्साइड
(b) सिलिकॉन डाइऑक्साइड
(c) कैल्शियम हाइड्रॉक्साइड
(d) अमोनियम हाइड्रॉक्साइड

94. निम्नलिखित में से अधिकतम द्रव्यमान किसका होगा?
(a) इलेक्ट्रॉन
(b) प्रोटॉन
(c) न्यूट्रॉन
(d) हाइड्रोजन नाभिक

95. निम्न में से कौन एकल पोषीय परजीवी है?
(a) हाइड्रा (b) फैसिओला
(c) एस्केरिस (d) केंचुआ

96. इनमें से कौन संयोजी ऊतक नहीं है?
(a) वसा ऊतक
(b) कॉम्पैक्ट अस्थि
(c) हृदय की पेशियां
(d) संयोजक ऊतक

97. क्षय-रोग किसके कारण होता है?
(a) मायकोबैक्टीरिया एवोनिन
(b) स्टेफाइलोकोकस
(c) माइकोबैक्टीरियम
(d) स्टेप्टोकोकस

98. उभयचर (एम्फीवियन) शब्द का अर्थ क्या है?
(a) त्रिस्तरीय जीवन
(b) चर्तुस्तरीय जीवन
(c) द्विस्तरीय जीवन
(d) एकल जीवन

99. एक कोशिका में डी.एन.ए. है–
(a) कार्बोक्सीलिक अम्ल
(b) न्यूक्लिक अम्ल
(c) अमीनो अम्ल
(d) वसीय अम्ल

100. पांच जगत वर्गीकरण सिद्धान्त किसने दिया?
(a) आर.एच. विटेकर
(b) जॉन रे
(c) केरोलस लीनियस
(d) एच.एफ. कॉपलेण्ड

उत्तर (हल/संकेत)

1. (b)	**2.** (b)	**3.** (a)	**4.** (b)
5. (b)	**6.** (b)	**7.** (c)	**8.** (c)
9. (b)	**10.** (c)	**11.** (b)	**12.** (d)
13. (d)	**14.** (b)	**15.** (a)	**16.** (b)
17. (c)	**18.** (b)	**19.** (b)	**20.** (a)

21. (c) 'जवाहर-अल-बहूर' (प्रसिद्ध अरबी इतिहास) के लेखक ने अपनी पुस्तक में लिखा है कि मध्य काल में मुल्तान को 'हाउस ऑफ गोल्ड' के नाम से जाना जाता था। इबन खुर्दबा (Iban Khurdaba) ने भी अपनी पुस्तक ''द बुक ऑफ रोड्स एंड किंगडम्स'' में सिटी ऑफ गोल्ड के रूप में मुल्तान का वर्णन किया है।

22. (d) प्रसिद्ध राष्ट्रकूट शासक 'नृपतुंग' अमोघवर्ष प्रथम ने 'कविराजमार्ग' (अर्थात् 'कवियों के लिए शाही मार्ग') की रचना की थी। यह कन्नड़ भाषा में व्याकरण, काव्यशास्त्र और साहित्य-शास्त्र पर लिखी गई आरंभिक पुस्तकों में से एक है। इसकी रचना लगभग 850 ई. के आसपास की गई थी।

23. (c) 8वीं शताब्दी में राष्ट्रकूट शासक कृष्ण प्रथम द्वारा कैलाश मन्दिर का निर्माण करवाया गया था। केवल एक चट्टान के पत्थरों को काटकर इस मन्दिर का निर्माण किया गया था, इसमें 34 मठ भी शामिल हैं। इस मन्दिर को एलोरा की गुफाएँ के नाम से भी जाना जाता है। यह द्रविड़ियन वास्तुकला का सर्वश्रेष्ठ उदाहरण है।

24. (a) पाण्ड्यन (Pandyan) शासकों द्वारा 1018 और 1054 ई. के दौरान थलवईपुरम (Thalavaipuram) नामक ताँबे की प्लेट लाई गई थी, भूमि प्रणाली या वृहद् लहर इत्यादि के रूप में इसका वर्णन किया गया है। उदाहरण के लिए राजा द्वारा ब्राह्मण को भूमि प्रदान करने का वर्णन छठी योग्यता के रूप में किया गया है। कसकुदी (Kasakudi) प्लेटों और उत्तरमेरुर (Uthiramerur) अभिलेख का संबंध क्रमशः पल्लव और चोल राजवंशों से है।

25. (b) इतिहासकारों द्वारा गौतमीपुत्र शातकर्णी (78-102 ई.) को सातवाहन शासकों में सबसे महान शासक माना जाता है। उन्होंने यवनों, शाक्यों और पल्लवों को पराजित कर सातवाहन वंश के प्राचीन गौरव की पुनः स्थापना की थी। उन्होंने दो अश्वमेघ यज्ञों का आयोजन किया था।

26. (c) कैक्टस (नागफनी) एक मरुद्भिद पादप है। इसकी विशेषता है कि यह गर्म और शुष्क पर्यावरण में अपना अस्तित्व बनाए रखता है। मरुद्भिद (Xerophytes) पौधे ऐसे पौधे हैं जो मरुस्थल या बर्फ से ढके हुए अल्प्स (Alps) या आर्कटिक क्षेत्रों में पाए जाते हैं और कम पानी मिलने पर भी वातावरण में अपना अस्तित्व बनाए रखते हैं।

27. (a) जैविक संसाधन एक नवीनीकरणीय संसाधन है। जैविक पुनरुत्पादन या अन्य प्राकृतिक विधियों द्वारा उपयोग-अवधि की तुलना में एक निश्चित समय में जैविक संसाधनों का पुनर्निर्माण किया जा सकता है। इसके उदाहरणों में सौर ऊर्जा, पवन ऊर्जा, ज्वारीय ऊर्जा, ताप ऊर्जा इत्यादि शामिल हैं।

28. (a) मध्य प्रदेश में स्थित महादेव (Mahadeo) पहाड़ियों की श्रृंखला सतपुड़ा श्रेणी के मध्यवर्ती भाग का निर्माण करती है। ये पहाड़ियाँ मैकल (Maikal) पहाड़ियों के पश्चिम में स्थित हैं, प्रमाण के रूप में इन्हें नीचे दिए गए मानचित्र में दर्शाया गया है।

29. (d) इंडोनेशिया की प्रसिद्ध मछली डेक्के टोबा (Dekke Toba) टोबा नामक झील में पाई जाती हैं। टोबा एक ज्वालामुखीय झील है जो सुमात्रा द्वीप के उत्तरी भाग के मध्य में स्थित है। यह इन्डोनेशिया की सबसे बड़ी ज्वालामुखीय झील भी है।

30. (c) वनरोपण के समान इमारती लकड़ी एक नवीनीकरणीय संसाधन है, जिसे रोपा जाता है और बाद में कागज बनाने के लिए काट लिया जाता है। लम्बे समय से हम इमारती लकड़ी की खेती करते रहे हैं, इसलिए इसे धारणीय संसाधन भी कहते हैं। जीवाश्म ईंधन जैसे कोयला, पेट्रोलियम और प्राकृतिक गैस इत्यादि अनवीनीकरणीय संसाधन हैं।

31. (b) नवम्बर 1981 में की गई घोषणा के अनुसार, इप्सन एच एक्स- 20 (इसे एच सी- 20 के नाम से भी जाना जाता है।) को प्रथम लैपटॉप कम्प्यूटर के नाम से जाना जाता है, यद्यपि विश्व में पहला लैपटॉप कम्प्यूटर 1983 में बेचा गया था। बिजनेस वीक मैगजीन ने इस घटना को 'पर्सनल कम्प्यूटर के क्षेत्र में चौथी क्रांति' की संज्ञा दी थी।

32. (a) ताँबे और जस्ते के मिश्रधातु से पीतल का निर्माण होता है. ताँबे और जस्ते के विभिन्न अनुपातों के मिश्रण से विभिन्न गुणधर्मों वाले पीतल की विशिष्ट श्रेणियों का निर्माण किया जा सकता है। ताँबे और टिन के मिश्रण से काँसे का निर्माण होता है।

33. (d) पटवाँ लोहा (Wrought iron) और आघातवर्ध्य (malleable) लोहा व्यापारिक लोहे का सबसे शुद्ध रूप है इसमें कार्बन की मात्रा केवल 0.12-0.25% और सल्फर (S), मैंगनीज (Mn), फास्फोरस (P) और सिलिकन (Si) के अशुद्धियों की मात्रा कम (लगभग 0.3%) होती है। आयरन-ऑक्साइड (Fe_2O_3) के साथ ढलवाँ लोहा और रद्दी (Scrap) लोहे को परावर्तन (reverberatory) भट्ठी में गलाकर इसका निर्माण किया जाता है। कार्बन (C), सिलिकन (Si), फास्फोरस (P) इत्यादि के अधिकांश ऑक्सीकरणों (Oxidizes) को रॉलिंग द्वारा हटाया जाता है।

34. (b) जंग लगने से बचाने के लिए लोहे या इस्पात पर रक्षात्मक जस्ता चढ़ाने की प्रक्रिया गैल्वेनाइजेशन (यशदीकरण) कहलाती है। जस्ता चढ़ाने की सर्वसामान्य विधि हॉट-डिप गैल्वनाइजेशन है। इसके अंतर्गत लोहे या इस्पात को पिघले हुए जस्ते में डुबो दिया जाता है।

35. (b) वर्षा द्वारा मिट्टी के बह जाने या वायु द्वारा मिट्टी के अपरदन होने की प्रक्रिया मृदा अपरदन कहलाती है। वनरोपण या पेड़-पौधे लगाकर मृदा अपरदन को रोका जा सकता है क्योंकि पेड़-पौधों की जड़ें मृदा को मजबूती से जकड़े रहती हैं। इस प्रकार, अत्यधिक पेड़-पौधे लगाकर मृदा अपरदन को रोका जा सकता है क्योंकि पेड़-पौधों की जड़ें मृदा को कटने या बहने नहीं देती।

36. (b) वायु प्रदूषण के प्राकृतिक स्रोतों में धूल के कण, महासागरों का लवणीय कण, ज्वालामुखी विस्फोट, हाइड्रोजन सल्फाइड के प्राकृतिक स्रोत इत्यादि शामिल हैं। ज्वालामुखी विस्फोट से बड़ी मात्रा में निकलने वाली गैसें और राख आसमान को काला कर देती है और वर्षों तक वायु प्रदूषण के स्तर में वृद्धि करती रही हैं।

37. (c) नेशनल फैमिली हेल्थ सर्वे 3 के अनुसार भारत के शहरी क्षेत्र के 70% परिवारों का स्वास्थ्य देखभाल का मुख्य स्रोत चिकित्सा का निजी क्षेत्र है।

38. (d) 15वें आसियान-भारत शिखर सम्मेलन की बैठक फिलीपींस की राजधानी मनीला में 14 नवम्बर, 2017 को सम्पन्न हुई। इसी के साथ 12वें पूर्वी एशियाई शिखर सम्मेलन का आयोजन हुआ था।

39. (a) **40.** (a)

41. (a) ΔEOB में

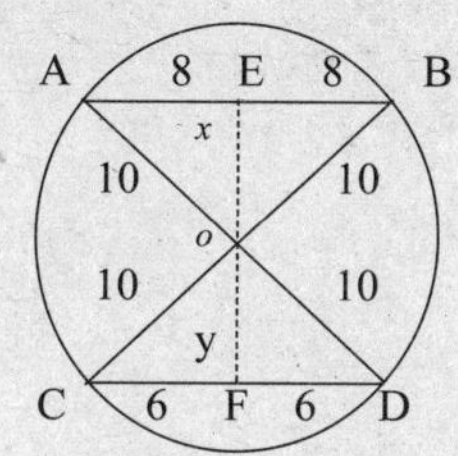

$$x = \sqrt{10^2 - 8^2}$$
$$= \sqrt{100 - 64}$$
$$x = 6$$

ΔOFD में,

$$y = \sqrt{10^2 - 6^2}$$
$$= \sqrt{100 - 36}$$
$$y = 8 \text{ सेमी.}$$

बीच की दूरी $= x + y = 6 + 8 = 14$ सेमी.

42. (c) $QOR = 90 + \frac{30}{2} = 90 + 15 = 105^o$

43. (a) अभीष्ट अनुपात $= \sqrt{\frac{4}{9}} = \frac{2}{3}$

44. (b) $4^{2p} = \frac{1}{16} \Rightarrow 4^{2p} = \frac{1}{4^2}$

$4^{2p} . 4^2 = 1$

$4^{2p+2} = 1$

$4^{2p+2} = 4^0$

तुलना करने पर, $2p + 2 = 0$

$2p = -2$ $\therefore p = -1$

45. (b)

46. (a) अभीष्ट समय $= \frac{6 \times 3}{\left(6 - \frac{3}{2}\right) \times 2} = \frac{9 \times 2}{9}$

$= 2$ दिन

47. (d) $M = \frac{3}{2}B,\ 2M = 2B$

माना अभीष्ट समय $= x$ दिन

$4M + 9B = 4M + 6M = 10M$

प्रश्नानुसार, $x \times 10M = 8M \times 16$,

$x = 16$ दिन

48. (a) माना अभीष्ट छूट $= x\%$

प्रश्नानुसार,

$$150 \times \frac{80}{100} \times \frac{(100 - x)}{100} = 108$$

$100 - x = 90,\ x = 10\%$

49. (a) बचत = 12250−8125 = ₹4125/-

अभीष्ट अनुपात = 4125 : 8125

= 33 : 65

50. (b) माना पिता की आयु $= x$ वर्ष

पुत्र की आयु $= y$ वर्ष

प्रश्नानुसार,

$x + y = 80$ ...(i)

तथा $\frac{x - 4}{y - 4} = \frac{2}{1}$

$x - 4 = 2y - 8,$

$x - 2y = -4$ ...(ii)

समीकरण (i) व (ii) को हल करने पर,

$x = 52$ वर्ष

51. (b) दोनों पासों को उछालने पर 8 आने की सम्भावना

= (2,6) (3,5) (4,4) (6,2) और (5,3)

$\therefore n(E) = 5, n(S) = 6 \times 6 = 36$

$\therefore$ 8 आने कि प्रायिकता $= \frac{n(E)}{n(S)} = \frac{5}{36}$

52. (c) माना वह कोण $x°$ हैं

प्रश्नानुसार,

$x° = (180° - x°)2$

$x° = 360° - 2x°$

$\Rightarrow 2x° + x° = 360°$

$\Rightarrow 3x° = 360° \quad \therefore x° = \frac{360}{3} = 120°$

53. (a) माना कि संख्या x है

संख्याओं का अनुपात क्रमशः $3x : 2x : 5x$

प्रश्न से, $(3x)^2 + (2x)^2 + (5x)^2 = 1862$

$9x^2 + 4x^2 + 25x^2 = 1862$

$38x^2 = 1862 \quad \therefore x^2 = \frac{1862}{38} = 49$

$\therefore x = \sqrt{49} = 7$

संख्याएँ $= 3x = 3 \times 7 = 21$

$= 2x = 2 \times 7 = 14$

$= 5x = 5 \times 7 = 35$

अतः बीच की संख्या = 14

54. (d) $(889)^{378}$

$= (889)^{4\times94+2}$

$= (9)^2 = 81$

अतः इकाई अंक =1

55. (a)

56. (a) दिया है,

$p = 102$

$\therefore p\,(p^2 - 6p + 12)$

$= p^3 - 6p^2 + 12p$

$= (p)^3 - 3.p^2.2 + 3.p.\,(b)^2 - 2^3 + 8$

$= (p - 2)^3 + 8 = (102 - 2)^3 + 8$

$= (100)^3 + 8 = 1000008$

57. (d) $3\,(a^2 + b^2 + c^2)$

$= (a + b + c)^2$

$= 3a^2 + 3b^2 + 3c^2 = a^2 + b^2 + c^2 + 2ab + 2bc + 2ca$

$\Rightarrow 2a^2 + 2b^2 + 2c^2 - 2ab - 2bc - 2ca = 0$

$\Rightarrow a^2 + b^2 - 2ab + b^2 + c^2 - 2bc + c^2 + a^2 - 2ca = 0$

$\Rightarrow (a - b)^2 + (b - c)^2 + (c - a)^2 = 0$

$\Rightarrow a - b = 0;\ b - c = 0;\ c - a = 0$

$\Rightarrow a = b;\ b = c\ ;\ c = a$

$\therefore a = b = c$

58. (b) समबहुभुज का क्षेत्रफल $= \dfrac{3\sqrt{3}a^2}{2}$

यहाँ $a = 9$ सेमी.

$\therefore$ क्षेत्रफल $= \dfrac{3\sqrt{3}\times9^2}{2}$ वर्ग सेमी.

$= \dfrac{3\sqrt{3}\times81}{2}$ वर्ग सेमी.

$= \dfrac{243\sqrt{3}}{2}$ वर्ग सेमी.

$= \dfrac{243\times1.732}{2} = \dfrac{420.876}{2}$

$= 210.438$ वर्ग सेमी.

59. (c) समान्तर माध्य $= \dfrac{4+7+x+9}{4}$

$7 = \dfrac{4+7+x+9}{4}$

$7 \times 4 = 20 + x$

$28 = 20 + x, \qquad \therefore x = 28 - 20 = 8$

60. (a) प्रश्न से,

$n(S) = 5! = 5 \times 4 \times 3 \times 2 \times 1 = 120$

$n(E) = 3!2! = 3 \times 2 \times 2 = 12$

$\therefore P(E) = \dfrac{n(S)}{n(E)} = \dfrac{12}{120} = \dfrac{1}{10}$

61. (b) (23, 29, 37) तीन अभाज्य संख्याओं का सेट है।

62. (c) जिस प्रकार, उसी प्रकार,

81 77 69 (-4, -8)   56 52 44 (-4, -8)

63. (b)

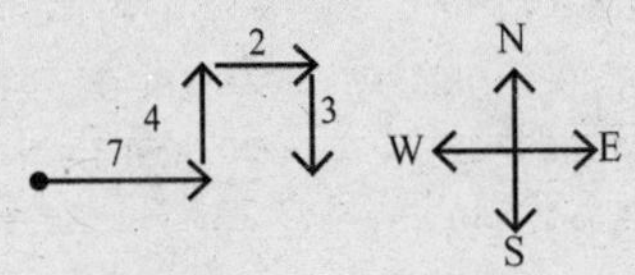

प्रश्नानुसार,

इस प्रकार प्रताप का मुँह अब दक्षिण दिशा की ओर होगा।

64. (a)

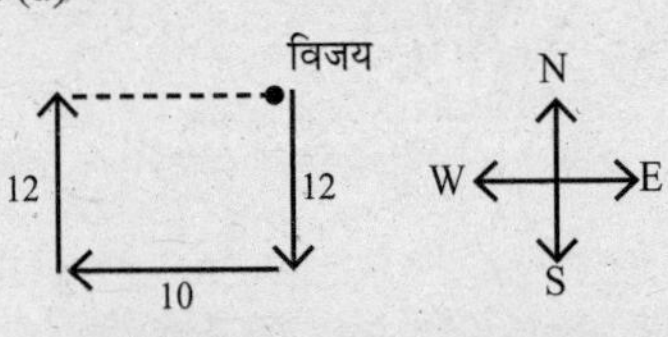

प्रश्नानुसार,

विजय प्रारम्भिक स्थान से 10 किमी. दूरी पर होगा।

65. (d) $M_1 \times D_1 \times H_1 = M_2 \times D_2 \times H_2$

जहां M = आदमी (Man)

D = दिन (Day)

H = घंटा (Hour)

$45 \times 30 \times 12 = 60 \times D_2 \times 10$

$\dfrac{45\times30\times12}{60\times10} = D_2$

$D_2 = 27$ दिन में

66. (a)

67. (c)

पुरुष — शिक्षक — महिला

68. (c)

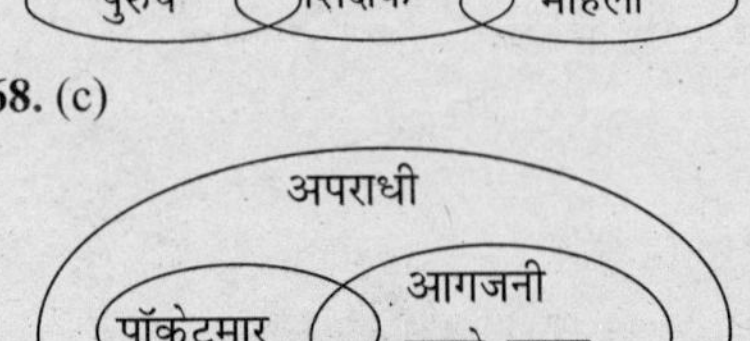

69. (c) **70.** (a) **71.** (c)

72. (a) मेरी तथा मेरी बहन की उम्र में अन्तर $= 75 \times 7 + 562 = 1087$ दिन बाद बृहस्पतिवार होगा।

73. (c) किसी साधारण वर्ष में जनवरी तथा अक्टूबर महीने समान होते हैं।

74. (b) यदि परसों सोमवार था तो आज बुधवार है। इसलिए परसों शुक्रवार होगा।

75. (b) प्रश्नाकृति की पहली आकृति से दूसरी आकृति में डिजाइन बामावर्त दिशा में 45° घूम जाती है।

76. (d) **77.** (d)

78. (b) कपास एक प्राकृतिक रेशा है। उसी प्रकार नायलॉन एक कृत्रिम रेशा है।?

79.(a)

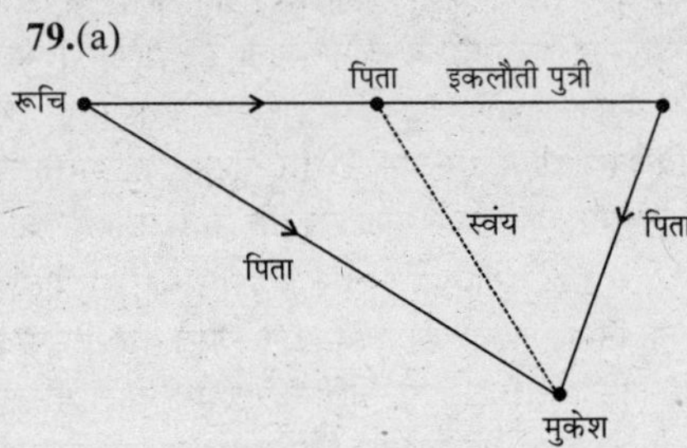

अतः स्पष्ट है मुकेश रुचि का पिता है।

80. (a)

हरी —भाई→ प्रदीप ←भाई— रोशन

अतः प्रदीप रोशन की भाई है।

81. (c) जब कोई वस्तु अवतल दर्पण के फोकस तथा ध्रुव के बीच रखी जाती है तो उस वस्तु का प्रतिबिम्ब आवर्धित, आभासी तथा सीधा बनता है।

82. (c) गतिशील कार के अचानक रुकने पर उसमें बैठा यात्री जड़त्व गति के कारण आगे की ओर झुक जाता है। क्योंकि यात्री के कमर से नीचे का भाग कार के साथ विराम की अवस्था में आ जाता है, जबकि यात्री के कमर से ऊपर का भाग गति जड़त्व के कारण गति के अवस्था में ही बना रहना चाहता है।

83. (b) अवरोधक पदार्थ, वे पदार्थ है जो अति न्यून चालकता लगभग शून्य के समीप तथा अनंत/अति प्रतिरोधकता का गुण रखती है।

84. (c) पत्थर के भू-सतह पर पहुँचने से तुरन्त पहले गतिज ऊर्जा अधिकतम तथा स्थितिज ऊर्जा न्यूनतम होती है।

85. (c) वायु चक्की (विंड मिल) वायु टरबाइन की गतिज ऊर्जा का प्रयोग कर गेहूँ पीसने का कार्य करती है।

86. (b) तापीय ऊर्जा भारत के ऊर्जा उत्पादन में बड़ी हिस्सेदारी रखता है। भारत के कुल ऊर्जा उत्पादन में विभिन्न ऊर्जा स्रोत की हिस्सेदारी का विभाजन इस प्रकार है। कोयला (58.8%), जल (14.9%), पवन ऊर्जा (9.9%), सौर ऊर्जा

(4.0%), जीवाश्म (2.5%), नाभिकीय (2.1%), गैस (7.6%)

87. (a) संलयन वह प्रक्रिया है, जिसमें दो हाइड्रोजन परमाणु आपस में मिलकर हीलियम का एक परमाणु तथा ऊर्जा की वृहद् राशि मुक्त करते हैं।

88. (c) जीनॉन अक्रिय गैस होती है, इसका रासायनिक संकेत Xe होता है तथा परमाणु क्रमांक 54 होता है। इसकी आयनीकरण क्षमता कम होने के कारण यह फ्लोरीन तथा ऑक्सीजन के साथ विशेष परिस्थितियों में अभिक्रिया करके रासायनिक यौगिक बनाती है।

उदाहरण- XeF_2, XeF_4, $XeOF_4$ आदि।

89. (b) हीलियम गैस का प्रयोग गुब्बारों में किया जाता है क्योंकि यह हवा से हल्की होती है। पहले यह टायर में भी प्रयोग की जाती थी परन्तु आजकल हवाई जहाज के टायरों में नाइट्रोजन गैस भरी जाती है।

90. (b) स्टेनलेस स्टील लोहे को कार्बन तथा क्रोमियम, निकिल तथा मैंगनीज धातुओं को साथ मिलाकर बनायी जाती है। यह जंग प्रतिरोधी मिश्रधातु है जिससे बर्तन बनाये जाते हैं।

91. (b) कांसा, ताँबा तथा टिन की मिश्रधातु हैं। इसमें 88% तांबा तथा 12% टिन होती है। इसका उपयोग दरवाजे, खिड़कियाँ, मूर्तियाँ तथा बर्तनों को बनानें में किया जाता है।

92. (a) पॉजिट्रान, इलेक्ट्रॉन का विरोधी कण है क्योंकि ये समान, द्रव्यमान तथा समान आवेश रखते हैं परन्तु पॉजिट्रॉन धनावेश जबकि इलेक्ट्रॉन ऋणावेश रखता है।

93. (a) साबुन में सोडियम हाइड्रॉक्साइड उपस्थित होता है। उच्च वसीय अम्लों की क्षारों से अभिक्रिया करानें पर साबुन प्राप्त होता है।

सोडियम हाइड्रॉक्साइड + ग्लिसरॉल ट्राईस्टिरिएट
$\rightarrow$ सोडियम स्टिरियेट + ग्लिसरॉल

94. (c) AMU = परमाणु द्रव्यमान संख्या

किसी तत्व की परमाणु द्रव्यमान संख्या को ऐसे परिभाषित किया जा सकता है कि तत्व, C^{12} के 1/12वें भाग से कितने गुना भारी है।

95. (c) एक पोषीय परजीवी वह प्राणी है जो अपना जीवन एक ही पोषक पर व्यतीत करते हैं। एस्केरिस लूम्बीकॉइड्स (संघ निमेटोडा) अपना जीवन मनुष्य की छोटी आँत से पूरा करता है।

96. (b) संयोजी ऊतक वे ऊतक होते हैं जो एक अंग को दूसरे अंग से जोड़ने से संबंधित है। वसा ऊतक, संयोजक ऊतक, रुधिर, हृदय की पेशियां, माँसपेशी ऊतक आदि संयोजी ऊतक के प्रकार हैं।

97. (c) क्षय-रोग एक संक्रमित रोग हैं, जो माइकोबैक्टीरिया ट्यूबरक्यूलोसिस नामक जीवाणु से होता है। टी.बी. सबसे पहले फेफड़ों को प्रभावित करता है जिस वजह से तीव्र खाँसी, कफ के साथ रक्त का आना, ज्वर व शरीर का भार कम होने लगता है।

98. (c) उभयचर शब्द का मतलब दो जीवन, ये जीवन जल और थल दोनों जगह व्यतीत करते हैं। लार्वा के समय जीव अपनी चक्र पानी में व्यतीत करते हैं और वयस्क होकर थल पर जीवन व्यतीत करते हैं जैसे- मेढ़क, टोड, सेलामन्डर आदि।

99. (b) डी.एन.ए. (डीऑक्सी राइबो न्यूक्लिक अम्ल) एक न्यूक्लिक अम्ल है, जो एक कोशिका में मौजूद होता है। डी.एन.ए. एक द्विकुण्डलित संरचना होती है, जिसमें A, T, G, C के रूप में नाइट्रोजनयुक्त क्षार पाए जाते हैं। डी.एन.ए. एक अनुवांशिक पदार्थ है, जो सभी जीवधारियों में अनुवांशिक जानकारी को एक पीढ़ी से दूसरी पीढ़ी में हस्तांतरित करने में मदद करता है।

100. (a) पांच जगत वर्गीकरण का प्रतिपादन आर.एच. विटेकर ने किया था। जीवों का वर्गीकरण मोनेरा, प्रोटिस्टा, कवक, पादप, और जानवर के रूप में किया।

❑❑❑

RRB
पैरा-मेडिकल स्टाफ भर्ती परीक्षा
प्रैक्टिस सेट-9

सम्बन्धित विषय

1. लसीकीय नोड्स नये लिम्फोसाइट्स का निर्माण निम्न से किसके लिए करता है?
(a) श्वसनीय तंत्र (b) परिसंचरण तंत्र
(c) मूत्रिय तंत्र (d) पाचन तंत्र

2. हड्डी व दाँतों के निर्माण व वृद्धि के लिए कौन-सा विटामिन आवश्यक होता है?
(a) विटामिन ए (b) विटामिन डी
(c) विटामिन बी (d) विटामिन सी

3. वायुमण्डल में कितने प्रतिशत ऑक्सीजन की मात्रा मौजूद होती है?
(a) 21% (b) 79%
(c) 0.04% (d) 25%

4. निम्न में से जीवाणु से होने वाला रोग है-
(a) इन्फ्लूएंजा (b) ट्यूबरक्लोसिस
(c) एड्स (d) चिकनगुनिया

5. शरीर में ऑक्सीटोसिन का स्त्रवण निम्न में से किस कारण से कम हो जाता है?
(a) चिन्ता (b) तनाव
(c) घबराहट (d) उपरोक्त सभी

6. निम्न में से रेक्टल-प्रोलेप्स का कारण क्या है?
(a) अल्सरेटिव कोलाइटिस
(b) सिस्टिक-फाइब्रोसिस
(c) कुपोषण
(d) उपरोक्त सभी

7. एक हृदय रोगी स्त्री आयु की कौन-सी अवस्था में गर्भधारण अच्छी तरह से कर सकती है?
(a) 20 वर्ष (b) 30 वर्ष
(c) 35 वर्ष (d) 40 वर्ष

8. निम्न में से गोनोकोकस का उपचार कौन-सा है?
(a) टेट्रासाइक्लीन (b) पेन्सिलीन
(c) सल्फीनोमाइड (d) इरायथ्रोमायसिन

9. फैलोपिअन ट्यूब की जांच हेतु कौन-सा परीक्षण प्रयोग में लिया जाता है?
(a) रुबीन परीक्षण
(b) हिस्टोसेपीन्जयो ग्राफी
(c) लेप्रोस्कोपी
(d) फर्न परीक्षण

10. गर्भ निरोधक गोलियों का सेवन मासिक धर्म के कितने दिनों बाद से शुरू करना चाहिए?
(a) मासिक धर्म के तीसरे दिन से
(b) मासिक धर्म के पांचवें दिन से
(c) मासिक धर्म के सातवें दिन से
(d) मासिक धर्म के पहले दिन से

11. निम्न कोशिकाओं में से पित्त किन कोशिकाओं द्वारा स्त्रावित होता हैं?
(a) पित्त कोशिका (b) यकृत कोशिका
(c) वुफर्स कोशिका (d) उपरोक्त सभी

12. निम्न में से किस अस्पताल में सबसे कम नर्सिंग स्टाफ मिलता है?
(a) दिल के अस्पताल में
(b) जच्चा-बच्चा के अस्पताल में
(c) मानसिक अस्पताल में
(d) पेडिआट्रिक अस्पताल में

13. किसी भी प्रशासनिक स्तर में सबसे निचले पायदान पर होते हैं-
(a) ग्रुप ए (b) ग्रुप बी
(c) ग्रुप सी (d) ग्रुप डी

14. किसी भी अस्पताल में सबसे निचले स्तर पर होती है-
(a) नर्सिंग ट्यूटर (b) स्टाफ नर्स
(c) नर्सिंग सुप्रीटेंडेंट (d) नर्सिंग डायरेक्टर

15. निम्न में से अस्पताल में क्या होता है?
(a) सेवा (b) उपचार
(c) इलाज (d) उपरोक्त सभी

16. प्राथमिक स्वास्थ्य केन्द्र में कितने बिस्तर होते हैं?
(a) 2 (b) 4
(c) 6 (d) 12

17. सीमेन का विश्लेषण करने के लिए कौन-सा नमूना सर्वोत्तम होता है?
(a) 1 से 2 दिन के संयम का नमूना
(b) 3 से 5 दिन के संयम का नमूना
(c) 5 से 7 दिन के संयम का नमूना
(d) 7 से 15 दिन के संयम का नमूना

18. आठों की शल्य चिकित्सा या फिर ओठों पर लगी चोट पर जब टांके लगाने हो तो टांकों के खिंचाव को रोकने की युक्ति कहलाती है-
(a) लोगोन बो
(b) प्रोट्रेकटाइल
(c) स्ट्रेचिंग
(d) उपर्युक्त में से कोई नहीं

19. गलसुओं में सूजन या प्रदाह को क्या कहा जाता है?
(a) टॉन्सिलाइटिस (b) राइनाइटिस
(c) एडिनाइडॅस (d) कोई नहीं

20. भारत में नेशनल इंस्टीट्यूट ऑफ कम्यूनिकेबल डिजीज (National Institute of Communicable Disease) कहां स्थित है?
(a) कोलकाता (b) दिल्ली
(c) पटना (d) बैंगलोर

सामान्य ज्ञान

21. प्रचलित निषेधाधिकार द्वारा संविधान में संशोधन करने की पद्धति कहाँ है?
(a) ब्रिटेन (b) स्विट्जरलैंड
(c) रूस (d) भारत

22. सरकार की संसदीय प्रणाली का अन्य संक्रमणीय गुण निम्नलिखित में से कौन-सा है?

(a) संविधान की लोचशीलता
(b) कार्यपालिका और विधानमंडल का संयोजन
(c) न्यायपालिका की सर्वोच्चता
(d) संसदीय संप्रभुता

23. समानता का निम्नलिखित में से कौन-सा प्रकार समानता की उदारवादी धारणा के सदृश नहीं है?
(a) विधिक समानता
(b) राजनीतिक समानता
(c) सामाजिक समानता
(d) आर्थिक समानता

24. अकबर की दूसरी राजधानी कौन-सी थी?
(a) दिल्ली (b) आगरा
(c) फतेहपुर सीकरी (d) पटना

25. भारत के लिए समुद्री मार्ग की खोज करने वाला प्रथम देश कौन-सा था?
(a) पुर्तगाल (b) डच
(c) फ्रांस (d) ब्रिटेन

26. कर्नाटक का एकीकरण किस वर्ष किया गया?
(a) 1956 (b) 1957
(c) 1958 (d) 1960

27. भारतीय विश्वविद्यालय अधिनियम किसने लागू किया?
(a) लॉर्ड कर्जन (b) लॉर्ड मिंटो
(c) लॉर्ड मोरेले (d) लॉर्ड रिप्पन

28. चीनी यात्रियों ने सर्वप्रथम भारत की यात्रा क्यों की?
(a) उन्हें बौद्ध धर्म में रुचि थी।
(b) उन्हें भारतीय राजाओं ने आमंत्रित किया था।
(c) उन्हें भारतीय संस्कृति का अध्ययन करने में रुचि थी।
(d) उन्हें भारत में रहने की इच्छा थी।

29. देश का पहला अल्प आधारित एकीकृत इस्पात संयंत्र कौन-सा है?
(a) विजयनगर (b) सेलम
(c) विशाखापट्टनम (d) भदावती

30. पौधों की विशिष्ट रूप में विकास को प्रभावित करने वाली स्थितियों का नाम बताइए–
(a) जलवायु-स्थितियाँ
(b) मृदा-स्थितियाँ
(c) पर्यावरणीय स्थितियाँ
(d) सामाजिक स्थितियाँ

31. कृषि को स्थानीय समुदाय की आय, जीविका और अवसर का उपकरण होना चाहिए, यह कथन किस का है?
(a) डॉ. माधवन नायर
(b) डॉ. मनमोहन सिंह
(c) डॉ. अब्दुल कलाम
(d) डॉ. एम.एस. स्वामिनाथन

32. भारतीय भू-वैज्ञानिक सर्वेक्षण की स्थापना कब की गई?
(a) 1841 (b) 1851
(c) 1941 (d) 1951

33. जो विकास भावी पीढ़ियों की उनकी अपनी आवश्यकताओं को पूरा करने की क्षमता से समझौता किए बिना वर्तमान की आवश्यकता को पूरा करे, वह ब्रंटलैंड कमीशन का मुख्य केंद्र बिंदु था। उसे क्या कहते हैं?
(a) सतत् विकास (b) शमन
(c) आपदा प्रबंधन (d) क्षमता निर्माण

34. जब हम छुईमुई के पौधे (टच मी नॉट प्लान्ट) की पत्तियों को छूते हैं, तो पत्तियाँ बंद हो जाती हैं, इस गति को क्या कहते हैं?
(a) प्रकाशानुकुंजी गति
(b) निशानुकुंची गति
(c) कंपनुकुंची गति
(d) रसायन अनुकुंची गति

35. चोंच किससे बनती है?
(a) गाल (b) जबड़े
(c) दांत (d) कोई नहीं

36. 'पिन्ना' (कर्णपाली एवं बाह्य श्रवणीय नली) पाई जाती है–
(a) उभयचर (b) मछली
(c) स्तनपायी (d) सर्पणशील

37. धातु की शुद्धता का निर्धारण किसकी सहायता से किया जा सकता है?
(a) पास्कल नियम
(b) बॉयल नियम
(c) आर्किमिडीस का सिद्धांत
(d) द्रव्यमान संरक्षण का सिद्धांत

38. यदि पदार्थ के द्रव्यमान और वेग दोनों को उनके परिमाण से दुगुना कर दिया जाए तो गतिक ऊर्जा कितनी हो जाएगी?
(a) दुगुनी (b) चौगुनी
(c) आठगुनी (d) सोलहगुनी

39. ओम्बुड्समैन को नियुक्त करना अनिवार्य है–
(a) 10 से अधिक ब्रांच वाले बैंकों के लिए
(b) ग्रामीण बैंकों के लिए
(c) a और b दोनों के लिए
(d) किसी के लिए नहीं

40. केन्द्र सरकार ने रूफटॉफ सोलर परियोजना से किस वर्ष तक 40 हज़ार मेगावाट की संचयी क्षमता हासिल करने के लिए रूफटॉफ सोलर कार्यक्रम के दूसरे चरण को मंजूरी दी है?
(a) वर्ष 2020 (b) वर्ष 2021
(c) वर्ष 2022 (d) वर्ष 2023

अंकगणितीय क्षमता

41. दस संख्याओं का औसत 8 है यदि प्रत्येक संख्या में 10 का गुणा कर दिया जाए, तो नई संख्याओं का औसत क्या होगा?
(a) 70 (b) 65
(c) 75 (d) 80

42. राम का व्यय और बचत 3 : 2 के अनुपात में है उसकी आय में 10% की वृद्धि होती है और उसका व्यय 12% बढ़ जाता है उसकी बचत में कितनी वृद्धि होती है?
(a) 7% (b) 10%
(c) 9% (d) 13%

43. मीमा एक घड़ी उसके अंकित मूल्य के $\frac{3}{4}$ भाग के मूल्य पर खरीदती है और उसे अंकित मूल्य से 20% अधिक मूल्य पर बेचती है। तो उसका लाभ प्रतिशत होगा-
(a) 54% (b) 65%
(c) 60% (d) 80%

44. एक वर्ष पूर्व एक महिला की आयु, अपने पुत्र की आयु की 4 गुना थी। 6 वर्ष बाद उसकी आयु पुत्र के दोगुनी आयु से 5 वर्ष अधिक है। उसकी वर्तमान आयु का अनुपात क्या होगा?
(a) 13 : 12 (b) 11 : 3
(c) 3 : 1 (d) 25 : 7

45. 48 किमी./घंटा की चाल से चल रही एक रेलगाड़ी अपने विपरीत दिशा से 42 किमी./घंटा की चाल से आ रही आधी लम्बाई की रेलगाड़ी को 12 सेकण्ड में पार करती है यदि एक रेलवे प्लेटफार्म को 45 सेकण्ड में पार करती है प्लेटफार्म की लम्बाई क्या होगी?

(a) 320 मी. (b) 480 मी.
(c) 400 मी. (d) 450 मी.

46. एक नाव की दिशा में 18 किमी. की दूरी 4 घंटे में तय करती है तथा धारा के विपरीत दिशा में उतनी ही दूरी 12 घंटे में तय करती है। धारा की गति (किमी./घंटा) में क्या होगी?
(a) 3 किमी./घंटा
(b) 4.5 किमी./घंटा
(c) 2.5 किमी./घंटा
(d) 1.5 किमी./घंटा

47. $5^{x-3} \times 3^{2x-8} = 225$ तब x का मान है–
(a) 3 (b) 4
(c) 5 (d) 6

48. एक वृत्त का अर्धव्यास दुगुना कर दिया जाए, तो उसका क्षेत्रफल कितने गुना हो जाएगा?
(a) तीन गुना (b) चार गुना
(c) दो गुना (d) आधा

49. एक गोलाकार कुएं से, जिसका व्यास 2 मी. है, 14 मी. गहरी मिट्टी खोदी गई, तो उस खोदी हुई मिट्टी का आयतन होगा।
(a) 64 मी^{3} (b) 36 मी^{3}
(c) 40 मी^{3} (d) 44 मी^{3}

50. 75 व 85 के बीच वाली दो संख्याओं से एक संख्या $(3^{32}-1)$ विभाज्य है। इन दो संख्याओं का गुणनफल है–
(a) 6399 (b) 7308
(c) 6480 (d) 6560

51. तीन अंकों वाली एक संख्या 4a3 को तीन अंकों वाली दूसरी संख्या 984 में जोड़ने पर चार अंकों वाली संख्या 13b7 प्राप्त होती है, जो कि 11 से विभाज्य है, तब $3a + 4b$ का मान है–
(a) 31 (b) 37
(c) 35 (d) 39

52. दो समान आकार की टंकियों में दूध एवं पानी का मिश्रण 2 : 1 व 1 : 1 की मात्रा में भरा है। इन दोनों को तीसरी टंकी में डाल दिया गया है। तब इस टंकी में पानी व दूध का अनुपात है?
(a) 7 : 5 (b) 2 : 1
(c) 5 : 7 (d) 3 : 1

53. ₹1 या ₹5 के सिक्कों के 1110 सिक्के का कुल मूल्य ₹350 है। इनमें ₹5 के सिक्कों की संख्या है–
(a) 50 (b) 60
(c) 70 (d) 80

54. यदि $2a - b = 4$ तथा $3b + 2c = 44$ हो तो $a + b + c$ का मान है–
(a) 22 (b) 24
(c) 28 (d) 20

55. एक लिफ्ट एक बार में 24 बच्चे या 8 पुरुष को ले जा सकती है, तो 18 बच्चे के साथ कितने पुरुष लिफ्ट में जा सकते हैं?
(a) 2 (b) 3
(c) 4 (d) 6

56. यदि $a^3 = 1 + 7$, $3^3 = 1 + 7 + b$, $4^3 = 1 + 7 + c$ हो तो $a + b + c$ का मान है–
(a) 58 (b) 75
(c) 77 (d) 110

57. यदि a व b विषम अंक है, तो निम्न. लिखित में कौन-सा अंक सम होगा?
(a) $a + b$ (b) $a + b + 1$
(c) ab (d) $ab + 2$

58. एक घन पूर्णांक और उसके वर्ग का योगफल पहली तीन अभाज्य संख्याओं के गुणनफल के बराबर है, वह संख्या है–
(a) 2 (b) 3
(c) 5 (d) 6

59. किसी मशीन के मूल्य में प्रति वर्ष 5% का ह्रास होता है। यदि इसका वर्तमान मूल्य ₹200,000 है, तो 2 वर्ष बाद उसका मूल्य होगा–
(a) ₹ 180,500 (b) ₹ 199,000
(c) ₹ 180,000 (d) ₹ 170,000

60. A, B, C एक ही समय पर एक-एक वर्गाकार पथ पर एक ही बिन्दु से एक ही दिशा में भागना शुरू करते हैं। A एक चक्कर 252 सेकेण्ड में, B 308 सेकेण्ड में तथा C 198 सेकेण्ड में पूरा करते हैं। अब वे आरम्भिक बिन्दु पर कितने समय बाद मिलेंगे?
(a) 26 मिनट 18 सेकेण्ड
(b) 42 मिनट 36 सेकेण्ड
(c) 45 मिनट
(d) 46 मिनट 12 सेकेण्ड

सामान्य बुद्धिमत्ता

निर्देश (प्र.सं. 61): दिए गए विकल्पों में से लुप्त संख्या ज्ञात कीजिए।

61.

7	9	3
8	3	5
2	5	?
112	135	900

(a) 65 (b) 6
(c) 60 (d) 70

62. किसी सेना को 4 की गहराई के अंतः शून्य वर्ग में सजाने पर सामने की पंक्ति में जितने सैनिक रहते हैं, उससे 16 सैनिक सामने की पंक्ति में कम रहते हैं। जब सैनिकों को ठोस वर्ग में सजाए जाता है। सैनिकों की संख्या निकाले।
(a) 576 (b) 577
(c) 24 (d) 26

63. किसी बाड़े में कुछ खरगोश एवं कबूतर रखे गए हैं, जिनकी पैरों की संख्या 224 है, जबकि सिरों की संख्या 90 है। बताएं कि इस बाड़े में रखे गए खरगोश की संख्या कितनी है?
(a) 22 (b) 58
(c) 68 (d) 75

निर्देश (प्र.सं. 64-66): दी गई जानकारी का ध्यान से अध्ययन कर दिए गए प्रश्नों के उत्तर दीजिए :

A, B की माता है। B, C की बहन है। D, C का पुत्र है। E, D का भाई है। F, E की माता है। G, A की ग्रैंड डॉटर है। H के केवल दो बच्चे–B और C है।

64. F का H से क्या संबंध है?
(a) दामाद (b) पुत्रवधू
(c) ससुर (d) ग्रैंड डॉटर

65. C का E से क्या संबंध है?
(a) पिता (b) पुत्र
(c) माता (d) कजिन ब्रदर

66. G की माता कौन है?
(a) G (b) B
(c) F (d) B या F

निर्देश (प्र.सं. 67-69) : निम्न जानकारी को ध्यान से पढ़िए और उसके बाद दिए गए प्रश्नों के उत्तर दीजिए–

P, Q, R, S, T और V एक छह मंजिल इमारत में अलग-अलग मंजिलों पर रहते हैं। मंजिलों के एक से छह तक नंबर हैं (भूतल नंबर 1 है, उसके ऊपर नंबर 2 और उसके ऊपर भी इसी तरह आगे के नंबर तथा सबसे ऊपरी मंजिल नंबर 6 है)।

Q सम संख्या वाली मंजिल पर रहता है। जिन मंजिलों पर Q व V रहते हैं, उनके बीच केवल दो लोग रहते हैं। R जिस मंजिल पर रहता है, S उससे एकदम ऊपर की मंजिल पर रहता है। S विषम संख्या वाली मंजिल पर नहीं रहता है। जिस पर T रहता है, उससे एकदम

ऊपर या एक एमदम नीचे की मंजिल पर P नहीं रहता है। P सबसे निचली मंजिल अर्थात् मंजिल नं. 1 पर नहीं रहता है।

67. जिन मंजिलों पर Q व V रहते हैं, उनके ठीक बीच की मंजिल पर निम्न में से कौन रहता है?

(a) R, S (b) P, R
(c) S, T (d) P, T

68. निम्न में से कौन मंजिल नंबर 5 पर रहता है?

(a) P (b) Q
(c) T (d) V

69. T निम्न में से किस मंजिल पर रहता है?

(a) तीसरी (b) पांचवीं
(c) पहली (d) चौथी

70. यदि आज अर्थात् 6 जनवरी के चार दिन बाद शनिवार पड़ता हो तो पिछले साल 1 दिसम्बर को कौन-सा दिन पड़ा था?

(a) सोमवार (b) रविवार
(c) मंगलवार (d) बुधवार

निर्देश: प्रश्न सं. 71 में, उस विकल्प को चुनिए, जो अन्य तीन विकल्पों से भिन्न है।

71. (a) HIJL (b) TUVX
(c) OPRS (d) BCDF

72. एक व्यक्ति अपने घर से सीधे उत्तर दिशा में 10 मीटर गया और बायीं ओर घूमकर 25 मीटर चला। वह फिर दायीं ओर मुड़ा और 5 मीटर चला और फिर दायीं ओर मुड़कर 25 मीटर चला। अब वह किस दिशा की ओर चल रहा है?

(a) दक्षिण (b) पूरब
(c) पश्चिम (d) उत्तर

73. A और B एक ही स्थान से चलना प्रारंभ करते हैं। A उत्तर की ओर 3 किमी जाता है और दायीं ओर मुड़कर 4 किमी चलता है। B पश्चिम की ओर 5 किमी चलकर दायीं ओर मुड़ता है और 3 किमी जाता है। वे एक-दूसरे से कितनी दूरी पर हैं?

(a) 5 किमी. (b) 9 किमी.
(c) 10 किमी. (d) 8 किमी.

74. पांच व्यक्ति A, B, C, D व E आपके सामने मुंह करके एक पंक्ति में इस प्रकार बैठे हैं कि D, C के बायीं ओर है और B, E के दायीं ओर है। A, C के दायीं ओर है और B, D के बायीं ओर है। यदि E पंक्ति के एक-छोर पर बैठा है, तो पंक्ति के बीच में कौन बैठा है?

(a) B (b) C
(c) A (d) D

निर्देश (प्र.सं. 75-76): निम्न प्रश्न में प्रश्न-आकृतियां तथा उत्तर-आकृतियां दी गई हैं। प्रश्न-आकृतियां एक निश्चित शृंखला बनाती हैं। उत्तर-आकृतियों में से ऐसी आकृति का चयन कीजिए, जो इस शृंखला को जारी रखती हो।

75. प्रश्न - आकृतियां

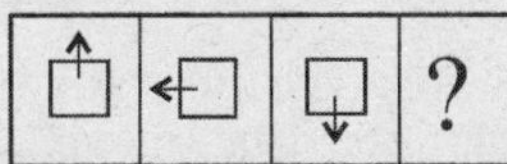

उत्तर - आकृतियां

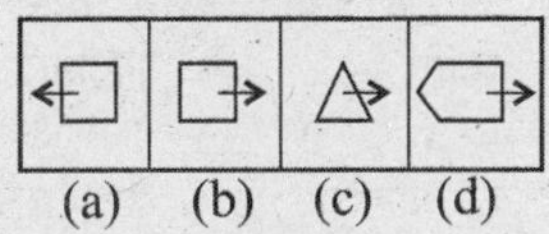

76. प्रश्न - आकृतियां

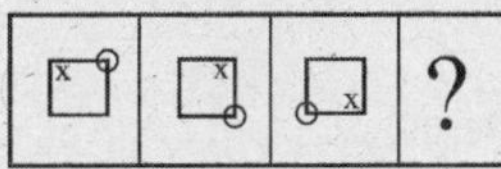

उत्तर - आकृतियां

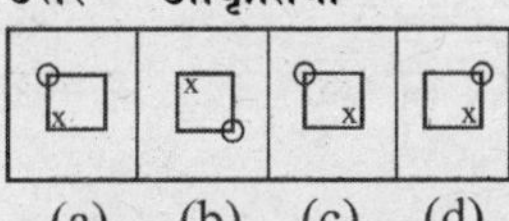

(a) (b) (c) (d)

निर्देश (प्र.सं. 77): विविध स्वरूपों में दी हुई समान आकृतियों में से एक असमान आकृति को छांटना है। विद्यार्थी को चाहिए कि आकृतियों को भली प्रकार देखकर असमान आकृति का चयन करें।

77.

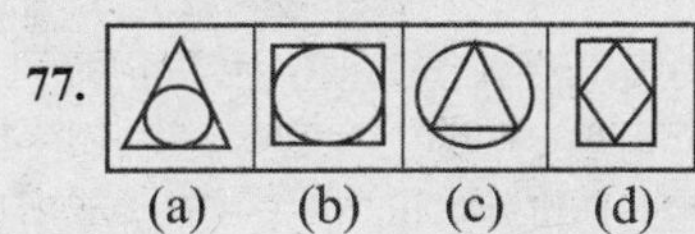

(a) (b) (c) (d)

निर्देश (प्र.सं. 78): निम्नलिखित प्रत्येक प्रश्न में दिए गए विकल्पों में से संबंधित शब्द/अक्षर/संख्या को चुनिए।

78. काफी : कैफीन : : तंबाकू :?

(a) टेनिन (b) नोवाकेन
(c) एलेक्सिन (d) निकोटिन

79. जिस प्रकार 'ड्रामा' स्टेज से सम्बन्धित है उसी प्रकार 'टेनिस' किससे सम्बन्धित है?

(a) खिलाड़ी (b) रैकिट
(c) कोर्ट (d) प्रतियोगिता

80. हरी की ओर संकेत करते हुये सीमा कहती है कि "यह मेरे सबसे बड़े पुत्र महेश के दादा जी है" हरी का सीमा से क्या संबंध है?

(a) मामा (b) भाई
(c) पिता (d) दादा

सामान्य विज्ञान

81. निम्नलिखित में से किस प्रकाशीय घटना के कारण हीरे चमकते हैं?

(a) उच्चतम अपवर्तन
(b) पूर्ण आंतरिक परावर्तन
(c) पूर्ण पृष्ठीय परावर्तन
(d) शत प्रतिशत संचरण

82. प्रकाश की दिशा में होने वाले परिवर्तन की घटना जब वह एक माध्यम से दूसरे माध्यम से होकर गुजरता है क्या कहलाती है?

(a) संचरण (b) परावर्तन
(c) अपवर्तन (d) परिक्षेपण

83. पृथ्वी के वायुमण्डल की अनुपस्थिति में आकाश का रंग कैसा प्रतीत होता है?

(a) नीला (b) गहरा लाल
(c) सफेद (d) काला

84. रेल पटरियाँ किनारों पर मुड़ी होती है। क्यों–

(a) ट्रेन के भार के क्षैतिज घटक से आवश्यक अपकेन्द्रीय बल प्राप्त करने के लिए
(b) पटरियों तथा ट्रेन के पहियों के मध्य घर्षण बल न उत्पन्न हो
(c) ट्रेन के भार के क्षैतिज घटक से आवश्यक अभिकेन्द्रीय बल प्राप्त करने के लिए
(d) ट्रेन अंदर की ओर न गिर सके

85. रॉकेट किस संरक्षण सिद्धान्त पर कार्य करता है–

(a) कोणीय संवेग
(b) द्रव्यमान
(c) ऊर्जा
(d) रेखीय संवेग संरक्षण

86. घर्षण कोण तथा अभिशयन कोण/स्थैर्य कोण होते हैं–

(a) परस्पर बराबर
(b) परस्पर समान न हो
(c) परस्पर समानुपाती
(d) इनमें से कोई नहीं

87. किसी सरल लोलक द्वारा एक दोलन पूरा करने में लगने वाला समय कहलाता है–
(a) अधिकतम चाल
(b) औसत चाल
(c) समय अवधि
(d) समय अंतराल

88. ''ऑयल ऑफ विट्रिऑल'' का रासायनिक नाम है:–
(a) सल्फ्यूरिक अम्ल
(b) हाइड्रोक्लोरिक अम्ल
(c) फॉस्फोरिक अम्ल
(d) नाइट्रिक अम्ल

89. निम्न में से जंग लगने के लिए किसकी आवश्यकता होती है।
(a) ऑक्सीजन तथा कार्बन डाईऑक्साइड
(b) ऑक्सीजन तथा जल
(c) केवल कार्बन डाईऑक्साइड
(d) केवल ऑक्सीजन

90. वह किरणें जिनमें हमारे शरीर को गहराई तक भेदनें की क्षमता होती है, कहलाती है–
(a) पराबैंगनी किरणें
(b) अल्फा कण
(c) बीटा कण
(d) गामा किरणें

91. निम्न में से किसे नाभिकीय रिएक्टर में न्यूट्रॉन मन्दक के रूप में प्रयोग किया जाता है?
(a) थोरियम (b) ग्रेफाइट
(c) सीजियम (d) रेडियम

92. निम्न में से किसकों नाभिकीय रिएक्टर में मन्दक के रूप में प्रयोग किया जाता है?
(a) सोडियम (b) यूरेनियम
(c) ग्रेफाइट (d) बोरॉन

93. नाभिकीय कण जिस पर कोई आवेश नहीं होता और न ही द्रव्यमान होता है लेकिन सिर्फ चक्रण करता है:–
(a) प्रोटॉन (b) न्यूट्रीनों
(c) मेसॉन (d) इलेक्ट्रॉन

94. लोहे की धातु को खुला छोड़ देने पर, इस पर भूरी रंग की परत जम जाती है जिसे............कहते हैं?
(a) धूल (b) फावड़ा
(c) बेलचा (d) जंग

95. विषाणु हैं–
(a) कोशिकीय (b) अकोशिका
(c) एककोशिकीय (d) बहुकोशिकीय

96. मृतोपजीवी किस पर निर्भर करते हैं?
(a) जीवित पौधों पर
(b) जीवित पशुओं पर
(c) मृत और क्षय सामग्रियों पर
(d) अकार्बनिक रासायनिक यौगिकों पर

97. इनमें से कौन ऊर्जा का उत्पादन करता है?
(a) कार्बोहाइड्रेट (b) प्रोटीन
(c) विटामिन (d) खनिज लवण

98. रक्त का लाल रंग किसकी उपस्थित के कारण होता है?
(a) सायटोक्रोम (b) क्लोरोफिल
(c) हीमोसायनिन (d) हीमोग्लोबिन

99. निम्नलिखित दिये गये प्रोटीन व कार्बोहाइड्रेट के जोड़े में से कौन-सा जोड़ा दूध में पाया जाता है?
(a) केसीन, सुक्रोज़
(b) केसीन, लेक्टोज़
(c) केसीन, माल्टोज़
(d) एल्बुयूलिन, ग्लूकोज़

100. विटामिन-B की कमी से होता है–
(a) स्कर्वी (b) डर्मेटाइटिस
(c) बेरी-बेरी (d) फाइकोडर्मा

उत्तर (हल/संकेत)

1. (d)	**2.** (a)	**3.** (d)	**4.** (c)
5. (d)	**6.** (d)	**7.** (b)	**8.** (d)
9. (b)	**10.** (b)	**11.** (d)	**12.** (c)
13. (a)	**14.** (d)	**15** (a)	**16.** (a)
17. (b)	**18.** (a)	**19.** (b)	**20.** (c)

21. (b) स्विट्जरलैंड (Switzerland) में यह प्रावधान किया गया है कि वहाँ किसी भी नियम (Law) या संवैधानिक मुद्दे पर जनमत-संग्रह (Referendums) कराया जाता है, जिसके अन्तर्गत नागरिकों की स्वीकृति (Approve) या अस्वीकृति (Reject), उनकी हां (Yes) या ना (No) में ली जाती है।

स्विस फेडरल संविधान (Swiss Federal Constitution) 1891,अपने नागरिकों को संविधान में संशोधन करने या संविधान में नया अनुच्छेद (Article) जोड़ने संबंधी निवेदन करने की अनुमति देता है।

22. (b)संसदीय प्रणाली (Parliamentary System) किसी राज्य का एक लोकतांत्रिक शासन है, जिसके अंतर्गत कार्यपालिका अपनी वैधता (Legitionacy) प्राप्त करती है और विधायिका के प्रति उत्तरदायी होती है। कार्यकारी (Executive) और विधायी (Legislative) शाखाएं एक-दूसरे से अन्त:सम्बद्ध (Inter Connected) हैं।

23. (d) समानता का उदार पहचान कानूनी और राजनीतिक समानता में निहित है, जिसकी मांग 18वीं और 19वीं शताब्दी में शुरू की गई। इसके अंतर्गत कानून का शासन, मताधिकार, नागरिकता आदि को लोकतंत्र के लिए आवश्यक माना गया। हालांकि जब सामाजिक और आर्थिक समानता की मांग श्रमिकों द्वारा 19वीं शताब्दी में उठाई गई लॉर्ड एक्टन (Lord Acton), एलेक्स डी. टॉक्यूविल्ले (Alex-de Tocqueville) तथा अन्य लोगों द्वारा इनका जबर्दस्त (Vehemently) विरोध किया गया। लैसेज फेयरे (Laissez Faire) को आर्थिक पुनर्वितरण (Redistribution) करने का विरोधी पाया गया और उन्होंने आर्थिक समानता का विरोध किया। (राजनीतिक सिद्धांत, लेखक एच. एब्बास और आर. कुमार, पेज 348)

24. (c) चित्तौड़ और रणथम्भौर पर सैनिक विजय करने के बाद अकबर ने सूफी संत सलीम चिश्ती का सम्मान करने के लिए अपनी राजधानी आगरा से किसी नए स्थान पर स्थानांतरित करने का फैसला किया। उसने शहर का नाम फतेहाबाद (Fatehabad) रखा, बाद में इसका नाम फतेहपुर सिकरी पड़ गया।

25. (a) 1497 में पुर्तगाली मार्गनिदेशक (Navigator) और अन्वेषक (Explorer) वास्को डि गामा (Vasco-de-Gama) के नेतृत्व में पुर्तगाली नाविकों ने अटलांटिक महासागर (Atlantic Ocean) से होते हुए पहली बार सीधे यूरोप से भारत की यात्रा की थी। यह उस युग के सबसे साहसिक अभियानों में से एक अभियान (Expedition) था।

26. (a) कर्नाटक के एकीकरण (unification) से तात्पर्य भारतीय राज्य में कर्नाटक के शामिल होने से है, जो 1956 तक मैसूर राज्य के नाम से प्रसिद्ध था। उस समय भारतीय राज्यों की सीमा भाषाई (linguistic) क्षेत्रों के आधार पर बंटी हुई

थी। कर्नाटक का एकीकरण फजल अली समिति (Fazal Ali committee) की सिफारिशों के आधार पर किया गया था।

27. (a) भारत के गवर्नर जनरल लॉर्ड कर्जन द्वारा 1904 में इंडियन यूनिवर्सिटीज एक्ट (Indian universities Act) लागू किया गया था। कर्जन ने 1902 में थॉमस रालेघ (Thomas Raleigh) के नेतृत्व में भारत में स्थित विश्वविद्यालयों की स्थिति जानने और उनकी स्थिति सुधारने के संबंध में सिफारिश करने के लिए एक आयोग (Commission) की नियुक्ति की थी।

28. (a) बौद्ध धर्म का प्रचार हो जाने के बाद बड़ी संख्या में चीनी यात्री धार्मिक पुस्तकें प्राप्त करने और बौद्ध धर्म से संबंधित पवित्र स्थानों का भम्रण करने के लिए भारत आए। भारत आने वाले चीनी यात्रियों में इत्सिंग (I-tsing), हा-ह्सांग (Ha-Hsien) और ह्वेन-सांग (Hiuen-Tsang) प्रमुख हैं।

29. (c) विशाखापट्टनम स्टील प्लांट, जिसे विजग स्टील (vizag steel) के नाम से भी जाना जाता है। समुद्र तट पर स्थित देश का प्रथम एकीकृत (Integrated) स्टील प्लांट है। 1971 में स्थापित, यह भारत में सर्वाधिक इस्पात (steel) का उत्पादन करने वाला संयंत्र है। यह भारत का ही नहीं अपितु एशिया माइनर का भी सबसे बड़ा सिंगल साइट इस्पात संयंत्र है।

30. (a) पौधों का विकास विविध रूप से कई जलवायु-विषयक (Climatic) कारकों जैसे तापमान और अवक्षेपण (precipitation) इत्यादि तथा विविध प्रकार की मृदा पर भी निर्भर करता है। कोप्पन के वर्गीकरण (Koppen's Classification) के अनुसार, हम विभिन्न प्रकार की जलवायु की पहचान वहाँ उगने वाले पौधों के आधार पर कर सकते हैं।

31. (d) एम. एस स्वामीनाथन के अनुसार, कृषि को आय (income), जीवन निर्वाह (livelihood) और खाद्य उत्पादकता (food production) के रूप में देखना चाहिए। वे इस तर्क पर जोर देते हैं कि एग्रो प्रोसेसिंग (agro processing) और एग्री बिजनेस (agri-business) या कृषि व्यवसाय का आर्थिक लाभ गरीब परिवारों को मिलना चाहिए, इसके लिए ग्रामीण क्षेत्र के उद्यमों (enterprises) और निजी क्षेत्रों को भागीदारी (partnership) करनी होगी।

32. (b) 1851 में स्थापित जियोलॉजिकल सर्वे ऑफ इंडिया (Geological Survey of India) एक सरकारी संगठन है, जो भू-विज्ञान (Geological) विषयों से संबंधित सर्वे और अध्ययन करता है। यह विश्व के सबसे प्राचीनतम भू-विज्ञानी संगठनों में से एक है तथा भारत में दूसरा सबसे प्राचीन सर्वे करने वाला संगठन है।

33. (a) 1987 में ब्रंट्लैंड कमीशन (Brundtland commission) की रिपोर्ट में दी गई परिभाषा के अनुसार, सतत विकास (Sustainable development) ही हमारा सामान्य भविष्य है ''विकास का अर्थ यह है कि पर्यावरण को हानि पहुँचाए बिना प्राकृतिक पदार्थों और ऊर्जा का उपयोग करना ताकि आने वाली पीढ़ी भी अपनी आवश्यकता की पूर्ति कर सके''।

34. (c) इस प्रकार की गतियाँ (movements) कंपानुकुंची गतियाँ (Seismonastic movements) कहलाती हैं। ये गतियाँ (move-ments) किसी विशेष क्षेत्र की सेलों (cells) की स्फीति (turgor) के दबाव (Pressure) के कम हो जाने पर उत्पन्न होती हैं, जल द्वारा यह बल सेल वॉल के भीतर सेल वैक्युल्स और अन्य सेल कन्टेन्ट पर प्रभावी होता है।

35. (b) यद्यपि एक प्रजाति से दूसरी प्रजाति (species to species) में सामान्यतया: चोंच (beaks) का आधार (Size) और आकृति (Shape) एक समान ढाँचे (structures) पर आधारित होती हैं। सभी चोंचों (beaks) में दो जबड़े (jaws) होते हैं, प्राय: ऊपरी (upper) हिस्से को ऊपरी मैंडिबल या मैक्सिला (mandible or maxilla) तथा निचले हिस्से को निचला मैंडिबल (mandible) कहते हैं।

36. (c) बाह्य कान या पिन्ना (Outer Ear or Pinna) केवल स्थलीय स्तनपायी (terrestrial mammels) वर्ग के जंतुओं में पाए जाते हैं। इनके बाह्य कान पीले रंग की हल्की प्रत्यास्थ (elastic) उपास्थि के बने होते हैं, जो एक आवरण (integument) से ढँके रहते हैं और स्नायुतंत्र (ligaments) तथा मांसपेशियों (muscles) से जुड़े रहते हैं।

37. (a)किसी धातु (metal) की शुद्धता (Purity) का निर्धारण आर्किमीडिज (Archimedes) के सिद्धांत की सहायता से किया जा सकता है। इसकी सहायता से धातुओं (metals) की घनत्वता (densities) और उत्प्लावकता (buoyancy) का पता लगाया जा सकता है। धातु (metal) के घनत्व (density) का पता लगने पर शुद्धता (Purity) का निर्धारण किया जा सकता है। इसका प्रयोग मुख्य रूप से सोने (Gold) की शुद्धता (Purity) की जाँच में किया जाता है।

38. (d) यदि m से तात्पर्य द्रव्यमान (mass) और V से तात्पर्य वेग (velocity) है, तो दी गई गतिज ऊर्जा (Kinetic Energy) KE = $\frac{1}{2}$ (mv^2)

$$\frac{1}{2}(2m \times 4V^2) = \frac{8}{2}\ mv^2 = 4\ mv^2$$

इस प्रकार यदि द्रव्यमान (mass) और वेग (velocity) को दुगुना (doubled) किया जाता है, तो गतिज ऊर्जा (Kinetic energy) में 4 गुना वृद्धि होती है।

39. (a) भारतीय रिजर्व बैंक (आर. बी. आई) ने 03 सितम्बर, 2018 को 10 से अधिक ब्रांच वाले सभी शेड्यूल्ड कॉमर्शियल बैंकों को आन्तरिक बैंकिक लोक प्रहरी (ओम्बुड्सनमैन या आई ओ) की नियुक्ति करने का निर्देश दिया है।

रिजर्व रिजर्व बैंक ने क्षेत्रीय ग्रामीण बैंकों को इस आदेश से अलग रखा है, रिजर्व बैंक ने आन्तरिक लोक प्रहरी योजना बैंकों की आन्तरिक शिकायत प्रणाली को मजबूत करने और ग्राहकों की शिकायतों का समाधान करने के लिए शुरू की है।

40. (a)

41. (d) यदि सभी संख्याओं में किसी निश्चित संख्या का गुणा कर दिया जाए तो औसत में भी उस संख्या का गुणा हो जाता हैं

अभीष्ठ औसत = $(10 \times 8) = 80$

42. (a) माना राम और व्यय बचत क्रमश: ₹ $3x$ व $2x$ हो तो उसकी आय

$= (3x + 2x) =$ ₹ $5x$

∴ राम की नई बचत

$$= \left(\frac{5x \times 110}{100} - \frac{3x \times 112}{100}\right) = \frac{214}{100}x$$

∴ बचत में प्रतिशत वृद्धि

$$= \frac{\left(\frac{214}{100}x - 2x\right)}{2x} \times 100 = 7\%$$

43. (c) माना घड़ी का अंकित मूल्य = ₹ x

प्रश्नानुसार,

घड़ी का क्रय मूल्य = ₹ $\frac{3}{4}x$

∴ घड़ी का विक्रय मूल्य

$$= ₹\left(x \times \frac{120}{100}\right) = \frac{6}{5}x$$

∴ लाभ प्रतिशत

$$= \frac{\left(\frac{6x}{5} - \frac{3}{4}x\right)}{\frac{3}{4}x} \times 100\%$$

$$= \left(\frac{9x}{20} \times \frac{4}{3x} \times 100\right)\% = 60\%$$

44. (d) माना 1 वर्ष पूर्व पुत्र की आयु $= x$ वर्ष

तब 1 वर्ष पूर्व महिला की आयु = $4x$ वर्ष

∴ पुत्र की वर्तमान आयु = $(x + 1)$ वर्ष

महिला की वर्तमान आयु = $(4x + 1)$ वर्ष

$\therefore$ 6 वर्ष बाद महिला की आयु

$= (4x + 7)$ वर्ष

$\therefore \quad 4x + 7 = 2(x + 1 + 6) + 5$

$\Rightarrow \quad 4x + 7 = 2x + 19$

$\Rightarrow \quad 2x = 12$

$\therefore \quad x = 6$

$\therefore$ अभीष्ट अनुपात $= (4x + 1) : (x + 1) = (4 \times 6 + 1) : (6 + 1) = 25 : 7$

45. (c) माना पहली रेलगाड़ी की लम्बाई

$= x$ मी.

तब, दूसरी रेलगाड़ी की लम्बाई

$= \left(\frac{x}{2}\right)$ मी.

रेलगाडियों की सापेक्ष चाल

$= (45 + 42) \times \frac{5}{18} = 25$ मी./से.

प्रश्नानुसार, $\left(x + \frac{x}{2}\right) = 25 \times 12$

$\Rightarrow \quad 3x = 50 \times 12$

$\Rightarrow x = 200$ मी.

माना प्लेटफार्म की लम्बाई $= L$ मी.

तब, पहली रेलगाड़ी की चाल

$= \left(48 \times \frac{}{18}\right) = \frac{40}{3}$ मी./से.

$\therefore \quad (20 + L) \times \frac{}{40} = 45$

$\Rightarrow \quad 3L = 1800 - 600$

$\Rightarrow \quad L = 400$ मी.

46. (d) धारा की गति

$= \frac{1}{2}\left(\frac{18}{4} - \frac{18}{12}\right)$ किमी./घंटा

$= \frac{1}{2}(4.5 - 1.5) = 1.5$ किमी./घंटा

47. (c) $5^{x-3} \times 3^{2x-8} = 225$

$5^{x-3} \times 3^{2x-8} = 5^2 \times 3^2$

$x - 3 = 2$

तथा $2x - 8 = 2$

$x = 5$ व $x = 5$

48. (b) वृत्त का क्षे. $= \pi r^2$ ...(i)

वृत्त की त्रिज्या $= 2r$

तब वृत्त का क्षेत्रफल $= \pi(2r)^2$

$= 4\pi r^2$ ...(ii)

अतः वृत्त का क्षे. चार गुना हो जाएगा।

49. (d) गोलाकार कुएं का व्यास = 2 मी.

$\Rightarrow$ गोलाकार कुएं का अर्धव्यास = 1 मी

$\therefore$ खोदी गई मिट्टी का आयतन

$= \pi R^2 H$

$\Rightarrow \frac{22}{7} \times 1^2 \times 14 = 44$ मी²

50. (d) हम जानते हैं $a^2 - b^2 = (a + b)(a - b)$

$3^{32} - 1 = (3^{16} + 1)(3^{16} - 1)$

$= (3^{16} + 1)(3^8 + 1)(3^8 - 1)$

$= (3^{16} + 1)(3^8 + 1)(3^4 + 1)(3^4 - 1)$

$= (3^{16} + 1)(3^8 + 1)\ 82 \times 80$

अतः 75 व 85 के संख्या 80 व 82

गुणनफल $= 80 \times 82 = 6560$

51. (d) $4a\,3 + 984 = 13b\,7$

$13\,(8 + a) + 7 = 13b\,7$

अतः $8 + a = b$

[13 (8 + *a*) 7] 11 से विभाज्य है

$(13 + 7) - (8 + a) = 11$

(11 का विभाज्यता नियम से)

$20 - 8 - a = 11$

$12 - a = 11 \Rightarrow a = 1$

अतः $8 + 1 = b \Rightarrow b = 9$

अब $3a + 4b = 3 \times 1 + 4 \times 9 = 39$

52. (c) पहली टंकी में दूध $= \frac{2}{3}$

पानी $= \frac{1}{3}$

दूसरी टंकी में दूध $= \frac{1}{2}$

पानी $= \frac{1}{2}$

तीसरी टंकी में दूध ;

पानी $= \left(\frac{2}{3} + \frac{1}{2}\right) : \left(\frac{1}{3} + \frac{1}{2}\right)$

$= \frac{7}{6} : \frac{2+3}{6}$

दूध : पानी $= 7 : 5$

अतः पानी : दूध $= 5 : 7$

53. (b) माना ₹ 5 के सिक्कों की संख्या $= x$

प्रश्नानुसार

$5x + 1 \times (1100 - x) = 350$

$5x + 1100 - x = 350$

$4x = 240$

$x = 60$

54. (b) $2a - b = 4$ ...(a)

$3b + 2c = 44$ ... (b)

समीकरण 1 व 2 को जोड़ने पर

$2(a + b + c) = 48$

$a + b + c = \frac{48}{2} = 24$

$a + b + c = 24$

55. (a) 24 बच्चे = 8 पुरुष

1 बच्चा $= \frac{8}{24}$ पुरुष

$\therefore$ 18 बच्चे $= \frac{8}{24} \times 18$ पुरुष

18 बच्चे = 8 पुरुष

अतः 18 बच्चों के पुरुष = 8 - 6 = 2

56. (c) $a^3 = 1 + 7 = 8$

$a = 2$

$b = 27 - 8 = 19$

$c = 56$

$\therefore a + b + c = 2 + 19 + 56 = 77$

57. (a) दो विषम अंकों का योग सम होता है। अतः b सम है।

58. (c) माना घन पूर्णांक संख्या $= x$

प्रश्नानुसार

$x + x^2 = 2 \times 3 \times 5$

$x^2 + x - 30 = 0$

$(x - 5)(x + 6) = 0$

$x = 5, -6,$

अतः घन पूर्णांक = 5

59. (a) दो वर्ष बाद मशीन का मूल्य

$= 200000 \times \left(1 - \frac{5}{100}\right)^2$

$= 200,000 \times \frac{19}{20} \times \frac{19}{20}$

$= 200,000 \times \frac{361}{400} =$ ₹ 180500

60. (d) 252, 308 व 198 का ल.स.प.

$= 2 \times 2 \times 7 \times 9 \times 11$ सेकेण्ड

= 2772 सेकेण्ड

= 46 मिनट 12 सेकेण्ड

अतः A, B, C पुनः 46 मिनट 12 सेकेण्ड के बाद पुनः मिलेंगे।

61. (c) जिस प्रकार,

$112 \div (7 \times 8) = 112 \div 56 = 2$

तथा

$135 \div (9 \times 3) = 135 \div 27 = 5$

ठीक उसी प्रकार,

$900 \div (3 \times 5) = 900 \div 15 = 60$

अतः ? = 60

62. (a) प्रश्नानुसार, ठोस वर्ग में सजाने पर पंक्ति में सैनिकों की संख्या = x

तो कुल सैनिकों की संख्या $= x^2$ हो

अतः शून्य वर्ग में सजाने पर सामने की पंक्ति में सैनिक की संख्या $= x + 16$

चूंकि 4 गहराई है, इसलिए शून्य वर्ग में सैनिकों की संख्या

$\Rightarrow (x + 16)^2 - \{(x + 16) - 2 \times 4\}^2$

लेकिन दोनों ही स्थिति में सैनिकों की संख्या बराबर है।

$\therefore x^2 = (x + 16)^2 - \{(x + 16) - 2 \times 4\}^2$

$x^2 = (x + 16)^2 - (x + 8)^2$

$x^2 = (2x + 24)8$

$x^2 = 16x - 192 = 0$

$x^2 - 24x + 8x - 192 = 0$

$(x - 24)(x + 8) = 0$

$x = 24, -8$

लेकिन पंक्ति में सैनिकों की संख्या ऋणात्मक नहीं हो सकती है

$\therefore x^2 = 24$

$\therefore$ सैनिकों की संख्या $= (24)^2 = 576$

63. (a) पैरों की संख्या $= (l)^2 = 224$

सिरों की संख्या $= (h)^2 = 90$

चार पैर वालों की संख्या $= \frac{l - 2h}{2}$

$= \frac{224 - 180}{2} = \frac{44}{2}$

$= 22$

64. (b) **65.** (c) **66.** (d) **67.** (d)

68. (c) **69.** (a)

70. (b) चूंकि आज 6 जनवरी के चार दिन बाद शनिवार है, इसलिए 10 जनवरी को शनिवार होगा। दिसम्बर तथा 10 जनवरी के बीच दिनों की संख्या = 41 का 7 से भाग देने पर 6 शेष बचता है। इसलिए शनिवार के छः दिन पहले रविवार होगा।

71. (c) H I J L
+1 +1 +2

T U V X
+1 +1 +2

O P R S
+1 +2 +1

तथा

B C D F
+1 +1 +2

72. (b) प्रश्नानुसार, व्यक्ति के चलने का क्रम निम्नवत् है

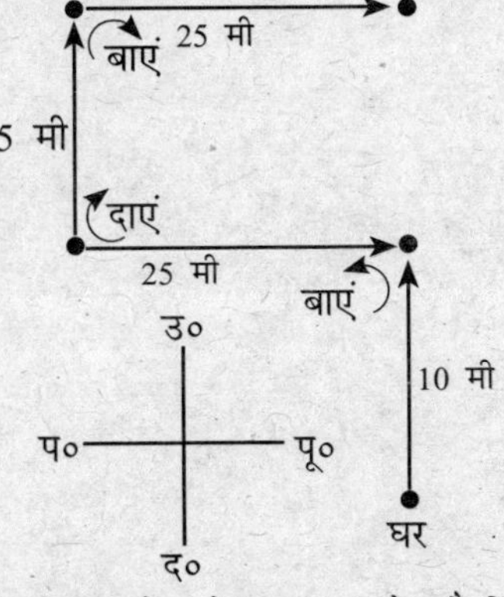

अतः उपरोक्त आरेख से यह स्पष्ट होता है कि व्यक्ति पूरब की ओर चल रहा है।

73. (b) प्रश्नानुसार, **A** और **B** के चलने का क्रम निम्नवत् है

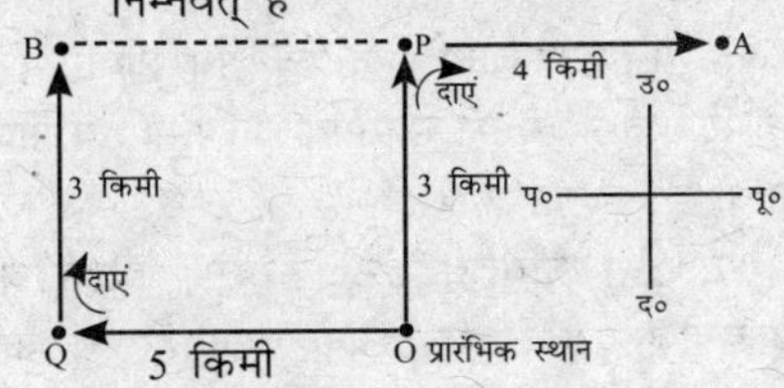

OP = 3 किमी

PA = 4 किमी

OQ = 5 किमी

QB = 3 किमी

OP = QB = 3 किमी

BP = OQ = 5 किमी

$\therefore$ अभीष्ट दूरी = AB = BP + PA

= 5 + 4 = 9 किमी

74. (d) प्रश्नानुसार,

व्यक्ति के चलने का क्रम निम्नवत् है

दाएं A C D B E बाएं

अतः उपरोक्त आरेख से यह स्पष्ट होता है कि पंक्ति के बीच में D बैठा है।

75. (b) प्रश्न आकृति की प्रत्येक अगली आकृति में डिजाइन वामावर्त दिशा में 90° घूम जाती है। आगे भी यही क्रम जारी रहता है, तो उत्तर आकृति (b) प्राप्त होगी।

76. (a) प्रश्न आकृति की प्रत्येक अगली आकृति में डिजाइन दक्षिणावर्त दिशा में 90° घूम जाती है। आगे भी यही क्रम जारी रहता है, तो उत्तर आकृति (a) प्राप्त होगी।

77. (d) दी गई आकृतियों में आकृति (d) को छोड़कर शेष तीनों आकृतियों में अंदर की आकृति बाहर की आकृति से अलग हैं। जबकि आकृति (d) में दोनों ही आकृति समरूप है। अतः आकृति (d) सही उत्तर है।

78. (d) जिस प्रकार कॉफी में कैफीन पाया जाता है, उसी प्रकार तंबाकू में निकोटिन पाया जाता है।

79. (c) जिस प्रकार 'ड्रामा', 'स्टेज' पर किया जाता उसी प्रकार 'टेनिस' 'कोर्ट' पर खेली जाती है।

80. (c)

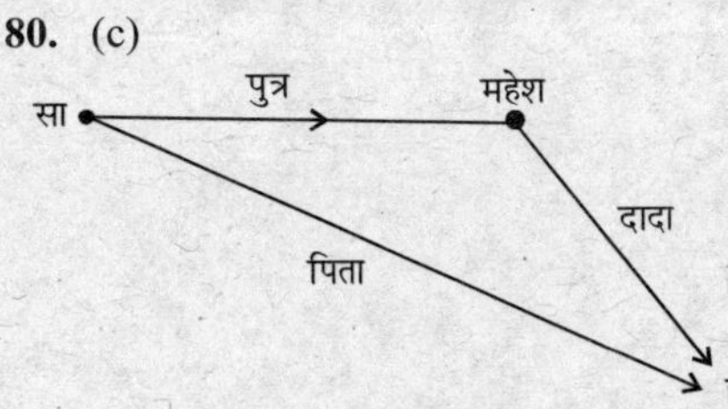

अतः हरि सीमा का पिता है।

81. (b) हीरों को विशेष प्रकार से तराशा जाता है जिससे हीरे के अन्दर प्रकाश का पूर्ण आन्तरिक परावर्तन होता है। इसलिये हीरे ज्यादा चमकते हैं।

82. (c) जब प्रकाश की किरण एक माध्यम से दूसरे माध्यम में जाती है, तो वह अपने मार्ग से विचलित हो जाती है। यह घटना प्रकाश का अपवर्तन कहलाती है।

83. (d) पृथ्वी के वायुमंडल की अनुपस्थिति में, आकाश काले रंग का प्रतीत होगा क्योंकि आकाश में प्रकीर्णन होने के लिये कोई कण नहीं होंगे।

84. (c) ट्रेन के भार के क्षैतिज घटक से आवश्यक अभिकेन्द्रीय बल प्राप्त करने के लिए जिससे ट्रेन मुड़ाव पर सहजता से घूम सके अथवा ट्रेन का संतुलन पटरियों पर बना रहे व कोई दुर्घटना ना हो।

85. (d) रॉकेट रेखीय संवेग संरक्षण सिद्धान्त पर कार्य करता है। नीचे की ओर गतिशील गैस रॉकेट को ऊपर की दिशा में धक्का प्रदान करती है।

86. (a) स्थैर्य/अभिशयन कोण यह न्यूनतम कोण है जो अवनत तल पर क्षैतिज सतह के साथ बना होता है। इसलिए यह घर्षण कोण के समान होता है।

87. (c) किसी सरल लोलक द्वारा एक दोलन पूरा करने में लिया गया समय समय अवधि कहलाता है।

88. (a) सल्फ्यूरिक अम्ल (H_2SO_4) को "ऑयल ऑफ विट्रिऑल" के नाम से भी जाना जाता है। क्योंकि यह अम्ल सान्द्र अवस्था में तैलीय तथा श्यान होता है।

89. (b) जलयोजित आयरन ऑक्साइड ($Fe_2O_3 \cdot xH_2O$) को जंग कहते हैं। लोहे पर जंग लगने के लिए जल तथा ऑक्सीजन का होना अनिवार्य है। लोहे में अशुद्धियाँ, जलवाष्प की उपस्थिति, अम्ल, लवण तथा कार्बन डाइऑक्साइड, लोहे पर जंग के मुख्य कारक है। क्योंकि शुद्ध लौह धातु पर, सूखी तथा कार्बन डाईऑक्साइड रहित हवा में कभी जंग नहीं लगती।

90. (d) उच्च वेग तथा अधात्विक प्रकृति होने के कारण गामा किरणों में α किरणों, β किरणों तथा X किरणों की अपेक्षा, अधिक भेदन क्षमता होती हैं।

91. (b) ग्रेफाइट को, नाभिकीय रिएक्टर में न्यूट्रॉन मन्दक के रूप में प्रयोग किया जाता है। भारी जल सबसे अच्छा न्यूट्रॉन मन्दन का कार्य करता है।

92. (c) मन्दक, न्यूट्रॉनों की तीव्र गति को मन्द करने का कार्य करते हैं। ग्रेफाइट तथा साधारण जल, सामान्यत: प्रयोग में लाए जाने वाले मंदक हैं।

93. (b) न्यूट्रॉनों का नाम अंग्रेजी शब्द 'Neutral' के आधार पर हैं क्योंकि न इस पर आवेश होता है और न ही द्रव्यमान। ये सिर्फ चक्रण करता है।

94. (d) ऑक्सीजन तथा जलवाष्प की उपस्थिति में लोहे की धातु पर जमने वाली लाल-भूरी परत को 'जंग' कहते हैं। भूरी परत $Fe_2O_3.xH_2O$ होती है।

95. (b) विषाणु अकोशिकीय सूक्ष्मजीवी है। ये एक संक्रमणकारी प्रतिनिधि है। जो पोषी के अन्दर जाकर आनुवांशिकी पदार्थ (या तो आर.एन.ए. या डी.एन.ए.) की प्रतिलिपियाँ बनाने लगता है। इसका आनुवांशिक पदार्थ एक बाह्य आवरण से ढका होता है, जिसे 'कैप्सिड' कहते हैं।

96. (c) मृतोपजीवी, मृत एवं क्षय सामग्रियों पर निर्भर रहते हैं। ये इन सामग्रियों को गैसों एवं पोषक तत्वों में बदल देते हैं।

97. (a) कार्बोहाइड्रेट कार्बन, हाइड्रोजन, ऑक्सीजन से मिलकर बना होता है, जो ऊर्जा का उत्पादन करता है। खाद्य जैसे गेहूँ, गन्ना, फल आदि में विभिन्न प्रकार के कार्बोहाइड्रेट पाए जाते हैं, जो ऊर्जा के प्राथमिक स्त्रोत हैं।

98. (d) हीमोग्लोबिन नामक प्रोटीन के कारण रक्त का रंग लाल होता है। उभयावतल लाल रक्त कोशिकाओं में हीम समूह पाया जाता है, जो गैसों के विनिमय में सहायक होता है।

99. (b) दूध में केसीन एवं लेक्टोज़ पाए जाते हैं। लेक्टोज़ एक डाइसैकेराइड शर्करा है, जो ग्लूकोज़ और गैलेक्टोज़ से मिलकर बना होता है। लैक्टिक अम्ल माँसपेशियों में ए.टी.पी. में परिवर्तित होता है।

100. (c) विटामिन-B_1 (थायमीन) की कमी से बेरी-बेरी रोग होता है। इस रोग के द्वारा तंत्रिकाओं को नुकसान पहुंचता है, जिससे माँसपेशियों की ताकत कम हो जाती है। विटामिन-B का अच्छा स्रोत सब्जियाँ, आलू, अंडें आदि हैं।

❑❑❑

RRB
पैरा-मेडिकल स्टाफ भर्ती परीक्षा
प्रैक्टिस सेट-10

सम्बन्धित विषय

1. सुपरविजन का प्रकार है–
(a) टेक्नीकल (b) साइंटिफिक
(c) क्रिएटिव (d) उपरोक्त सभी

2. नर्स टू बेड दर कौन निर्धारित करता है?
(a) इंडियन मेडिकल कौंसिल
(b) इंडियन नर्सिंग कौंसिल
(c) इंडियन फार्मेसी कौंसिल
(d) इंडियन डिसेस कौंसिल

3. जीएनएम (GNM) का कोर्स करवाने वाली संस्था है–
(a) यूनीवर्सिटी
(b) बोर्ड
(c) इंडियन नर्सिंग काउंसिल
(d) स्टेट नर्सिंग काउंसिल

4. प्री-मॉर्निंग केयर किसके द्वारा दी जाती है?
(a) डे-शिफ्ट नर्स
(b) पी.एम. शिफ्ट नर्स
(c) नाइट शिफ्ट नर्स
(d) मॉर्निंग शिफ्ट नर्स

5. किसी अस्पताल के बॉटल नेक्स (Bottle necks) हैं–
(a) एक्स-रे विभाग
(b) लैब सुविधाएँ
(c) ऑपरेशन सुविधाएँ
(d) उपरोक्त सभी

6. टीपीटी का टीकाकरण निम्न में से किन बीमारियों से बचाव हेतु किया जाता है?
(a) डायरिया, टिटनस, परट्यूसिस
(b) डायरिया, टिटनस, पोलियो
(c) डिप्थीरिया, टिटनस, पोलियो
(d) डिप्थीरिया, टिटनस, परट्यूसिस

7. निम्न में से कौन-सा परीक्षण डिप्थीरिया रोग की जाँच हेतु किया जाता है?
(a) मेनटोक्स परीक्षण
(b) शिक परीक्षण
(c) विडाल परीक्षण
(d) वी.डी.आर.एल. परीक्षण

8. भारत सरकार द्वारा शुरू किया गया अप्लाइड न्यूट्रीशन प्रोग्राम (Applied Nutrition Programme) किस अंतर्राष्ट्रीय संस्था के सहयोग से प्रारंभ किया गया है?
(a) यूनीसेफ (b) एफ.ए.ओ
(c) डब्ल्यू.एच.ओ. (d) उपर्युक्त सभी

9. आंगनवाड़ी कार्यकर्ता किस स्कीम के तहत काम करती हैं?
(a) सी.एस.एस.एम. (b) आई.सी.डी.एस.
(c) एम.डी.एम.पी. (d) आई.आर.डी.पी.

10. CARE का पूरा नाम है–
(a) को-ऑपरेटिव एसोसिएशन फॉर रूरल एम्प्लॉयमेंट
(b) को-ऑपरेटिव फॉर असिसटेंस एंड रिलीफ एवरीव्हेअर
(c) चिल्ड्रन एसोसिएशन इन रूरल एरियाज
(d) उपर्युक्त में से कोई नहीं

11. मसूड़ों से निकलने वाला प्रदाह कहलाता है-
(a) जिह्वा की सूजन (b) मुंह की सूजन
(c) मसूड़े की सूजन (d) इनमें से कोई नहीं

12. निम्न में से किस वाहिनी में रक्त का दाब सबसे अधिक होता है?
(a) आर्टीरिओल्स (b) कैपिलरीज
(c) आओरटा (d) वेन्यूल्स

13. जब गर्भाशय में एक से अधिक गर्भस्थ शिशु होते हैं, उन्हें कहते हैं–
(a) मल्टीपल (b) प्रीमेटिव
(c) हेलीकोलिआना (d) मल्टीलप्लेक्सीथेम

14. एक गर्भवती महिला में भ्रूण की हलचल को महसूस करना क्या कहलाता है?
(a) बेलोटमेंट (b) पाल्मर साइन
(c) हीगर साईन (d) क्यूकनिंग

15. लैंगिक विकास को किस स्टेज के द्वारा सही से समझा जा सकता है?
(a) ट्रेनर स्टेज
(b) एन्यूरोसिस
(c) टेम्पर ट्रैण्ड्रम स्टेज
(d) घुमन्तू अवस्था

16. पोलियो के किस प्रकार में क्रेनियल तंत्रिकाएं पूर्ण रूप से प्रभावित होती है?
(a) बल्बर फार्म पोलियो
(b) ऑब्सट्रक्टेटिव
(c) हीमोलाइटिक पोलियो
(d) उपर्युक्त में से कोई नहीं

17. बालक की शारीरिक अक्षमता को प्रदर्शित करना क्या कहलाता है?
(a) अस्थिभ्रंश (b) विकलांगता
(c) प्लास्टर कास्ट (d) ट्रेक्शन

18. संविधान की किस धारा के अन्तर्गत 14 वर्ष से कम उम्र के बच्चों से काम करवाना बाल श्रम के अन्तर्गत आता है, जो कि एक दण्डनीय अपराध है?
(a) धारा-39
(b) धारा-24
(c) धारा-45
(d) उपर्युक्त में से कोई नहीं

19. शरीर में नियासिन की कमी से उत्पन्न रोग कौन-सा है?
(a) रतौंधी (b) पेलेग्रा
(c) बेरी-बेरी (d) स्कर्वी

20. पायोडर्मा रोग निम्न में से किस बैक्टीरिया के संक्रमण से फैलता है?

(a) डिप्लोकोकस
(b) क्लाइटिडीयम टिटनेस
(c) स्टेफाइलोकोकस
(d) विब्रियो कॉलेरी

सामान्य ज्ञान

21. अंगोरा ऊन किस पशु से प्राप्त किया जाता है?

(a) खरगोश (b) लोमड़ी
(c) भेड़ (d) बकरी

22. अंतरण अदायगी का अर्थ है–

(a) वृद्धावस्था पेन्शन
(b) बेरोजगारी मुआवजा
(c) सामाजिक सुरक्षा अदायगी
(d) उपर्युक्त सभी

23. भारत जैसे विकासशील देश में, प्रच्छन्न बेरोजगारी की उच्च दर किस क्षेत्र में पाई जाती है?

(a) कंपनी क्षेत्र (b) घरबार क्षेत्र
(c) सेवा क्षेत्र (d) कृषि क्षेत्र

24. वह जोत, जो किसानों को कम-से-कम एक जीविका तो उपलब्ध कराती है, कहलाती है–

(a) अनुकूलतम जोत (b) सीमांत जोत
(c) आर्थिक जोत (d) जीविका जोत

25. कौन-सी क्रिया उत्पादन में शामिल नहीं है?

(a) किसान द्वारा गेहूँ का उत्पादन
(b) किसी कंपनी द्वारा औषधियों का उत्पादन
(c) किसी नर्स द्वारा अस्पताल में दी गई सेवाएँ
(d) किसी गृहस्वामिनी द्वारा अपने घर में की गई सेवाएँ

26. निम्नलिखित में से किनको संवैधानिक स्थिति प्राप्त है?

(A) वित्त आयोग
(B) राष्ट्रीय विकास परिषद्
(C) चुनाव आयोग
(D) योजना आयोग
(a) A, C (b) A, B
(c) B, D (d) B, C

27. निम्नलिखित में से कौन-सा भारत में सबसे छोटा (क्षेत्रफल की दृष्टि से) लोक सभा चुनाव क्षेत्र है?

(a) चांदनी चौक
(b) दिल्ली-सदर
(c) कोलकाता उत्तर-पश्चिम
(d) मुम्बई दक्षिण

28. भारत के राष्ट्रपति के चुनाव में जीतने वाले प्रत्याशी को प्राप्त करने चाहिए–

(a) डाले गए मतों का अधिकांश
(b) डाले गए मतों का 66 प्रतिशत
(c) डाले गए मतों का 50 प्रतिशत
(d) 50 प्रतिशत से अधिक और डाले गए कुल मतों का बहुमत

29. भारत के उच्चतम न्यायालय की स्थापना की गई थी-

(a) संविधान द्वारा
(b) संसद के कानून द्वारा
(c) राष्ट्रपति के आदेश द्वारा
(d) 1947 के अधिनियम द्वारा

30. गांधी के अनुसार, वर्ग संघर्ष की व्याप्ति और संपत्ति के लिए प्यार को कम किया जा सकता है–

(a) विकेंद्रीकरण द्वारा
(b) सहभागी लोकतंत्र द्वारा
(c) न्यायपालिका को कार्यपालिका से अलग करके
(d) न्यासी प्रथा द्वारा

31. प्लासी की लड़ाई किनके बीच लड़ी गई थी?

(a) ईस्ट इंडिया कंपनी और शाह आलम
(b) ईस्ट इंडिया कंपनी और शुजाउद्दौला
(c) ईस्ट इंडिया कंपनी और सिराजुद्दौला
(d) ईस्ट इंडिया कंपनी और अनवरुद्दीन

32. 1972 में शिमला समझौते पर हस्ताक्षर करने वाले पाकिस्तान के प्रधानमंत्री का नाम क्या है?

(a) अयूब खान (b) याह्या खान
(c) षेड. ए. भुट्टो (d) बेनषीर भुट्टो

33. असहयोग आंदोलन शुरू हुआ था–

(a) 1870 में (b) 1920 में
(c) 1921 में (d) 1942 में

34. जब 1856 में डलहौजी ने अवध पर कब्जा किया तब नवाब कौन था?

(a) नसीरुद्दीन महमूद शाह
(b) वाजिद अली शाह
(c) शुजाउद्दौला
(d) अलीवर्दी खान

35. मेवाड़ के राणा प्रताप सिंह को मुगल सेना ने किस लड़ाई में पराजित किया था?

(a) मेवाड़ (b) चित्तौड़
(c) हल्दी घाटी (d) उदयपुर

36. जून के महीने में मानसून का फटना वर्षा लाता है–

(a) केरल और कर्नाटक में
(b) केरल और तमिलनाडु के दक्षिणी तट में
(c) केरल, तमिलनाडु और आंध्र प्रदेश के कुछ भागों में
(d) केरल, तमिलनाडु और कर्नाटक में

37. हिमालय में 3600 मीटर से ऊपर एक विशिष्ट प्राकृतिक वनस्पति है–

(a) अल्पाइन घास स्थल
(b) अल्पाइन वन
(c) शंकुवृक्षी वन
(d) उषोष्ण चीड़ वन

38. दिल्ली में शीतकालीन वर्षा होती है–

(a) दक्षिण-पश्चिम मानसून के कारण
(b) उत्तर-पूर्व मानसून के कारण
(c) रूढ़ वर्षा के कारण
(d) पश्चिमी विक्षोभ के कारण

39. नाभिकीय ऊर्जा पैदा करने के लिए प्रयुक्त केरल तटों पर मोनाजाइट बालू में होता है–

(a) प्लैटिनम (b) कॉपर
(c) यूरेनियम (d) बॉक्साइट

40. एल. नीनो प्रकट होता है–

(a) एटलांटिक महासागर के ऊपर
(b) हिंद महासागर के ऊपर
(c) प्रशांत महासागर के ऊपर
(d) भूमध्य सागर के ऊपर

अंकगणितीय क्षमता

41. a के किस मान के लिए $(x - a)$ बहुपद $f(x) = x^5 - a^2x^3 + 2x + a - 3$ का एक गुणनखण्ड है?

(a) – 1 (b) 1
(c) – 2 (d) 2

42. किसी व्यक्ति ने एक पुरानी टाइप की मशीन ₹ 1200 में खरीदी और उसकी मरम्मत पर ₹ 200 व्यय किए। उसने उसे ₹ 1680 में बेच दिया। उसका लाभ प्रतिशत है–

(a) 20% (b) 10%
(c) 8% (d) 16%

43. किसी त्रिभुज की दो बराबर भुजाएँ, तीसरी भुजा के तीन गुने से 4 मीटर कम हो और त्रिभुज का परिमाप 55 मीटर हो, तो त्रिभुज की भुजाओं की क्रमशः लम्बाई (मीटर में) बताएं।

(a) 9, 21 एवं 21 (b) 9, 22 एवं 22
(c) 9, 23 एवं 23 (d) 9, 10 एवं 10

44. यदि $x + y + z = 15, xy + yz + zx = 85$, तो $x^2 + y^2 + z^2 = ?$

(a) 40 (b) 45
(c) 55 (d) 70

45. यदि $x^2 + bx + c$ तथा $x^2 + mx + n$ का समापवर्त्तक $x + a$ हो, तो a का मान क्या होगा?

(a) $\frac{c-n}{b-m}$ (b) $\frac{c-n}{b+m}$

(c) $\frac{c+1}{b-m}$ (d) $\frac{c-n}{m-b}$

46. A और B मिलकर किसी कार्य को 30 दिन में पूरा कर सकते हैं। उन्होंने मिलकर 20 दिन काम किया और B ने काम छोड़ दिया। A ने शेष कार्य को अगले 20 दिन में पूरा कर लिया। A अकेला इस कार्य को कितने दिन में कर सकता है?

(a) 50 (b) 60
(c) 48 (d) 54

47. किसी कमरे के 15 मी. 17 सेमी. लम्बे और 9 मी. 2 सेमी. चौड़े फर्श पर लगाई जा सकने वाली वर्ग टाइलों की न्यूनतम संख्या कितनी है?

(a) 840 (b) 841
(c) 820 (d) 814

48. यदि 378 सिक्के ₹ 1, 50 पैसे तथा 25 पैसे के सिक्कों के रूप में हैं तथा इनके मान 13 : 11 : 7, के अनुपात में हैं, तो 50 पैसे के सिक्कों की संख्या होगी :

(a) 132 (b) 128
(c) 136 (d) 133

49. ₹ 1 या ₹ 5 के सिक्कों के 1110 सिक्के का कुल मूल्य ₹ 350 है। इनमें ₹ 5 के सिक्कों की संख्या है–

(a) 50 (b) 60
(c) 70 (d) 80

50. यदि $2a - b = 4$ तथा $3b + 2c = 44$ हो तो $a + b + c$ का मान है–

(a) 22 (b) 24
(c) 28 (d) 20

51. एक लिफ्ट एक बार में 24 बच्चे या 8 पुरुष को ले जा सकती है, तो 18 बच्चे के साथ कितने पुरुष लिफ्ट में जा सकते हैं?

(a) 2 (b) 3
(c) 4 (d) 6

52. यदि $a^3 = 1 + 7, 3^3 = 1 + 7 + b, 4^3 = 1 + 7 + c$ हो तो $a + b + c$ का मान है–

(a) 58 (b) 75
(c) 77 (d) 110

53. वह छोटी से छोटी संख्या कौन-सी है, जिसमें यदि 3 जोड़ दिया जाए, तो वह 24, 36 और 48 से पूरी-पूरी विभाजित हो जाएगी—

(a) 144 (b) 147
(c) 142 (d) 141

54. दो संख्याओं का अनुपात 5 : 7, यदि उनका ल. स. 140 हो, तो न्यूनतम संख्या है—

(a) 20 (b) 22
(c) 24 (d) 27

55. अजय ने 15 किग्रा. दाल, ₹ 14.50 प्रति किग्रा. तथा 10 किग्रा. दाल, ₹ 13 प्रति किग्रा. की दर से खरीदी। दोनों प्रकार की दालों को मिलाकर मिश्रण को ₹ 15 प्रति किग्रा. की दर से बेचने पर कितना लाभ होगा?

(a) ₹ 1.10 (b) ₹ 11
(c) ₹ 16.40 (d) ₹ 27.50

56. कुछ राशि A, B तथा C में इस प्रकार बांटी गई कि A का हिस्सा B के हिस्से से दुगुना तथा B का हिस्सा C के हिस्से से चार गुना है, तो हिस्सों का अनुपात होगा—

(a) 1 : 2 : 4 (b) 1 : 4 : 1
(c) 8 : 4 : 1 (d) 2 : 4 : 1

57. प्रथम 177 प्राथमिक सम संख्याओं का औसत है—

(a) 178 (b) 89
(c) 79 (d) 88.5

58. एक क्रिकेट खिलाड़ी की 10 पारियों के रनों का औसत 32 था। 11 खिलाड़ी अगली पारी में कितनी रन बनाए ताकि उसके रनों का औसत 4 अधिक हो जाए?

(a) 76 (b) 70
(c) 4 (d) 2

59. किसी परिवार के 6 पुत्रों की औसत आयु 8 वर्ष है। पुत्रों व उनके माता-पिता को मिलाकर उनको औसत आयु 22 वर्ष है। यदि पिता उनकी माता से 8 वर्ष बड़ा है, तो माता की आयु है—

(a) 44 वर्ष (b) 48 वर्ष
(c) 60 वर्ष (d) 50 वर्ष

60. तीन वर्ष पहले 5 सदस्यों वाले एक परिवार की औसत आयु 17 वर्ष थी। तत्पश्चात् एक बच्चे के उत्पन्न होने के उपरान्त, आज भी परिवार की औसत आयु उतनी है। बच्चे की वर्तमान आयु है—

(a) 8 वर्ष (b) 2 वर्ष
(c) $1\frac{1}{2}$ वर्ष (d) 1 वर्ष

सामान्य बुद्धिमत्ता

निर्देश (प्र.सं. 61-64) : निम्नलिखित प्रत्येक प्रश्न में दिए गए विकल्पों में से संबंधित शब्द/अक्षर/संख्या को चुनिए।

61. घनिष्ठ : अपरिचित : :?

(a) आंतरिक : दूरवर्ती
(b) बचे रहना : धैर्य
(c) दिलचस्पी : उदासीनता
(d) सर्वप्रिय : मैत्रीपूर्ण

62. नारियल : तेल : : फल :?

(a) मीठा (b) स्वाद
(c) जूस (रस) (d) गुच्छा

63. (a) 111 (b) 263
(c) 383 (d) 551

64. (a) SPOKE (b) SMOKE
(c) KOPES (d) POKES

निर्देश: प्रश्न सं. 65 से 66 में, उस विकल्प को चुनिए, जो अन्य तीन विकल्पों से भिन्न है।

65. (a) 9 (b) 27
(c) 35 (d) 18

66. (a) 10 – 90 (b) 9 – 72
(c) 8 – 56 (d) 11 – 115

67. यदि राम का घर कृष्णा के घर के दक्षिण में स्थित है और गोविन्दा का घर कृष्णा के घर के पूरब में स्थित है, तो राम का घर गोविन्दा के घर से किस दिशा में स्थित है?

(a) उत्तर-पूरब (b) उत्तर-पश्चिम
(c) दक्षिण-पूरब (d) दक्षिण-पश्चिम

68. यदि X का अर्थ +, Z का अर्थ ÷, Y का अर्थ– , और P का अर्थ × है, तो दिए गए समीकरण का मान ज्ञात कीजिए–
10 P 2 X 5 Y 5 = ?
(a) 25 (b) 10
(c) 20 (d) 15

69. कुछ समीकरण एक विशेष पद्धति के आधार पर हल किए गए हैं। उसी आधार पर अनुत्तरित समीकरण का सही उत्तर ज्ञात कीजिए, यदि 3 ÷ 5 = 5, 4 ÷ 7 = 8, 8 ÷ 7 = 6 तो 9 ÷ 6 होगा?
(a) 4 (b) 3
(c) 6 (d) 9

निर्देश (प्र. सं. 70): दिए गए विकल्पों में से लुप्त संख्या ज्ञात कीजिए।

70. 8 15 22
29 ? 43
50 57 64
(a) 33 (b) 34
(c) 50 (d) 36

71. यदि किसी महीने की 2 तारीख रविवार को पड़ती है, तो उसी महीने की 31 तारीख को कौन-सा दिन होगा?
(a) सोमवार (b) मंगलवार
(c) शनिवार (d) बुधवार

72. संगीत में सदैव होता है–
(a) शब्द (b) गायक
(c) तबला (d) गायक दल

73. चिन्ता में सदैव होता है–
(a) परेशानी (b) असहयोग
(c) बेचैनी (d) मार्मिकता

निर्देश (प्र. सं. 74): निम्न प्रश्न में प्रश्न-आकृतियां तथा उत्तर-आकृतियां दी गई हैं। प्रश्न-आकृतियां एक निश्चित शृंखला बनाती हैं। उत्तर-आकृतियों में से ऐसी आकृति का चयन कीजिए, जो इस शृंखला को जारी रखती हो?

74. प्रश्न-आकृतियां

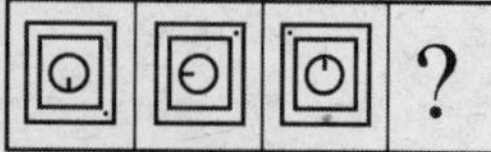

उत्तर-आकृतियां

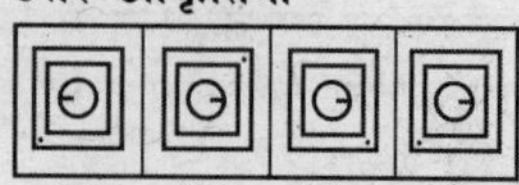

(a) (b) (c) (d)

निर्देश (प्र. सं. 75): विविध स्वरूपों में दी हुई समान आकृतियों में से एक असमान आकृति को छांटना है। विद्यार्थी को चाहिए कि आकृतियों को भली प्रकार देखकर असमान आकृति का चयन करें।

75. 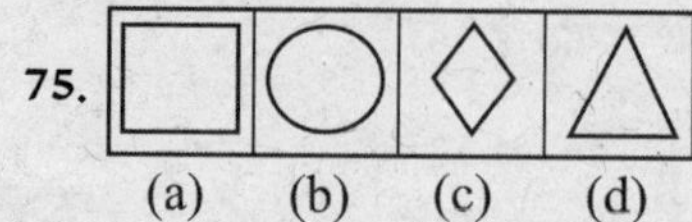

(a) (b) (c) (d)

निर्देश (76) : निम्न चार विकल्पों में से कौन-सा विकल्प नीचे दिए गए शब्दों का सार्थक क्रम दर्शाएगा?

76. (A) पुस्तक (B) शब्द
(C) अक्षर (D) वाक्य
(E) अध्याय (F) पृष्ठ
(A) C B F E D A (B) C B E D F A
(C) C B D E F A (D) C B D F E A

निर्देश (77) : दिए गए वैकल्पिक शब्दों में से उस शब्द को चुनिए, जो दिए गए शब्द के अक्षरों के प्रयोग द्वारा नहीं लिखा जा सकता?

77. दिया गया शब्द–
ADMINISTRATION
(a) STATION (b) TRADITION
(c) MINISTER (d) RATION

निर्देश (78) : बड़े अक्षरों में एक शब्द दिया गया है। इसके पश्चात् चार शब्द उत्तर के रूप में दिए गए हैं। दिए गए अक्षरों को मिलाकर इनमें से केवल एक शब्द ही बना सकते हैं। उस शब्द को ज्ञात कीजिए।

78. IMMEDIATELY
(a) DIAMETER (b) DICTATE
(c) LIMITED (d) DIALECT

79. यदि 'PORTER' शब्द को 'MBNZQN' के रूप में कोडित किया जाता है, तो 'REPORT' को कैसे लिखा जाएगा?
(a) NQMBNZ (b) NQBMNZ
(c) NBQMNZ (d) NQMNBZ

80. एक फोटो की ओर संकेत करते हुये विकास ने कहा, "वह मेरे दादा के इकलौते पुत्र की पुत्री है" विकास का फोटो वाली लड़की के साथ क्या संबंध है?
(a) पिता (b) भाई
(c) बहन (d) माता

सामान्य विज्ञान

81. साइकिल के टायर का अचानक से फट जाना क्या दर्शाता है?
(a) आइसोथर्मल प्रक्रिया
(b) एडीयाबेटिक प्रक्रिया
(c) आइसोकोरिक प्रक्रिया
(d) आइसोबारिक प्रक्रिया

82. फ्लेमिंग के दाँये हाथ के नियम के उपयोग द्वारा दिशा ज्ञात की जाती है–
(a) प्रत्यावर्ती धारा (b) दिष्ट धारा
(c) प्रेरित धारा (d) मूल धारा

83. 1 ग्राम बर्फ को 0^oC पर पूरी तरह गलाने में कितने यांत्रिक कार्य की आवश्यकता होगी?
(a) 4.2 जूल (b) 80 जूल
(c) 336 जूल (d) 2268 जूल

84. ट्रांसफॉर्मर एक उपकरण जो बदलता है–
(a) दिष्ट (D.C) धारा का आवर्ती धारा (A.C) में
(b) निम्न दिष्ट वोल्टेज को उच्च दिष्ट वोल्टेज में
(c) निम्न आवर्ती धारा वोल्टेज को उच्च आवर्ती धारा वोल्टेज में
(d) यान्त्रिक ऊर्जा को वैद्युत ऊर्जा में

85. निम्नलिखित में से कौन-सी तरंगों की आवृत्ति अधिकतम होती है?
(a) रेडियों तरंगें (b) अवरक्त तरंगें
(c) सूक्ष्म तरंगें (d) गामा-किरणें

86. निम्नलिखित में कौन सदिश राशि नहीं है?
(a) कार्य (b) बल
(c) विस्थापन (d) वेग

87. निम्नलिखित में से कौन-सी घटना प्रकाश की अनुप्रस्थ प्रवृत्ति को दर्शाती है?
(a) परावर्तन (b) अपवर्तन
(c) विवर्तन (d) ध्रुवीकरण

88. आदर्श अवस्था में पोटैशियम आयन का रासायनिक फॉर्मूला क्या होगा?
(a) K^+ (b) K^{2+}
(c) K^{2-} (d) K^-

89. ....का प्रयोग सिरका बनाने में प्रयोग किया जाता है?
(a) टार्टरिक अम्ल
(b) मैलिक अम्ल

(c) ऑक्सेलिक अम्ल
(d) एसिटिक अम्ल

90. बेकिंग सोडा को, बेकिंग पाउडर का एक घटक कहते हैं। इसके अन्य घटक हैं–
(a) एसिटिक अम्ल
(b) हाइड्रोक्लोरिक अम्ल
(c) सिट्रिक अम्ल
(d) टार्टरिक अम्ल

91. निम्न में से किसका परमाणु क्रमांक क्लोरीन की अपेक्षा अधिक होगा?
(a) पोटैशियम (b) सल्फर
(c) एल्युमिनियम (d) फॉस्फोरस

92. निम्न में से सबसे प्रबल अम्ल कौन-सा है?
(a) एसिटिक अम्ल
(b) मोनो क्लोरो एसिटिक अम्ल
(c) डाइक्लोरो एसिटिक अम्ल
(d) ट्राइक्लोरो एसिटिक अम्ल

93. निम्न में से कौन-सा अम्ल, सोडियम कार्बोनेट से कार्बन-डाईऑक्साइड मुक्त नहीं करता?
(a) सल्फ्यूरिक अम्ल
(b) फॉर्मिक अम्ल
(c) कार्बोनिक अम्ल
(d) एसिटिक अम्ल

94. कैथोड किरणें है:–
(a) α -कण प्रवाह
(b) इलेक्ट्रॉन प्रवाह
(c) विद्युत चुम्बकीय तरंगे
(d) विकिरण

95. डी.एन.ए. में कौन-सी शर्करा उपस्थित होती है?
(a) पेन्टोज़
(b) जिल्यूलोज़
(c) हेक्सोज़
(d) हेप्टूलोज़

96. निम्न में से कौन-सा स्तनधारी उड़ सकता है?
(a) व्हेल (b) चमगादड़
(c) मुर्गी (d) छिपकली

97. वसा में घुलनशील विटामिन हैं–
(a) टोकोफीरॉल एवं नियासिन
(b) कैल्शिफेरॉल, कैरोटीन एवं टोकोफेरॉल
(c) एस्कार्बिक अम्ल, कैल्शिफेरॉल एवं राइबोफ्लेविन
(d) थियामीन, कैरोटीन एवं बायोटीन

98. सब्जियों को छिलने से कौन-सा विटामिन नष्ट हो जाता है?
(a) विटामिन-A (b) विटामिन-C
(c) विटामिन-D (d) विटामिन-E

99. डायस्टेज एंजाइम का स्रोत है–
(a) लार ग्रंथि (b) आमाशय
(c) यकृत (d) अग्नाशय

100. इनमें से कौन से दो खाने योग्य प्रोटीन के अच्छे स्रोत हैं?
(a) माँस और अण्डा
(b) कुछ शैवाल और अन्य सूक्ष्मजीव
(c) सोयाबीन और मूंगफली
(d) दूध और पत्तेदार सब्जियाँ

उत्तर (हल/संकेत)

1. (d)	**2.** (a)	**3.** (d)	**4.** (c)
5. (d)	**6.** (d)	**7.** (b)	**8.** (d)
9. (b)	**10.** (b)	**11.** (d)	**12.** (c)
13. (a)	**14.** (d)	**15.** (a)	**16.** (a)
17. (b)	**18.** (a)	**19.** (b)	**20.** (c)

21. (a) अंगोरा ऊन अत्यधिक मुलायम बुनने वाला रेशा है, जो अंगोरा (Angora) खरगोशों के बालों (ऊपरी त्वचा) से बनता है। यह अंगोरा बकरी के बालों से बनने वाले मोहेयर (mohair) ऊन से बिल्कुल अलग है। यह कश्मीरी बकरी के बालों से बनने वाले कश्मीरी ऊन से भी भिन्न है। अंगोरा ऊन अपने मुलायम और पतले रेशों के लिए बहुत प्रसिद्ध है।

22. (d)सरकार द्वारा वस्तुओं और सेवाओं के अलावा कल्याणार्थ अदायगी को 'अंतरण अदायगी' कहा जाता है। अंतरण अदायगी राष्ट्रीय आय का भाग नहीं है। उदाहरणार्थ– वृद्धावस्था पेंशन, बेरोजगारी भत्ता, सामाजिक सुरक्षा अदायगी, बच्चों के लिए योजनाओं में खर्च आदि।

23. (d)कृषि क्षेत्र में प्रच्छन्न बेरोजगारी की उच्च दर पायी जाती है। कृषि क्षेत्र में अतिरिक्त कार्यबल प्रच्छन्न बेरोजगार होते हैं।

24. (c) वह जोत, जो किसानों को कम-से-कम एक जीविका उपलब्ध कराती है, उसे 'आर्थिक जोत' कहते हैं।

25. (d) किसी गृहस्वामिनी द्वारा अपने घर में की गई सेवाओं को अर्थशास्त्र में उत्पादन के अंतर्गत शामिल नहीं किया जाता है।

26. (a) वित्त आयोग का गठन संविधान के अनुच्छेद 280 के तहत केंद्र एवं राज्यों के बीच आर्थिक संबंध को परिभाषित करने के लिए किया जाता है। चुनाव आयोग का गठन संविधान के अनुच्छेद 324 के तहत किया गया है। चुनाव आयोग में मुख्य निर्वाचन अधिकारी के अलावा दो निर्वाचन अधिकारी होते हैं।

27. (a) भारत में चाँदनी चौक (दिल्ली) क्षेत्रफल की दृष्टि से सबसे छोटा लोक सभा चुनाव क्षेत्र है।

28. (d) भारत के राष्ट्रपति के चुनाव में जीतने वाले प्रत्याशी को पचास प्रतिशत से अधिक और डाले गए कुल मतों का बहुमत प्राप्त करना चाहिए (अनुच्छेद 54)।

29. (a) जब 1950 में नया संविधान अंगीकार किया गया, तब उच्चतम न्यायालय में केवल आठ न्यायाधीश थे। वर्तमान में उच्चतम न्यायालय में मुख्य न्यायाधीश के अलावा 30 न्यायाधीश हैं।

30. (d) न्यासी प्रथा का प्रतिपादन गाँधीजी ने किया था

31. (c) प्लासी की लड़ाई ईस्ट इंडिया कंपनी और बंगाल के नवाब सिराजुद्दौला के बीच 1757 ई. में हुई थी। इस युद्ध में नवाब की मृत्यु हो गई थी।

32. (c) 1972 में शिमला समझौते पर हस्ताक्षर पाकिस्तान के नवनियुक्त प्रधानमंत्री जुल्फीकार अली भुट्टो ने किया था। उस समय भारत की प्रधानमंत्री इंदिरा गाँधी थीं।

33. (b) खिलाफत आंदोलन के समर्थन में गाँधी ने एक अगस्त, 1920 को असहयोग आंदोलन शुरू किया था।

34. (b) लॉर्ड डलहौजी ने 13 फरवरी, 1856 को अवध राज्य को ब्रिटिश साम्राज्य में मिला लिया। उस समय अवध के नवाब वाजिद अली शाह थे।

35. (c) मेवाड़ के राणा प्रताप सिंह को मुगल सम्राट अकबर ने 1576 में हल्दीघाटी युद्ध में पराजित किया था।

36. (b जून के महीने में मानसून के फटने से केरल और तमिलनाडु के दक्षिणी तट में वर्षा होती है।

37. (a) हिमालय में 3600 मीटर से ऊपर पायी जाने वाली एक विशिष्ट प्राकृतिक वनस्पति को 'अल्पाइन घास स्थल' कहते हैं। महत्वपूर्ण वृक्ष हैं– सिल्वर फर, पाइन बर्च आदि।

38. (d) दिल्ली में शीतकालीन वर्षा होने का कारण है पश्चिमी विक्षोभ।

39. (c) मोनाजाइट बालू में यूरेनियम पाया जाता है।

40. (c) एल नीनो प्रशांत महासागर के ऊपर आता है। यह एक दक्षिणी गर्म धारा है।

41. (b) $(x-a)$, बहुपद $x^5 - a^2x^3 + 2x + a - 3$ का गुणनखण्ड है।

$\therefore f(a) = 0$

$\Rightarrow a^5 - a^5 + 2a + a - 3 = 0$

$\Rightarrow 3a = 3 \Rightarrow a = 1$

42. (a) कुल लागत $= 1200 + 200 =$ ₹1400

वि.मू. = ₹ 1680

लाभ = 1680 – 1400 = ₹ 280

लाभ $\% = \frac{280}{1400} \times 100 = 20$

43. (c) माना कि त्रिभुज की तीसरी भुजा x मीटर लम्बी है।

$\therefore$ त्रिभुज की दो समान भुजाओं में से प्रत्येक की लम्बाई $= (3x - 4)$ मीटर

$\therefore$ त्रिभुज का परिमाप $= 2(3x - 4) + x$

$\Rightarrow 55 = 6x - 8 + x, \Rightarrow 7x - 8 = 55,$

$\Rightarrow 7x = 63, \Rightarrow x = 9$

$\therefore$ त्रिभुज की क्रमशः भुजाएं = 9 मीटर, 23 मीटर, 23 मीटर हैं।

44. (c) $x + y + z = 15$

वर्ग करने पर,

$x^2 + y^2 + z^2 + 2(xy + yz + zx) = 225$

$\Rightarrow x^2 + y^2 + z^2 + 2(85) = 225$

$\Rightarrow x^2 + y^2 + z^2 = 225 - 170 = 55$

45. (a) $(x + a)$ दोनों पदों $x^2 + bx + c$ तथा $x^2 + mx + n$ का समापवर्तक है, इसलिए $(x + a)$ से दोनों पदों में भाग देने पर शेषफल शून्य आएगा।

$\because x + a = 0$

या, $x = -a$

पहले पद से, शेषफल $= (-a)^2 + b(-a) + c$

$O = a^2 - ab + c$

या, $a^2 = ab - c$ ....(i)

दूसरे पद से, शेषफल $= (-a)^2 + m(-a) + n$

$O = a^2 - ma + n$

या, $a^2 = ma - n$ ...(ii)

समीकरण (i) एवं (ii) से a^2 के मानों की तुलना करने पर

$ab - c = ma - n$

$\Rightarrow ab - ma = c - n$

$\Rightarrow a(b - m) = c - n$

$\Rightarrow a = \frac{c - n}{b - m}$

46. (b) 20 दिन में A और B द्वारा किया गया काम $= \frac{1}{30} \times 20 = \frac{2}{3}$ भाग

शेष काम $= 1 - \frac{2}{3} = \frac{1}{3}$ भाग

$\because$ पुनः $A, \frac{1}{3}$ भाग काम 20 दिन में करता है।

$\therefore$ A, पूरा काम $20 \times 3 = 60$ दिन में करेगा।

47. (d) कमरे की लं. = 1517 सेमी.

चौ. = 902 सेमी.

फर्श का क्षे. $= 1517 \times 902$

$= 1368334$ सेमी^{2}

1517 एवं 902 का म.स. = 41

इसलिए वर्ग की प्रत्येक भुजा की लंबाई = 41 सेमी.

वर्ग का क्षेत्रफल $= (41)^2 = 1681$

टाइल्स की न्यूनतम संख्या $= \frac{1368334}{1681} = 814$

48. (a) 1 रुपये, 50 पैसे एवं 25 पैसे के सिक्के का मान 13 : 11 : 7 के अनुपात में है।

$13 \times 1 = 13$

$11 \times 2 = 22$

$7 \times 4 = 28$

योग = 63

$\because$ जब कुल सिक्कों की संख्या 63 है, तो 50 पैसे के सिक्कों की संख्या 22 है।

$\therefore$ जब कुल सिक्कों की संख्या 378 है, तो 50 पैसे के सिक्कों की संख्या $\frac{22}{63} \times 378 = 132$

49. (b) माना ₹ 5 के सिक्कों की संख्या $= x$

प्रश्नानुसार

$5x + 1 \times (1100 - x) = 350$

$5x + 1100 - x = 350$

$4x = 240$

$x = 60$

50. (b) $2a - b = 4$ ...(a)

$3b + 2c = 44$ ... (b)

समीकरण 1 व 2 को जोड़ने पर

$2(a + b + c) = 48$

$a + b + c = \frac{48}{2} = 24$

$a + b + c = 24$

51. (a) 24 बच्चे = 8 पुरुष

1 बच्चा $= \frac{8}{24}$ पुरुष

$\therefore$ 18 बच्चे $= \frac{8}{24} \times 18$ पुरुष

18 बच्चे = 8 पुरुष

अतः 18 बच्चों के पुरुष = 8 - 6 = 2

52. (c) $a^3 = 1 + 7 = 8$

$a = 2$

$b = 27 - 8 = 19$

$c = 56$

$\therefore a + b + c = 2 + 19 + 56$

$= 77$

53. (d)

2	24,36,48
2	12,18,24
2	6,9,12
2	3,9,6
3	3,9,3
3	1,3,1

ल.स.पं. $= 2 \times 2 \times 2 \times 2 \times 3 \times 3 = 144$

अभीष्ट संख्या $= 144 - 3 = 141$

54. (a) माना कि संख्या $5x$ तथा $7x$ है–

$\therefore 5x$ एवं $7x$ का ल. स. $= 35x$ है।

$\therefore 35x = 140$

$\therefore 5x = \frac{140 \times 5}{35} = 20$

55. (d) 15 किग्रा. दाल का क्रय मूल्य

$= 15 \times 14.50 =$ ₹ 217.50

10 किग्रा. दाल का क्रय मूल्य

$= 10 \times 13 =$ ₹ 130

कुल दाल की मात्र = 15 + 10 = 25

किग्रा. दालों का कुल क्रय मूल्य

= 217.50 + 130 = ₹ 347.50

दाल के मिश्रण का विक्रय मूल्य

$= 15 \times 25 =$ ₹ 375

लाभ = विक्रय मूल्य – क्रय मूल्य

= 375 – 347.50 = ₹ 27.50

56. (c) माना C का हिस्सा = ₹ x

$\therefore B$ का हिस्सा = ₹ $4x$

तथा A का हिस्सा = ₹ $8x$

$\therefore A, B$ तथा C के हिस्सों का अनुपात $= 8x : 4x : x = 8 : 4 : 1$

57. (a) प्रथम 177 प्राथमिक सम संख्याओं का औसत = (177 + 1) = 178

58. (a) 10 पारियों के रनों का औसत = 32

10 पारियों के रनों का योग = 320

माना 11वीं पारी में x रन बनाए गए।

$\therefore \frac{320 + x}{11} = 36$

$\Rightarrow 320 + x = 396 \Rightarrow x = 76$

59. (c) माना माता की आयु $= x$ वर्ष

$\therefore$ पिता की आयु $= (x + 8)$ वर्ष

6 पुत्रों की आयु का योग = 48 वर्ष

पुत्रों व माता-पिता की आयु का योग
$= 48 + x + x + 8 = 56 + 2x$
पुत्रों व माता-पिता की औसत आयु
$= \frac{56+2x}{8}$

$\Rightarrow 22 = \frac{56+2x}{8} \Rightarrow 2x = 120$

$\therefore x = 60$ वर्ष

60. (b) माना बच्चे की वर्तमान आयु $= x$ वर्ष
5 सदस्यों के परिवार की औसत आयु $= 17$ वर्ष
परिवार की कुल आयु $= 17 \times 5$
$= 85$ वर्ष
प्रश्नानुसार,
$17 \times 6 = (17 + 3) \times 5 + x$
$\Rightarrow 102 = 100 + x \Rightarrow x = 2$ वर्ष

61. (c) जिस प्रकार घनिष्ठ तथा अपरिचित एक-दूसरे के विपरीतार्थक शब्द है, ठीक उसी प्रकार दिलचस्पी तथा उदासीनता एक-दूसरे के लिए विपरीतार्थक हैं।

62. (c) जिस प्रकार नारियल से तेल निकाला जाता है, ठीक उसी प्रकार फल से जूस (रस) निकाला जाता है।

63. (c) संख्या 383 को छोड़कर अन्य सभी संख्याओं में पहले एवं तीसरे अंक का गुणनफल मध्य अंक के बराबर है यथा,
$1 \times 1 = 1; 2 \times 3 = 6; 5 \times 1 = 5; 3 \neq 8$

64. (b) शब्द SMOKE को छोड़कर अन्य सभी शब्दों में S, P, O, K तथा E अक्षर है।

65. (c) ∵ अन्य सभी '3' से भाज्य संख्याएं हैं।

66. (d) $10 + 90 = 100$
$9 + 72 = 81$
$8 + 56 = 64$
$11 + 115 = 126$
∵ अन्य सभी क्रमशः 10, 9 और 8 की वर्ग संख्या हैं।
जबकि 126 किसी संख्या का वर्ग नहीं है।

67. (d) प्रश्नानुसार,

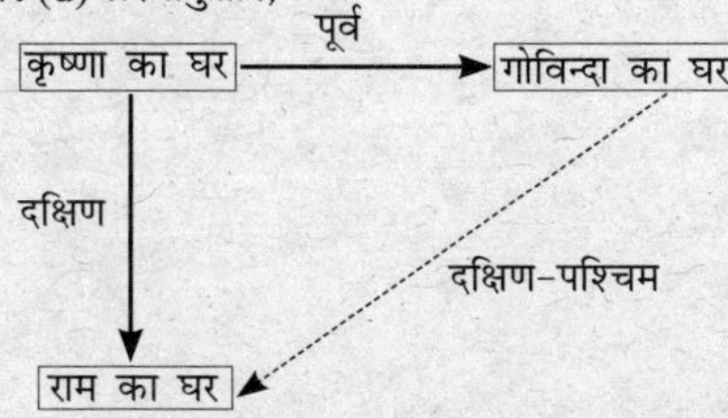

अतः उपरोक्त आरेख से यह स्पष्ट होता है कि राम का घर, गोविन्दा के घर से दक्षिण-पश्चिम में स्थित है।

68. (c) प्रश्नानुसार,
$X \Rightarrow +, Z \Rightarrow \div, Y \Rightarrow -; P \Rightarrow \times$
$? = 10 P 2 X 5 Y 5$
$= 10 \times 2 + 5 - 5$
$= 20 + 5 - 5 = 20$

69. (a) प्रश्नानुसार,
$3 \div 5 \Rightarrow 3 \times 5 = 1\underline{5} \Rightarrow 5$
$4 \div 7 \Rightarrow 4 \times 7 = 2\underline{8} \Rightarrow 8$
$8 \div 7 \Rightarrow 8 \times 7 = 5\underline{6} \Rightarrow 6$
ठीक उसी प्रकार,
$9 \div 6 \Rightarrow 9 \times 6 = 54 \Rightarrow 4$

70. (d) जिस प्रकार,
$8 \xrightarrow{+7} 15 \xrightarrow{+7} 22$
तथा
$50 \xrightarrow{+7} 57 \xrightarrow{+7} 64$
ठीक उसी प्रकार,
$29 \xrightarrow{+7} 36 \xrightarrow{+7} 43$
अतः $? = 36$

71. (a) 2 तारीख = रविवार
2 + 28 = 30 = रविवार
31 ⇒ सोमवार

72. (a) **73.** (c)

74. (d) प्रश्न आकृति की प्रत्येक अगली आकृति में लघुवृत्त दक्षिणावर्त दिशा में 90° घूम जाता है तथा काला बिन्दु वामावर्त दिशा में एक भुजा आगे सरक जाता है। आगे भी यही क्रम जारी रहता है, तो उत्तर आकृति (d) प्राप्त होगी।

75. (b) दी गई आकृतियों में आकृति (b) को छोड़कर शेष तीनों आकृतियां सरल रेखाओं से बनी हैं, जबकि आकृति (b) में बनने वाली आकृति वक्र रेखाओं से बनी है। अतः आकृति (b) सही उत्तर है।

76. (d) **सार्थक क्रम**
(c) अक्षर
↓
(b) शब्द
↓
(d) वाक्य
↓
(f) पृष्ठ
↓
(e) अध्याय
↓
(a) पुस्तक

77. (c) शब्द में 'E' वर्ण नहीं है।

78. (c) शब्द में 'C' व 'R' वर्ण नहीं हैं।

79. (a)

P	O	R	T	E	R
↓	↓	↓	↓	↓	↓
M	B	N	Z	Q	N

अतः

R	E	P	O	R	T
↓	↓	↓	↓	↓	↓
N	Q	M	B	N	Z

80. (b)

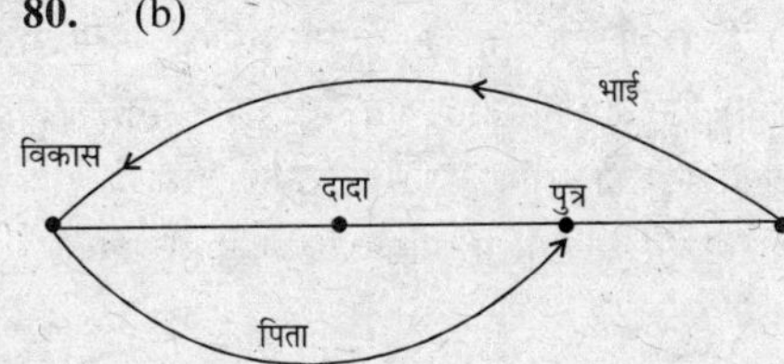

अतः विकास फोटो वाली लड़की का भाई है।

81. (b) साइकिल के टायर का अचानक से फट जाना एक एडीयाबेटिक प्रक्रिया है क्योंकि इसमें ऊष्मा का विनिमय अचानक से और बिना समय लिए होता है।

82. (c) फ्लेमिंग के दायें हाथ के नियम के अनुसार दायें हाथ की अँगुलियों पहली तथा दूसरी को मोड़ते (रखते) हुए अँगूठे को इस प्रकार रखा जाए कि वे आपस में लम्बवत् हो तो दाँए हाथ की पहली अंगुली चुंबकीय क्षेत्र के दिशा, दूसरी अंगुली प्रेरित धारा तथा अंगूठा चालक में प्रवाहित धारा की दिशा बताती है।

83. (c) 0° (सेल्सियस) पर 1 ग्राम बर्फ को गलाने में किया गया कार्य–
कार्य $\Rightarrow Q = ML$
जहाँ
m = द्रव्यमान (1g)
L = जल की द्रवण की गुप्त ऊष्मा (=336 जूल प्रति ग्राम)
कार्य (W) = 1×336 J/g
= 336 जूल (J)

84. (c) ट्रान्सफॉर्मर वह उपकरण या युक्ति है। जो आवर्ती धारा (ए.सी.) वोल्टेज के मान को घटाता या बढ़ाता है।

85. (d) गामा किरणों की आवृत्ति सबसे अधिकतम होती है। आवृत्ति का बढ़ता हुआ क्रम इस प्रकार है– रेडियो तरंगे < सूक्ष्म तरंगें < अवरक्त तरंगें < गामा किरणें

86. (a) सदिश राशियाँ है, जो दिशा और परिमाण दोनों रखती है, जबकि अदिश राशियाँ केवल परिमाण रखती है। अतः कार्य के अलावा अन्य सभी सदिश राशि है।

87. (d) जब प्रकाश के कणों के दोलन की दिशा तथा प्रकाश के संचार की दिशा एक दूसरे से लम्बवत् हो तो यह घटना प्रकाश तरंगों की अनुप्रस्थ प्रवृत्ति को दर्शाती है?

88. (a) $_{19}K \rightarrow 2, 8, 8, 1$

आदर्श अवस्था से तात्पर्य संयोजी कक्षा में 8 इलेक्ट्रॉनों की उपस्थिति है। अत: एक बाह्य इलेक्ट्रॉन का त्याग कर पोटैशियम परमाणु, एक पोटैशियम धनावेशित आयन में बदल जायेगा। $K^+ \rightarrow 2, 8, 8$

89. (d) एसिटिक अम्ल का प्रयोग सिरका बनाने में किया जाता है। 5-10% एसिटिक अम्ल का तनु मिश्रण, सिरका के नाम से जाना जाता है।

90. (d) बेकिंग पाउडर को बेकिंग सोडा ($NaHCO_3$) तथा टार्टरिक अम्ल का मिश्रण कहते हैं। टार्टरिक अम्ल अंगूरों में पाया जाता है।

91. (a) पोटैशियम का परमाणु क्रमांक (Z= 19), क्लोरीन के परमाणु क्रमांक (Z= 17) की अपेक्षा अधिक होता है।

92. (d) दिये गए विकल्पों में से ट्राइक्लोरो एसिटिक अम्ल सबसे प्रबल अम्ल होगा। जैसे-जैसे यौगिक में विद्युत ऋणावेशित परमाणुओं की वृद्धि होती है, अम्लता में वृद्धि होती है।

93. (c) कार्बोनिक अम्ल, सोडियम कार्बोनेट से कार्बन डाईऑक्साइड मुक्त नहीं करता।

94. (b) एक कैथोड किरण, निर्वात नलिका में इलेक्ट्रॉनों की वह किरण होती है जो इलेक्ट्रोड के मध्य उपस्थित विद्युत वोल्टता के सापेक्ष ऋणावेशित इलेक्ट्रोड (कैथोड) के एक सिरे से धनावेशित इलेक्ट्रोड (एनोड) के दूसरे सिरे की ओर विचरण करती हैं।

95. (a) डी.एन.ए. (डीऑक्सी राइबो न्यूक्लिक अम्ल) न्यूक्लियो टाइड कड़ियों से मिलकर बनता है, जिसमें नाइट्रोजनयुक्त क्षार, पेन्टोज शर्करा एवं फॉस्फेट्स उपस्थित होते हैं। डी.एन.ए. दोहरी पेंचदार संरचना होती है, जिसके नाइट्रोजनयुक्त क्षार हाइड्रोजन बंध के द्वारा एक-दूसरे से जुड़े हुये होते हैं।

96. (b) चमगादड़ एक ऐसा स्तनधारी है जो उड़ सकता है। चमगादड़ के पंख अग्रपाद का रूपान्तरण है। चमगादड़ चिरोप्टेरा गण से संबंध रखता है जो दूसरा सबसे बड़ा स्तनधारियों का गण है।

97. (b) वसा में घुलनशील विटामिन A, D, E, K हैं जबकि पानी में घुलनशील B और C हैं। वसा में घुलनशील विटामिन D (कैल्शिफेरॉल), कैरोटीन (विटामिन A), टोकोफेराल (विटामिन E) A अत: (b) सही है।

98. (b) विटामिन-C या एस्कॉर्बिक अम्ल सब्जियों को छिलने से नष्ट हो जाता है। विटामिन-C गर्मी, हवा पानी द्वारा आसानी से नष्ट हो जाता है।

99. (a) डायस्टेज एंजाइम, लार ग्रंथि में उपस्थित होता है। डायस्टेज एंजाइम स्टार्च को मोल्टोज़ शर्करा में बदलता है। सर्वप्रथम इसी एंजाइम की खोज हुई थी।

100. (c) सोयाबीन और मूंगफली खाने योग्य प्रोटीन के दो अच्छे स्रोत हैं।

❑❑❑

RRB
पैरा-मेडिकल स्टाफ भर्ती परीक्षा
प्रैक्टिस सेट-11

सम्बन्धित विषय

1. अमीनों अम्ल इकाई है–
(a) प्रोटीन
(b) कार्बोहाइड्रेट
(c) ग्लूकोज
(d) इनमें से कोई नहीं

2. पेड़-पौधे वायु को किस विधि द्वारा शुद्ध कहते है?
(a) उत्सर्जन (b) प्रकाश संश्लेषण
(c) स्साटोहण (d) श्वसन

3. ADP से ATP का बनना कहलाता है–
(a) न्यूक्लियोराइलेशन
(b) फोटोफास्फोरिलेशन
(c) विभाजन
(d) इनमें से कोई नहीं

4. क्रेब्स चक्र तथा ग्लाइकोटिलेशन के बीच की कड़ी है–
(a) ग्लूकोज
(b) एस्कार्बिक एसिट
(c) एसिटिक एसिड
(d) एसिटाइल को एन्जाइम

5. किसी परिस्थिति में E.S.R. (Erythrocyte Sendementation Rate) बढ़ा हुआ नहीं रहता है–
(a) चिकनगुनिया (b) मलेरिया
(c) डेंगू (d) छोटी माता

6. ''रेडक्लिक हमिडिफायर'' का उपयोग किया जाता है–
(a) अंत: श्वसन वायु को नम करने से
(b) अंत: श्वसन वायु को तेज करने में
(c) अंत: श्वसन वायु को शुष्क करने में
(d) अंत: श्वसन वायु को रोकने में

7. नेजल केनूला से O_2 देने हेतु ऑक्सीजन प्रवाह की दर होनी चाहिए–
(a) 6 Lt./ml.
(b) 7.5 Lt./ml.
(c) 10 Lt./ml.
(d) इनमें से कोई नहीं

8. रक्त में लाल-रंग निम्न में से किसके कारण होता है?
(a) प्लाजा (b) हीमोग्लोबिन
(c) आर. बी. सी. (d) डब्ल्यू बी. सी.

9. निम्नलिखित में से किसे रक्षात्मक पदार्थ कहा जाता है?
(a) विटामिन (b) प्रोटीन
(c) कार्बोहाइड्रेट (d) वसा

10. विज्ञान की वह शाखा जिसके अन्तर्गत शरीर रचना का अध्ययन किया जाता है, फिजियोलॉजी कहलाता है–
(a) एनाटॉमी
(b) फिजियोलॉजी
(c) फिजिकल
(d) उपरोक्त में से कोई नहीं

11. "साइटोप्लाज्मा" शब्द किसके लिए काम में लेते हैं–
(a) प्रोटोप्लाज्मा (b) माइट्रोकोंड्रिया
(c) न्यूक्लियस (d) राइबोसोम

12. कोशिका का "पॉवर हाउस" है–
(a) राइबोसोम (b) माइट्रकॉन्ड्रिया
(c) लाइसोसोम (d) गॉल्जिकाय

13. "फिजियोलोजी" के अन्तर्गत अध्ययन किया जाता है–
(a) शरीर क्रिया रचना
(b) शरीर रचना विज्ञान
(c) शरीर रचना एवं क्रिया विज्ञान
(d) मानव व्यवहार विज्ञान

14. "Cyto" ग्रीक शब्द का अर्थ क्या है?
(a) केन्द्रक (b) कोशिका
(c) जीवद्रव्य (d) केन्द्रिय

15. एक महिला को प्रतिदिन कितनी कैलोरी की जरूरत होती है?
(a) 2900 कैलोरी (b) 3200 कैलोरी
(c) 2200 कैलोरी (d) 2500 कैलोरी

16. मानव शरीर में पानी की मात्रा होती है–
(a) 40 लीटर (b) 48 लीटर
(c) 44 लीटर (d) 46 लीटर

17. बैक्टीरिया नाशक दवाई का आविष्कार किसने किया था?
(a) लुइस पाश्चर
(b) जोसेफ लिस्टर
(c) ,लेक्जेन्डर फ्लेमिंग
(d) रॉबर्ट कोच

18. निम्न में से Blood Group की खोज किसने की?
(a) पाश्चर (b) मंडल
(c) जेनर (d) लैण्डस्टीनर

19. निम्न में से BCG का टीका कौन-सी बिमारी के लिए उपयोग किया जाता है?
(a) डिप्थीरिया (b) टेटनस
(c) ट्यूबरक्लोसिस (d) पेरटाईटिस

20. सांख्यिकी में 'n' क्या है?
(a) नमूने का आकार (b) स्टारडार त्रुटि
(c) औसत (d) माध्य

सामान्य ज्ञान

21. किसने यह कहा है कि 'कोई भी राजनीति धर्म से रहित नहीं है'?
(a) नेहरू
(b) गाँधी
(c) विनोबा भावे
(d) जयप्रकाश नारायण

22. किस शिला राजादेश में अशोक ने कलिंग युद्ध के हताहतों का उल्लेख किया हैं और युद्ध त्याग की घोषणा की हैं?

(a) मस्की राजादेश
(b) शिला राजादेश XIII
(c) शिला राजादेश XI
(d) शिला राजादेश X

23. अकबर अपना धार्मिक विचार-विमर्श कहाँ करता था?
(a) जोधाबाई महल (b) पंच महल
(c) इबादत खाना (d) बुलंद दरवाजा

24. गुरु नानक का उत्तराधिकारी कौन है?
(a) गुरु अंगद (b) गुरु रामदास
(c) गुरु अर्जुन (d) गुरु हरगोबिन्द

25. आर्यन जनजातियों की प्राचीनतम बस्ती कहाँ है?
(a) उत्तर प्रदेश (b) बंगाल
(c) सप्त सिंधु (d) दिल्ली

26. यह किसने कहा था कि "एडोल्फ हिटलर जर्मनी है और जर्मनी एडोल्फ हिटलर है। जो हिटलर के लिए वचनबद्ध है, वह जर्मनी के लिए वचनबद्ध है?"
(a) आर. हेस
(b) मुसोलिनी
(c) हिटलर
(d) कम्युनिस्ट इन्टरनेशनल

27. किसने मंत्रिमंडलीय पद्धति को "राज्य रूपी जहाज का स्टीयरिंग व्हील" कहा है?
(a) लोवेल (b) म्यूर
(c) मैरियट (d) बैगहॉट

28. किसने प्रधानमंत्री को समकक्षों में प्रथम कहा है?
(a) मोरले (b) हरकोर्ट
(c) लास्की (d) लोवेल

29. पशुपालन के साथ खेती को क्या कहा जाता है?
(a) मिश्रित खेती (b) मिश्रित कृषि
(c) डेरी फार्मिंग (d) ट्रक कृषि

30. द्रवचालित क्रिया किस कारण से होने वाला एक प्रकार का अपरदन है?
(a) प्रवाही जल
(b) पवन
(c) हिमनदी
(d) इनमें से कोई नहीं

31. निम्नलिखित में से कौन-सा नवीनतम भू-वैज्ञानिक युग है?
(a) पर्मियन (b) ट्राइऐसिक
(c) क्रिटेशस (d) जुरासिक

32. किस रूप के पौधे से कोको और चॉकलेट प्राप्त किया जाता है?
(a) शाक (b) झाड़ी
(c) छोटा वृक्ष (d) बहुत बड़ा वृक्ष

33. क्रिस्कोग्राफ का आविष्कार किसने किया था?
(a) एस.एन. बोस
(b) पी.सी. राय
(c) जे.सी. बोस
(d) पी.सी. महालनोबिस

34. महारंध्र, जो एक द्वारक है, कहाँ होता है?
(a) कान (b) फेफड़े
(c) मेखला (d) कपाल

35. 1757 में प्लासी के युद्ध में सिराजु-उद-दौला के साथ किसने विश्वासघात किया था?
(a) हैदरअली
(b) मीर कासिम
(c) मीर जाफर
(d) अवध के नवाब

36. 'केल्प' क्या होता है?
(a) लोहे का सल्फाइड खनिज
(b) अंशत: अपघटित वेजीटेशन
(c) समुद्री शैवाल जिसमें आयोडीन प्रचुर मात्रा में हो
(d) एलुमिनियम सिलिकेट खनिज

37. निम्नलिखित में विषम मद बताएँ-
(a) असिताश्म (b) रूबी
(c) पन्ना (d) नीलम

38. सूर्य का प्रकाश हमारे पास लगभग कितने समय में पहुँचता है?
(a) 8 मिनट (b) 2 मिनट
(c) 6 मिनट (d) 4 मिनट

39. रडार का प्रयोग किस लिए किया जाता है?
(a) निमग्न पनडुब्बियों का पता लगाना
(b) रेडियो रिसीवर से सिग्नल प्राप्त करना।
(c) दूरस्थ वस्तुओं की पहचान करना और उनका पता लगाना।
(d) तुल्यकाली उपग्रह का पता लगाना।

40. पाकिस्तान ने किस देश के क्राउन प्रिंस को देश के सर्वोच्च नागरिक सम्मान 'निशान-ए-पाकिस्तान' से सम्मानित किया?
(a) सऊदी अरब (b) इराक
(c) ईरान (d) भूटान

अंकगणितीय क्षमता

41. $(3x^2 + 7x + 10) \div (3x - 2)$ का मान क्या होगा?
(a) $3x - 4$ (b) $3x + 4$
(c) $4x + 3$ (d) $x - 5$

42. $x^2 - x + 7 = 0$ के मूल α तथा β है, तो $(\alpha^2 + \beta^2)$ का मान होगा-
(a) –10 (b) 11
(c) 13 (d) –13

43. बताएँ सुइयाँ दिन में कितनी बार ऋजु रेखा बनाएंगी?
(a) 33 बार (b) 44 बार
(c) 35 बार (d) 40 बार

44. 4 वर्ष पूर्व राजीव की आयु वीणा की आयु की 1/4 भाग थी और वर्तमान में वीणा 12 वर्ष की है। राजीव की वर्तमान आयु क्या है?
(a) 6 (b) 4
(c) 7 (d) 5

45. विनय और वागेश की वर्तमान आयु का अनुपात 7 : 6 है तथा उनकी आयु का गुणनफल 672 वर्ष है। 14 साल पहले वागेश की उम्र क्या थी?
(a) 10 (b) 15
(c) 18 (d) 12

46. $(1 + x)(1 + x^2)(1 + x^4)(1 + x^8)(1 - x)$ का मान होगा-
(a) $1 + x^{16}$ (b) $1 - x^{16}$
(c) $x^{16} - 1$ (d) $x^8 + 1$

47. दो समरूप त्रिभुजों की ऊचाइयाँ क्रमश 3 सेमी. तथा 4 सेमी. है उन के क्षेत्रफलों का अनुपात ज्ञात कीजिए-
(a) 9 : 4 (b) 16 : 9
(c) 9 : 16 (d) 3 : 4

48. ΔABC में $\angle A = 90°$, AB = 12 सेमी. और AC = 5 सेमी. है, तो भुजा BC की लंबाई कितनी होगी?
(a) 12 सेमी. (b) 13 सेमी.
(c) 15 सेमी. (d) 17 सेमी.

49. किसी धनराशि को 15 वर्षों के लिए साधारण ब्याज पर दिया गया। यदि पहले 4 वर्षों के लिए ब्याज दर 4.5% अगले 5 वर्षों के लिए ब्याज दर 5.5 तथा शेष समय के लिए दर 7.5% हो तथा कुल ब्याज ₹8688 हो तो वह धन राशि क्या है?

(a) ₹6900 (b) ₹9609
(c) ₹9606 (d) ₹9600

50. **मनु और गुड्डू ने ₹24000 और ₹16000 लगाकर एक दुकान खोली। लेकिन कुछ समय बाद मनु उसमें से अलग हो गया। यदि वर्ष के अंत में दोनों को समान राशि लाभ के रूप में प्राप्त हुई हो तो वर्ष की समाप्ति से कितने महीने पहले मनु उसमें से अलग हो गया?**
(a) 6 महीना (b) 2 महीना
(c) 4 महीना (d) 9 महीना

51. **गाय एवं मुर्गियों के समूह में पैरों की संख्या सिरों की कुल संख्या के दुगुने से 14 अधिक है। समूह में गायों की संख्या है–**
(a) 5 (b) 7
(c) 10 (d) 12

52. **एक समबाहु त्रिभुज की प्रत्येक भुजा में 2 सेमी. की वृद्धि करने पर इसके क्षेत्रफल में $2\sqrt{3}$ वर्ग सेमी. की वृद्धि हो जाती है। त्रिभुज की प्रत्येक भुजा की लम्बाई कितनी है?**
(a) 1 सेमी. (b) $\sqrt{3}$ सेमी.
(c) 2 सेमी. (d) $(\sqrt{3}+2)$ सेमी.

53. ***a* भुजा वाली वर्ग का क्षेत्रफल तथा *a* भुजा वाली समबाहु त्रिभुज के क्षेत्रफल का अनुपात है–**
(a) 2 : 1 (b) 2 : $\sqrt{3}$
(c) 4 : 3 (d) 4 : $\sqrt{3}$

54. **एक बस 40 किमी./घंटे की चाल से चलती है तथा प्रत्येक 55 किमी. चलने के बाद 15 मिनट रुकती है। 640 किमी. जाने में उस बस को कितना समय लगेगा?**
(a) $10\frac{5}{12}$ (b) $13\frac{5}{12}$
(c) $12\frac{5}{12}$ (d) $14\frac{5}{12}$

55. **जब चीनी के मूल्य में 15% की वृद्धि होती है तब तक परिवार उसकी खपत में मात्र 10% की कमी करता है। उसका वर्तमान खर्च पूर्व खर्च से कितना प्रतिशत कम या अधिक है?**
(a) 4.5% (b) 5.5%
(c) 6.5% (d) 3.5%

56. **रेखा और सीमा किसी काम को अलग-अलग क्रमशः 10 और 12 दिनों में समाप्त कर सकती हैं। 2 दिन रेखा अकेले उस काम को करने के बाद छोड़ देती है। शेष काम को समाप्त करने में सीमा को कितना समय लग सकता है?**
(a) $7\frac{3}{5}$ (b) $9\frac{4}{5}$
(c) $3\frac{9}{5}$ (d) $5\frac{3}{9}$

57. **B, A से 30% अधिक शक्तिशाली है। यदि B अकेले किसी काम को 35 दिनों में करे, तो A अकेले उसे कितने दिनों में कर सकता है?**
(a) $40\frac{1}{2}$ (b) $44\frac{1}{2}$
(c) $45\frac{1}{2}$ (d) 35

58. **द के किसी पूर्णांक मान के लिए $3^{2n} + 9n + 5$ को 3 से भाग दिए जाने पर क्या शेष रहेगा?**
(a) 1 (b) 2
(c) 0 (d) 5

59. **एक कक्षा के 40 छात्रों द्वारा प्राप्त अंकों का औसत 86 है। यदि 5 सर्वाधिक अंकों को निकाल दिया जाए, तो औसत एक अंक कम हो जाता है। शीर्ष 5 छात्रों के औसत अंक बताइए।**
(a) 92 (b) 96
(c) 93 (d) 97

60. **एक छात्र 2 अंकों वाली 10 संख्याओं का औसत निकालता है। यदि एक संख्या के अंकों को परस्पर बदल दिया जाए, तो औसत 3.6 बढ़ जाता है। 2 अंकों वाली संख्याओं के अंकों के बीच अंतर क्या होगा?**
(a) 4 (b) 3
(c) 2 (d) 5

सामान्य बुद्धिमत्ता

निर्देश (61-62): निम्नलिखित प्रत्येक प्रश्न में दिए गए विकल्पों में से संबंधित शब्द/अक्षर/संख्या को चुनिए-

61. **जनसांख्यिकी विशेषज्ञ : जनता :: टिकट संग्रही : ?**
(a) जीवाश्म (b) टिकट
(c) फोटोग्राफी (d) संगीत

62. **बाह्यदल : फूल ::**
(a) पैर : गेंद (b) टायर : साइकिल
(c) पिल्ला : कुत्ता (d) चप्पल : जूते

निर्देश (63-64): दिए गए विकल्पों में से विषम शब्द/अक्षर युग्म को चुनिए–

63. (a) पेंचकस (b) पाना
(c) चिमटा (d) चाकू

64. (a) HCBG (b) LPOK
(c) FMEL (d) RJIQ

65. **निम्नलिखित में से कौन-सा विकल्प नीचे दिए गए शब्दों के सार्थक क्रम को दर्शाता है?**
1. अध्याय
2. विषय-सूची
3. प्रस्तावना
4. भूमिका

(a) 2, 4, 1, 3, 5
(b) 4, 2, 5, 1, 3
(c) 5, 2, 4, 1, 3
(d) 5, 1, 4, 3, 2

निर्देश (66-67): निम्नलिखित प्रत्येक प्रश्न में दी गई श्रृंखला में गलत संख्या ज्ञात कीजिए।

66. **27, 81, 1331, 125**
(a) 125 (b) 27
(c) 1331 (d) 81

67. **17, 23, 31, 41, 53, 69**
(a) 23 (b) 31
(c) 41 (d) 69

68. **दो बसें एक समय में दिल्ली और आगरा से चलती हैं जो एक दूसरे से 300 किमी. दूर हैं। यदि उनकी गति 38 किमी. प्रति घंटा और 37 किमी. प्रति घंटा है, तो दोनों कितने समय बाद एक-दूसरे को पार करेंगी?**
(a) 4 घंटे (b) 3 घंटे
(c) 5 घंटे (d) 6 घंटे

69. **एक कार्ड-बोर्ड बॉक्स में क्रिकेट में बल्लेबाजों द्वारा प्रयोग में लाए जाने वाले दस्तानों के तीन भिन्न-भिन्न प्रकार के 12 जोड़े हैं। दस्तानों को एकल यूनिटों में अलग-अलग करके मिला दिया जाता है। बाहर से आप दस्तानों को देख नहीं सकते लेकिन आप अपने हाथों को खानों में रख सकते हैं और एक बार में एक दस्ताना उठा सकते हैं। दस्तानों का एक पूरा जोड़ा बनाने के लिए उठाए जाने वाले दस्तानों की न्यूनतम संख्या कितनी होगी?**
(a) 3 (b) 13
(c) 25 (d) 37

70. **यदि H = 8 और HAT = 29, तो ज्ञात कीजिए BOX = क्या होगा ?**
(a) 46 (b) 43
(c) 42 (d) 41

71. निम्नलिखित में से किस चिह्न को परस्पर बदलने से निम्नलिखित समीकरण सही होगा?
$64 - 8 \times 9 \div 8 = 64$
(a) × और –   (b) ÷, × और -
(c) +, ÷ और ×   (d) –, × और ×

72. यदि + भाग के लिए है; × जोड़ के लिए; – गुणा के लिए ; ÷ घटाने के लिए है, तो निम्नलिखित में से क्या सही है?
A. $15 \div 5 \times 2 - 6 + 3 = 28$
B. $15 \times 5 + 2 - 6 \div 3 = 56.5$
C. $15 + 5 - 2 \div 6 \times 3 = 3$
D. $15 - 5 + 2 \times 6 \div 3 = 41$
(a) C   (b) A
(c) B   (d) D

73. यदि $7 \times 8 = 49$, $4 \times 4 = 12$ और $6 \times 4 = 18$, तो 9×6 = क्या होगा ?
(a) 54
(b) 50
(c) 45
(d) इनमें से कोई नहीं

निर्देश (74): निम्नलिखित प्रत्येक प्रश्न में दिए गए विकल्पों में से लुप्त अंक ज्ञात कीजिए।

74.

6	8	7
36	64	49
24	48	35
18	24	?

(a) 17   (b) 18
(c) 19   (d) 21

निर्देश (75): नीचे दी गई प्रश्न आकृति को सावधानी पूर्वक देखिए तथा उसके नीचे दी गई चार उत्तराकृतियों में से उस आकृति को चुनिए जो उपयुक्त उत्तर-आकृति में ठीक बैठती हो।

75. प्रश्न-आकृति

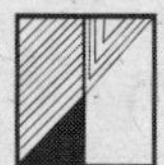

उत्तर-आकृतियां

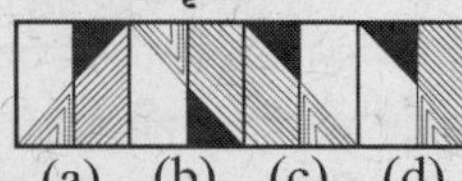

(a) (b) (c) (d)

निर्देश: (प्रं. सं. 76 तक): नीचे दिए गये प्रश्न में एक प्रश्न आकृति तथा चार उत्तर आकृतियां दी गई हैं, उत्तर आकृतियों में से एक ऐसी उत्तराकृति का चयन कीजिए, जिसमें प्रश्न-आकृति का दर्पण प्रतिबिम्ब बना हो।

76. प्रश्न-आकृति

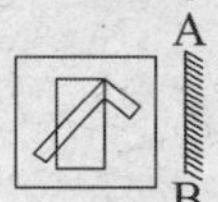

उत्तर-आकृतियां

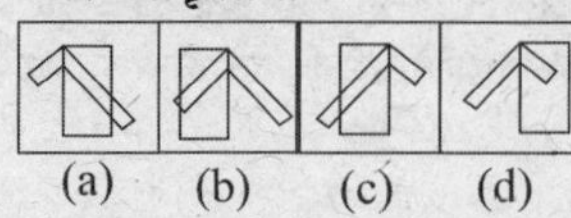

(a) (b) (c) (d)

निर्देश (77-78): निम्नलिखित प्रत्येक प्रश्न में एक अनुक्रम दिया है, जिसमें एक पद लुप्त है। दिए गए विकल्पों में से वह सही विकल्प चुनिए जो अनुक्रम को पूरा करे-

77. TMJ, QNL, NON, KPP, ___?___
(a) JQR   (b) HQR
(c) HQQ   (d) IQS

78. A, CD, GHI, ___?___, UVWXYZ
(a) LMNP   (b) MNOL
(c) NOPL   (d) MNOP

79. एक शहर में लड़कियों और लड़कों की संख्या का अनुपात 90% है। यदि शहर में लड़कों और लड़कियों की कुल संख्या 190 है, तो शहर में कितनी लड़कियाँ हैं?
(a) 100   (b) 110
(c) 90   (d) 80

80. राजीव अतुल का भाई है, सोनियां सुनील की बहन है। अतुल सोनिया का पुत्र है तो राजीव का सोनिया से क्या संबंध है?
(a) पिता   (b) भांजा
(c) मामा   (d) पुत्र

सामान्य विज्ञान

81. रेडियोएक्टिविता के दौरान निम्न में से किन किरणों का उत्सर्जन नहीं होता?
(a) एल्फा किरणें   (b) बीटा किरणें
(c) गामा किरणें   (d) कैथोड किरणें

82. नाभिक की अस्थिरता का मुख्य कारण है–
(a) इलेक्ट्रॉन तथा प्रोटॉन के उच्च अनुपात
(b) न्यूट्रॉन तथा प्रोटॉन के उच्च अनुपात
(c) इलेक्ट्रॉन से प्रोटॉन के निम्न अनुपात
(d) न्यूट्रॉन से इलेक्ट्रॉन के निम्न अनुपात

83. जल का PH मान कितना होता है?
(a) 7   (b) 5
(c) 3   (d) 1

84. निम्न में से कौन-सा तत्व रेडियोएक्टिव नहीं है?
(a) रेडियम   (b) प्लूटोनियम
(c) ज़रकोनियम   (d) यूरेनियम

85. निम्न में से कौन रेडियोएक्टिव पदार्थ नहीं है?
(a) यूरेनियम   (b) थोरियम
(c) प्लूटेनियम   (d) ज़रकोनियम

86. पालक में निम्न में से कौन-सा अम्ल होता है?
(a) लैक्टिक अम्ल
(b) ऑक्सेलिक अम्ल
(c) कार्बोनिक अम्ल
(d) फॉर्मिक अम्ल

87. निम्न में से किसका परमाणु क्रमांक पोटेशियम की अपेक्षा अधिक होगा?
(a) सल्फर   (b) क्लोरीन
(c) कैल्शियम   (d) ऑर्गन

88. तंतु प्रकार के प्रकाश बल्ब में प्रयोग की गई अधिकांश विद्युत शक्ति प्रकट होती है–
(a) दृश्य प्रकाश के रूप में
(b) अवरक्त किरणों के रूप में
(c) पराबैंगनी किरणों के रूप में
(d) प्रतिदीप्ति प्रकाश के रूप में

89. फोटो इलेक्ट्रिल सेल (प्रकाशयी विद्युत सेल)........रूपान्तरित करता है–
(a) यांत्रिक ऊर्जा को विद्युत ऊर्जा में
(b) ऊष्मा ऊर्जा को मशीन ऊर्जा में
(c) प्रकाशीय ऊर्जा को रासायनिक ऊर्जा में
(d) प्रकाशीय ऊर्जा को विद्युत ऊर्जा में

90. एक्स किरणों या गामा किरणों के विकिरण द्वारा मानव शरीर को पहुँची हुई क्षति को किस इकाई में मापा जाता है?
(a) रेमस   (b) रॉम्टगन
(c) क्यूरी   (d) रेड्स

91. निर्धारित वस्तुएँ, जो अति निम्न तापमान पर अपनी पूर्ण विद्युत प्रतिरोधकता खो देती हैं, क्या कहलाती हैं?
(a) अतिचालक
(b) अर्द्धचालक
(c) डायइलेक्ट्रिक (परावैद्युत)
(d) पूर्ण चालक

92. तैलीय सतह पर जल की बूंदों के ठहराव न होने का कारण है–

(a) आसंजक बल की कमी

(b) पृष्ठीय तनाव

(c) उनका आपस में मिश्रित न हो सकना

(d) जल का तेल से हल्का होना

93. सौर ऊर्जा को विद्युत ऊर्जा में बदलने के लिए यंत्र प्रयोग किया जाता है–

(a) फोटोवोल्टीय सेल

(b) डेनियल सेल

(c) विद्युत रासायनिक सेल

(d) गैल्वोनिक सेल

94. किस उपकरण का उपयोग विद्युत पंखे की गतिशीलता को बढ़ाने में किया जाता है?

(a) ध्वनि विस्तारक

(b) रेगुलेटर (गति नियंत्रक)

(c) स्विच

(d) दिष्टकारी

95. पीलिया किस अंग में खराबी व विकार आने से होता है?

(a) आंत (b) यकृत

(c) आमाशय (d) अग्नाशय

96. रक्त में ऑक्सीजन का परिवहन किसकी सहायता से होता है?

(a) इरेथोसाइट्स (b) थ्रम्बोसाइट्स

(c) लिम्फोसाइट्स (d) ल्यूकोसाइट्स

97. पेशीय थकान किसके जमाव से होता है?

(a) ए.टी.पी.

(b) ए.डी.पी.

(c) लैक्टिक अम्ल

(d) कार्बोनिक अम्ल

98. निम्न में से कौन ऊतक का उदाहरण है?

(a) वेन (b) रक्त

(c) यकृत (d) पेट

99. किनकी पहचान के लिए डी.एन.ए. फिंगर प्रिन्टिंग का उपयोग किया जाता है?

(a) अभिभावक

(b) बलात्कारी

(c) चोर

(d) उपरोक्त में से सभी

100. सर्वप्रथम डी.एन.ए. (DNA) का विश्लेषण किसके द्वारा किया गया?

(a) ऑर्थर कॉर्नबर्ग

(b) हरगोविन्द खुराना

(c) एम. डब्ल्यू. निरन्बर्ग

(d) वॉटसन एवं क्रिक

उत्तर (हल/संकेत)

1. (a) **2.** (d) **3.** (b) **4.** (d)
5. (b) **6.** (b) **7.** (a) **8.** (b)
9. (a) **10.** (a) **11.** (a) **12.** (b)
13. (a) **14.** (b) **15.** (c) **16.** (a)
17. (c) **18.** (d) **19.** (c) **20.** (a)

21. (b) गाँधी जी ने कहा है, वे लोग जो धर्म के अलगाव और राजनीति की बातें करते हैं, वे नहीं जानते कि धर्म क्या है? उन्होंने आगे कहा है, मेरे लिए धर्महीन राजनीति, अंधविश्वासी और अंधा धर्म, घृणा और लड़ना सिखाने वाला धर्म नहीं बल्कि सार्वभौमिक सहिष्णुता एवं उदारता वाले धर्म का महत्त्व है।

22. (b) शिलालेख XIII और लघु शिला लेख I के अनुसार कलिंग युद्ध में हुए व्यापक जनसंहार ने अशोक का हृदय परिवर्तन कर दिया और उसने 'युद्ध विजय' के स्थान पर 'धम्म विजय' (धर्म द्वारा विजय) तथा अहिंसा को अपनाया और युद्ध त्याग की घोषणा की।

23. (c) अकबर ने फतेहपुर सीकरी में 1557 ई. में इबादतखाना का निर्माण करवाया था जिसमें धार्मिक विषयों पर विचार-विमर्श किया जाता था। आरंभ में इस्लाम धर्म के लोग ही इस विचार-विमर्श में भाग लेते थे लेकिन 1578 ई. से इबादतखाने में विचार-विमर्श के लिए सभी धर्मों के विद्वानों को आमंत्रित किया जाने लगा। 'इबादतखाना' का शाब्दिक अर्थ है– पूजा का घर (पूजागृह)।

24. (a) गुरु अंगद (31 मार्च, 1504-28 मार्च, 1552) सिखों के दस गुरुओं में दूसरे गुरु थे। उन्होंने वर्तमान गुरुमुखी लिपि को लोकप्रिय बनाया जो पंजाबी भाषा को लिखने का माध्यम बना। इसी लिपि में सिख गुरुओं की वाणियों को संग्रहित और व्यक्त किया गया है।

25. (c) वह क्षेत्र जहाँ लगभग 1500 ईसा पूर्व आर्यों ने अपने निवास स्थल के रूप में अपनाया, सप्त सिंधु (सात नदियों) का क्षेत्र कहलाया। इस क्षेत्र को ब्रह्मवर्त भी कहा जाता है। बाद में आर्य उत्तर वैदिक काल (1000 ई. पू. से 600 ई. पू.) के दौरान सिंधु-गंगा के मैदानी क्षेत्रों की ओर निवास के लिए अग्रसर हुए। इस क्षेत्र को आर्यावर्त्त के नाम से जाना जाता है।

26. (a) रुडोल्फ हेस ने 25 फरवरी, 1934 को कहा था, 'एडोल्फ हिटलर जर्मनी है और जर्मनी एडोल्फ हिटलर है, जो हिटलर के लिए वचनबद्ध है, वह जर्मनी के लिए वचनबद्ध है'। नाजी पार्टी के लगभग लाखों कार्यकर्ताओं ने 25 फरवरी, 1934 को जर्मनी में एकत्र होकर हिटलर के सामने यह शपथ ली थीं।

27. (b) प्रोफेसर राम्से म्यूर ने मंत्रिमंडलीय पद्धति को 'राज्य रूपी जहाज का स्टीयरिंग व्हील' कहा है। राम्से म्यूर एक ब्रिटिश इतिहासकार और चिंतक थे। उन्होंने 1920 और 1930 ई. के दौरान उदारवादी राजनीतिक दर्शन के विकास में उल्लेखनीय योगदान दिया।

28. (a) प्रधानमंत्री का वर्णन करते हुए लॉर्ड मोरले ने कहा था, 'यद्यपि मंत्रिमंडल में इसके सभी सदस्य समान हैं, एक ही वाणी बोलते हैं और ऐसा अवसर विरले ही आता है जब इनमें अंतर आया हो, भ्रातृ सिद्धांत के एक व्यक्ति एक मत के रूप में इनकी गणना होती है, तथापि मंत्रिमंडल का प्रमुख प्रधानमंत्री है.....'।

29. (a) जब किसी कृषि क्षेत्र पर फसल उत्पादन के साथ-साथ कुछ अन्य कृषिगत गतिविधियाँ जैसे मुर्गीपालन, पशुपालन या मधुमक्खी पालन आदि भी अपनायी जाती हैं तो कृषि की यह प्रणाली मिश्रित खेती के नाम से जानी जाती है। भारत में कृषि की यह प्रक्रिया मान्य रूप से वहाँ देखने को मिलती है जहाँ अधिकांश कृषि वाली भूमि खेत और चरागाहों का मिश्रण है।

30. (a) द्रवचालित क्रिया नदी अपरदन (अपरदन का उदाहरण प्रवाहित जल के कारण) का एक मुख्य प्रकार है जिसमें नदियों द्वारा उसके तटों के विरुद्ध लगाए गए बल के कारण उनमें दरारों और गह्वरों का निर्माण हो जाता है जिनमें वायु निरुद्ध हो जाती है। प्रवाहित जल का दबाव नदी के तटों को कमजोर करता जाता है और धीरे-धीरे यह इसे वहाँ से बहा ले जाता है।

31. (c) भू-वैज्ञानिक युगों का सही कालानुक्रम निम्नलिखित हैं:

क्रिटेसियस: 72.1-145 (मिलियन वर्ष पूर्व)

जूरासिक: 152.1-201.3 (मिलियन वर्ष पूर्व)

त्रियासिक: 208.5-201.3 (मिलियन वर्ष पूर्व)

पर्मियन: 254.2-298.9 (मिलियन वर्ष पूर्व)

32. (b) वनों में उगने वाले कोका की फसल के साथ चॉकलेट उत्पादन की प्रक्रिया शुरू होती है। कोका उष्ण कटिबंधीय सदाबहार कोका के पेड़ों जैसे थीओब्रोमा कोका जो एक छोटा पेड़ होता है, से कोका प्राप्त किया जाता है। ये पेड़ उष्ण कटिबंधीय वनों में पाए जाते हैं। इन्हें हवा और सूर्य की रोशनी से बचाव के लिए अपने से अधिक लम्बे पेड़ों के नीचे रहने की आवश्यकता पड़ती है।

33. (c) क्रिस्कोग्राफ एक ऐसी युक्ति है जिससे पौधों के विकास का मापन किया जाता है। इसका आविष्कार 20वीं शताब्दी के शुरू में सर जगदीश चंद्र बोस ने किया था। जगदीश चंद्र बोस एक भारतीय बहुश्रुत (Polymath), भौतिक विज्ञानी, जीव विज्ञानी, वनस्पति शास्त्री और पुरातत्ववेत्ता थे।

34. (d) महारंध्र (Foramen magnum), पश्च कपाल अस्थि (Occipital bone) में एक बड़ा द्वारक (छिद्र) है। यह खोपड़ी के आधार (base) में स्थित एक गोलाकार छिद्र है जो नर्व्स, ब्लड वेसेल्स, सेरीब्रो स्पाइनल फ्ल्यूड और संयोजी ऊतक को मस्तिष्क में आने-जाने का मार्ग उपलब्ध कराता है।

35. (c) 1757 की प्लासी की लड़ाई में सिराजुद्दौला के साथ विश्वासघात कर मीर जाफर बंगाल की सत्ता में आया। उसका शासन काल भारत में ब्रिटिश सत्ता का आरंभ माना जाता है।

36. (c) केल्प एक बड़ा समुद्री शैवाल है जो लैमिनारिएलीस गण (Laminariales Order) के अंतर्गत भूरे शैवाल (Brown algae) की प्रजाति है। आयोडीन की उच्च सांद्रता के कारण केल्प का उपयोग घेंघा (Goiter) रोग के उपचार में किया जाता है। आयोडीन की कमी से थायरॉयड ग्लैण्ड काफी बड़ी हो जाती है।

37. (a) पन्ना (Emerald), रूबी (Ruby) और नीलम (Sapphire) कलर्ड स्टोन्स या रत्नों में तीन मुख्य कीमती रत्न (जवाहरात) हैं जो कायांतरित रूप में प्रकृति में पाए जाते हैं। असिताश्म (Basalt) एक आग्नेय चट्टान (Igneous rock) है।

38. (a) सूर्य का प्रकाश सूर्य की सतह से पृथ्वी तक पहुँचने में लगभग 8 मिनट का समय लेता है। हमारे सौरमंडल के अन्य ग्रहों/पिण्डों के लिए यह समय अलग-अलग है। सूर्य का प्रकाश बुध ग्रह पर पहुँचने में लगभग 3 मिनट का समय लेता है जबकि प्लूटो (Dwarf planet) तक पहुँचने में इसे 5.3 घंटे का समय लगता है।

39. (c) रडार (Radar : Radio Detection And Ranging) एक ऐसा तंत्र है जिसका उपयोग किसी वस्तु की जाँच के लिए किया जाता है। यह किसी वस्तु का रेंज, ऊँचाई, दिशा या गति की जानकारी देता है। इसका उपयोग वायुयान, जहाज, अंतरिक्ष यान, दिशा निर्देशित प्रक्षेपास्त्र, मोटर गाड़ी, मौसम और भू-भाग की जानकारी के लिए किया जाता है।

40. (a)

41. (d) $(3x^2 - 17x + 10) \div (3x - 2)$

$$
\begin{array}{r|l|l}
3x-2 & 3x^2-17x+10 & x-5 \\
 & \underline{\pm 3x^2 \mp 2x} & \\
 & -15x + 10 & \\
 & \underline{\mp 15x \pm 10} & \\
 & \times &
\end{array}
$$

अत: अभीष्ट मान $= (x-5)$

42. (d) $\alpha+\beta \quad \frac{1-1}{1} = 1$

$\alpha\beta = \frac{7}{1} = 7$

$\alpha^2 + \beta^2 = (\alpha+\beta)^2 - 2\alpha\beta$

$= (\alpha)^2 - 2 \times 7 = -13$

43. (b)12 घंटे में एक सूई 11 बार दूसरों के ऊपर से होकर जाती है और 11 बार ही एक दूसरे के विपरीत दिशा में होती है। अंतर सुइयाँ 12 घंटे में 22 बार ऋजु रेखा बनाती है और प्रति 24 घंटे में 44 बार ऋजु रेखा बनायेगी।

44. (a) 4 वर्ष पूर्व वीणा की आयु

$= 12 - 4 = 8$ वर्ष

4 वर्ष पूर्व राजीव की आयु

$= \frac{1}{4} \times 8 = 2$ वर्ष

$\therefore$ राजीव की वर्तमान आयु

$= 2 + 4 = 6$ वर्ष

45. (a) विनय की आयु $= 7x$ वर्ष

वागेश की आयु $= 6x$ वर्ष

$7x \times 6x = 672$ या, $42x^2 = 672$

या, $x^2 = \frac{672}{42} = 16$

$\therefore x = \sqrt{16} = 4$

$\therefore$ 14 वर्ष पहले वागेश की आयु

$= 6 \times 4 - 14$

$= 24 - 14 = 10$ वर्ष

46. (b) $(1+x)(1+x^2)(1+x^4)(1+x^8)(1-x)$

$= (1-x^2)(1+x^2)(1+x^4)(1+x^8)$

$= (1-x^4)(1+x^4)(1+x^8)$

$= (1-x^8)(1+x^8)$

$= 1-x^{16}$

47. (c) $\frac{\text{पहले का क्षेत्रफल}}{\text{दूसरे का क्षेत्रफल}}$

$= \frac{(3)^2}{(4)^2} = \frac{9}{16} = 9 : 16$

48. (b)$\angle$A समकोण है, $BC^2 = AB^2 + AC^2$

$\therefore BC^2 = 12^2 + 5^2$

$= 144 + 25 = 169 = 13^2$

$\therefore$ भुजा BC की लंबाई = 13 सेमी.

49. (d) मान लिया वह राशि P है, तो

ब्याज $= \frac{\text{मूलधन} \times \text{समय} \times \text{दर}}{100}$

$\frac{P \times 4.5 \times 4}{100} + \frac{P \times 5 \times 5.5}{100} + \frac{P \times 6 \times 7.5}{100}$

₹ $8688 = \frac{4.5P}{25} + \frac{5.5P}{20} + \frac{18P}{40}$

$= \frac{4.5P}{25} + \frac{5.5P}{20} + \frac{18P}{40}$

$= \frac{36P + 55P + 90P}{200}$

$= \frac{181P}{200}$

या $P = \frac{8688 \times 200}{181} = 9600 =$ ₹ 9600

50. (c) मान लिया मनु x महीने पहले उनमें से अलग हो गया तो मनु $(12 - x)$ महीने तक रहा

तो प्रश्नानुसार,

$24000\,(12 - x) = 16000 \times 12$

$12 \times 24 - 24x = 16 \times 12$

$12 \times 24 - 16 \times 12 = 24x$

या $12\,(24 - 16) = 24x$

या $8 = 2x$ या $x = 4$

अत: 4 महीने पहले मनु उसमें से अलग हो गया

51. (b)यदि गाय की संख्या $-x$ है तथा मुर्गियों की संख्या y हो, तो $(x + y)\,2{+}14$

$= 4x + 2y$

या $2x + 2y + 14 = 4x + 2y$

$2x = 14$ या $x = 7$

52. (c) समबाहु Δ का मूल क्षेत्रफल A तथा भुजा x हो, तो समबाहु Δ का क्षेत्रफल $= \frac{\sqrt{3}}{4}x^2$

या $A = \frac{\sqrt{3}}{4}x^2$

या $x^2 = \frac{4A}{\sqrt{3}}$ ...(i)

भुजा में 2 सेमी. की वृद्धि होने पर क्षेत्रफल में $2\sqrt{3}$ वर्ग सेमी. की वृद्धि हो जाएगी

अत: $(A + 2\sqrt{3})$ वर्ग सेमी. $= \frac{\sqrt{3}}{4}(x + 2)^2$

या $A+2\sqrt{3}=\frac{\sqrt{3}}{4}(x+2)^2$

या $\frac{\sqrt{3}}{4}x^2+2\sqrt{3}=\frac{\sqrt{3}}{4}(x^2+2x+4)$

या $\frac{\sqrt{3}}{4}x^2+2\sqrt{3}=\frac{\sqrt{3}}{4}x^2+\frac{\sqrt{3}}{4}\times 2x+\frac{\sqrt{3}}{4}\times 4$

$2\sqrt{3}=\frac{\sqrt{3}}{4}\times 2x+\sqrt{3}$

$2=\frac{x}{2}+1$

या $1=\frac{x}{2}$ या $x=2$

53. (d) a भुजा वाले वर्ग का क्षेत्रफल $=a^2$

समबाहु Δ का क्षेत्रफल $=\frac{\sqrt{3}}{4}a^2$

$\frac{\text{वर्ग का क्षेत्रफल}}{\text{समबाहु का क्षेत्रफल}}$

$=\frac{a^2}{\frac{\sqrt{3}}{4}a^2}=\frac{4}{\sqrt{3}}$

54. (b) 55 किमी तक जाने तथा 15 मिनट रुकने तक लगा कुल समय

$=\frac{55}{60}+\frac{15}{60}+\frac{11}{12}+\frac{1}{4}=\frac{7}{6}$ घंटे

$\therefore$ 55 किमी. × 11 = 605 किमी.

जाने में लगा समय $=\frac{7}{6}\times 11=\frac{77}{6}$ घंटे

शेष दूरी = 640 – 605 = 35 किमी.

इस दूरी को तय करने में लगा समय

$=\frac{35}{60}=\frac{7}{12}$ घंटे

$\therefore$ अभीष्ट कुल समय

$=\frac{77}{6}+\frac{7}{12}=\frac{154+7}{12}$

$=\frac{161}{12}=13\frac{5}{12}$ घंटे

55. (d) माना कि ₹100 में 100 kg. चीनी की खपत की जाती है।

बढ़ा हुआ मूल्य = 100 + 15 = ₹115

वर्तमान खपत = 100 – 10 = 90 kg

90 Kg.चीनी पर आया खर्च $=\frac{115}{100}\times 90$

= ₹103.50

वर्तमान तथा पूर्व खर्च में अंतर

= 103.50 – 100 = 3.5%

अभीष्ट उत्तर = 3.5%

56. (a) अभीष्ट समय $=\frac{10\times 12-2(10+12)}{10}$

$=\frac{120-20-24}{10}=\frac{76}{10}$ दिन $=7\frac{3}{5}$

57. (c) A : B = 100 : 130 = 10 : 13

अभीष्ट समय $=\frac{13}{10}\times 35=\frac{455}{10}$

$=45\frac{1}{2}$ दिन

58. (b) व्यंजक $=3^{2n}+9n+5$

$=(3^{2n}+9n+3)+2$

$=3(3^{2n-1}+3n+1)+2$

स्पष्टत:, शेषफल = 2

59. (c) पाँच सर्वाधिक अंकों का योग

= 40 × 86 – 35 × 85

= 3440 – 2975 = 465

$\therefore$ इनका औसत $=\frac{465}{5}=93$

60. (a) कुल वृद्धि = 3.6 × 10 = 36

$\therefore$ यदि संख्या $=10x+y$ हो तो

अंक पलटने पर प्राप्त अंक $=10y+x$

$\therefore 10y+x-10x-y=36$

$\Rightarrow 9y-9x=36$

$\Rightarrow 9(y-x)=36$

$\Rightarrow y-x=\frac{36}{9}=4$

61. (b) जनसांख्यिकी विशेषज्ञ जनता से संबंधित जन्म, मृत्यु, नागरिक सुविधाएँ, मकान आदि आंकड़े एकत्र करता हैं। उसी प्रकार टिकट संग्रही विभिन्न प्रकार के (डाक) टिकटों को एकत्र करता है।

62. (b) बाह्यदल पुरुष के पंखुड़ियों के आवरण के रूप में रहता है। उसी प्रकार, साइकिल टायर पर अवलंबित रहता है।

63. (d) चाकू का उपयोग किसी चीज को काटने के लिए किया जाता है।

अन्य सभी औजार हैं जिनसे स्क्रू या नट को कसा या खोला जाता है।

64. (a) अक्षर समूह H C B G में सभी चारों अक्षर व्यंजन हैं। अन्य अक्षर समूहों में एक स्वर भी है।

65. (c) शब्दों का सार्थक क्रम:

5. भूमिका
↓
2. विषय-सूची
↓
4. प्रस्तावना
↓
1. अध्याय
↓
3. संदर्भ सूची

66. (d) 3 × 3 × 3 = 27

11 × 11 × 11 = 1331

5 × 5 × 5 = 125

संख्या 81 को छोड़कर अन्य सभी पूर्ण घन संख्याएँ हैं। 81 एक पूर्ण वर्ग संख्या है।

9 × 9 = 81

67. (d) 17 + 6 = 23

23 + 8 = 31

31 + 10 = 41

41 + 12 = 53

53 + 14 = 67

68. (a) दोनों बसें एक-दूसरे को 4 घंटे बाद पार करेंगी।

38 × 4 = 152 किमी.

37 × 4 = 148 किमी.

69. (c) कुल 12 × 3 = 36 जोड़े हैं। अत:, 25 जोड़े निकालने के बाद दस्तानों का एक पूरा जोड़ा अवश्य बन जाएगा।

70. (d) H ⇒ 8, अंग्रजी वर्णमाला शृंखला में स्थान संख्या

H A T
↓ ↓ ↓
8 + 1 + 20 = 29

अक्षरों की स्थान संख्या का योग

अत:,

B O X
↓ ↓ ↓
2 + 15 + 24 = 41

71. (c) दिया गया व्यंजक

64 – 8 × 9 ÷ 8 = 64

चिह्न को परस्पर बदलने पर

(64 + 8) ÷ 9 × 8 = 64

72 ÷ 9 × 8 = 64

⇒ 8 × 8 = 64

72. (a)

+ ⇒ ÷	× ⇒ +
– ⇒ ×	÷ ⇒ –

(a) 15 ÷ 5 × 2 – 6 + 3 = 28

⇒ 15 – 5 + 2 × 6 ÷ 3 = 28

⇒ 15 – 5 + 2 × 2 = 28

$\Rightarrow 15-5+4\neq 28$

(b) 15 × 5 + 2 – 6 ÷ 3 = 56.5

⇒ 15 + 5 ÷ 2 × 6 – 3 = 56.5

⇒ 15 + 2.5 × 6 – 3 = 56.5

$\Rightarrow 15+15-3\neq 56.5$

(c) 15 + 5 – 2 ÷ 6 × 3 = 3

⇒ 15 ÷ 5 × 2 – 6 + 3 = 3

⇒ 3 × 2 – 6 + 3 = 3

⇒ 6 – 6 + 3 = 3

(d) $15 - 5 + 2 \times 6 \div 3 = 41$
$\Rightarrow 15 \times 5 \div 2 + 6 - 3 = 41$
$\Rightarrow 15 \times 2.5 + 6 - 3 = 41$
$\Rightarrow 37.5 + 6 - 3 \neq 41$

73. (c) $7 \times 8 = 49$
$\Rightarrow 7 \times 8 - 7 = 56 - 7 = 49$
$4 \times 4 = 12$
$\Rightarrow 4 \times 4 - 4 = 16 - 4 = 12$
$6 \times 4 = 18$
$\Rightarrow 6 \times 4 - 6 = 24 - 6 = 18$
उसी प्रकार,
$9 \times 6 = ?$
$\Rightarrow ? = 9 \times 6 - 9$
$= 54 - 9 = 45$

74. (d) पहला कॉलम
$6 \times 6 = 36$
$6 \times 4 = 24$
$6 \times 3 = 18$
दूसरा कॉलम
$8 \times 8 = 64$
$8 \times 6 = 48$
$8 \times 3 = 24$
तीसरा कॉलम
$7 \times 7 = 49$
$7 \times 5 = 35$
$7 \times 3 = 21$

75. (c) **76.** (a)

77. (b)
$T \xrightarrow{-3} Q \xrightarrow{-3} N \xrightarrow{-3} K \xrightarrow{-3} \boxed{H}$
$M \xrightarrow{+1} N \xrightarrow{+1} O \xrightarrow{+1} P \xrightarrow{+1} \boxed{Q}$
$J \xrightarrow{+2} L \xrightarrow{+2} N \xrightarrow{+2} P \xrightarrow{+2} \boxed{R}$

78. (d)
$A \xrightarrow{+2} C \longrightarrow CD$
$D \xrightarrow{+3} G \longrightarrow GHI$
$I \xrightarrow{+4} M \longrightarrow MNOP$
$P \xrightarrow{+5} U \longrightarrow UVWXYZ$

79. (c) $\frac{\text{लड़कियाँ}}{\text{लड़के}} = \frac{90}{100}$

अत: शहर में लड़कियों की संख्या 90 है।

80. (d)

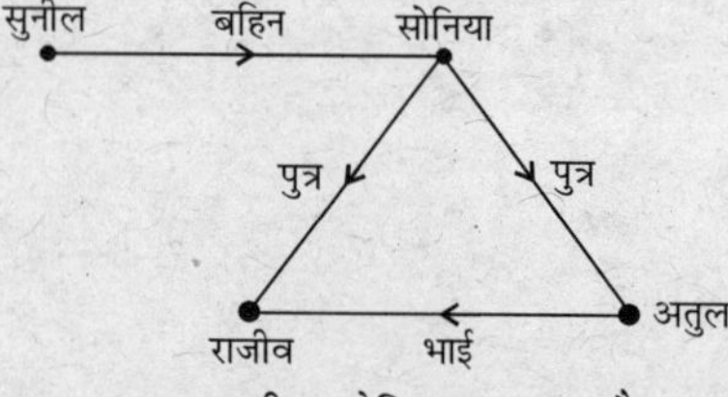

अत: राजीव सोनिया का पुत्र है।

81. (d)

82. (b) जब किसी परमाणु में न्यूट्रॉन तथा प्रोटॉन का अनुपात अधिक होता है तो नाभिक सन्तुलित अवस्था में नहीं रहता। असन्तुलित अवस्था में आने पर, नाभिक स्वाभाविक रूप से विखण्डित होता रहता है।

83. (a) शुद्ध जल, प्रकृति से उदासीन होता है। अत: इसका PH मान 7 होता है।

84. (c) ज़रकोनियम एक रेडियोएक्टिव तत्व नहीं है। क्योंकि इसका परमाणु क्रमांक (40), 82 से कम होता है। अत: यह एक रेडियोएक्टिव तत्व नहीं है।

85. (d) तत्व जिनका परमाणु क्रमांक 82 से अधिक होता है, रेडियोएक्टिव तत्व कहलातें हैं। लेकिन ज़रकोनियम का परमाणु क्रमांक 40 होता है। अत: ये एक रेडियोएक्टिव तत्व नहीं है।

86. (b) पत्तेदार सब्जियाँ, ऑक्सेलिक अम्ल युक्त होती है तथा पालक में सबसे अधिक मात्रा में ऑक्सेलिक अम्ल प्राप्त होता है। इसकी मात्रा लगभग 750 mg./100 g. होती हैं। पालक को विटामिन का बहुत अच्छा स्रोत माना जाता है।

87. (c) कैल्शियम का परमाणु क्रमांक (Z = 20), पोटेशियम की अपेक्षा अधिक होगा।

88. (b) तंतु प्रकाश के प्रकाश बल्ब में केवल 2% से 4% ऊर्जा दृश्य प्रकाश के रूप में परिवर्तित होती है, जबकि 95% से अधिक ऊर्जा अवरक्त किरणों के रूप में ऊष्मा में परिवर्तित होकर व्यर्थ चली जाती है।

89. (d) फोटो इलेक्ट्रिकल सेल वह यंत्र है जो प्रकाशीय ऊर्जा को विद्युत ऊर्जा में बदल देता है।

90. (d) एक्स किरणों या गामा किरणों के विकिरण द्वारा मानव शरीर को जो क्षति पहुँचती है, उसे रेड्स इकाई में मापा जाता है। रेड्स उस ऊर्जा की मात्रा है, जो विकिरणों द्वारा ले जायी जाती है तथा शरीर के ऊतकों द्वारा अवशोषित की जाती है।

91. (a) अतिचालक पदार्थों को जब अति निम्न तापमान पर ठण्डा किया जाता है, तो वे अपने विद्युत चालक प्रतिरोधी गुणों को खो देते हैं।

92. (b) जल के अणुओं का जुड़ाव बल/संसजक बल आसंजक बल से अधिक होता है। जल के अणु बहुत मजबूती से आपस में जुड़े होते हैं। किन्तु तैलीय सतह पर जल के ना ठहर पाने का कारण, उसका पृष्ठीय तनाव का जल से अधिक होना है।

93. (a) फोटोवोल्टीय सेल दृश्य प्रकाश को विद्युत ऊर्जा में परिवर्तित करता है। इसलिए फोटोवोल्टीय सेल और सौर सेल भी कहते हैं।

94. (b) रेगुलेटर (गति नियंत्रक) का प्रयोग विद्युत पंखे की गति को नियंत्रित करने में किया जाता है।

95. (b) पीलिया यकृत की बीमारी है। बिलीरूबीन (जो यकृत द्वारा स्रावित होता है) की अधिकता होने पर त्वचा तथा नेत्रों में पीलापन आ जाता है। बिलीरूबीन की उच्चता से रूधिर अपघटन, यकृतशोथ, अधितंतुरूजा, यकृत मृत्यु आदि होता है।

96. (a) इरेथ्रोसाइट्स या लाल रक्त कणिकाओं के हीमोग्लोबीन में ऑक्सीजन के चार अणु उपस्थित होते हैं तथा फेफड़ों से प्राप्त ऑक्सीजन के साथ मिलकर 'ऑक्सीहीमोग्लोबीन' बनाता है। तथा विसरण क्रिया द्वारा शरीर के प्रत्येक कोशिका तक ऑक्सीजन का परिवहन करता है।

97. (c) पेशियों के चलन में कमी आने से पेशीय थकान, दर्द आदि की समस्या आती है। पेशीय थकावट के दो मुख्य कारण लैक्टिक अम्ल का जमाव तथा तंत्रिका कोशिकाओं का अध:पतन है।

98. (b) रक्त एक तरल संयोजी ऊतक है जो रक्त वाहिकाओं में प्रवाहित होता है। ये रक्त वाहिकाएं तीन प्रकार की होती हैं-धमनी, शिरा तथा केशिका। रक्त में 55% प्लाज्मा और 45% प्लेटलेट्स से बना होता है।

99. (d) जैविक सबूतों से डी.एन.ए. की पहचान डी.एन.ए. फिंगर प्रिन्टिंग तकनीक द्वारा किया जाता है। इस तकनीक की मदद से अभिभावक, बलात्कारी और चोरों की पहचान की जाती है। इसे डी.एन.ए. प्रोफाइलिंग और डी.एन.ए. टेस्टिंग भी कहा जाता है। इसका विकास एलिक जैफरेज के द्वारा 1984 में किया गया।

100. (d) वॉटसन एवं क्रिक ने सर्वप्रथम् किरण क्रिस्टिोलोग्राफ तकनीक की सहायता से डी.एन.ए. की दोहरी पेंचदार कुंडलीय संरचना को प्रस्तुत किया था।

❑❑❑

RRB
पैरा-मेडिकल स्टाफ भर्ती परीक्षा
प्रैक्टिस सेट-12

सम्बन्धित विषय

1. "नर्सिंग का पेशा एक सीधी सेवा है। जिसका लक्ष्य व्यक्ति, परिवार व समुदाय की स्वस्थ्य व रुग्ण दोनों अवस्थाओं में स्वास्थ्य सम्बन्धि आवश्यकताओं की पूर्ति करना व तदनुरूप ढालना है यह कथन है-"

(a) W.H.O. (b) A.N.A
(c) I.N.C. (d) कोई नहीं

2. "नर्सिंग" के केन्द्रीय तत्व हैं-

(a) स्वास्थ्य उन्नति
(b) अस्वस्थता से बचाव
(c) स्वास्थ्य की पुर्नस्थापना
(d) उपरोक्त सभी

3. "नर्सिंग" के आवश्यक तत्व हैं-

(a) भावना (b) कला
(c) विज्ञान (d) उपरोक्त सभी

4. "नर्सिंग" का कार्यक्षेत्र है-

(a) समाज (b) व्यक्ति
(c) परिवार (d) उपरोक्त सभी

5. सम्प्रेषण (Communication) का सही अर्थ क्या है?

(a) तर्क-वितर्क
(b) विचारों का आदान-प्रदान
(c) समीक्षात्मक विश्लेषण
(d) कोई नहीं

6. आइसेलेट ऑफ लैंगरहैंस कोशिकाएँ पाई जाती हैं-

(a) यकृत में (b) प्लीहा में
(c) अग्न्याशय में (d) आँत में

7. सबसे अधिक पाया जाने वाला Urinary Fistula है-

(a) वेसीको वेजाइनल
(b) यूरोथ्री वेजाइनल
(c) यूरेटरो वेजाइनल
(d) यूरेटरो सरवाइकल

8. 'फिजियालॉजी' के अंतर्गत किसका अध्ययन किया जाता है?

(a) शरीर रचना विज्ञान
(b) शरीर क्रिया विज्ञान
(c) मानव व्यवहार विज्ञान
(d) शरीर रचना व क्रिया विज्ञान

9. बैक्टीरिया की लम्बाई कितनी होती है?

(a) 0.3 — 1.4 μm
(b) 0.03 — 1.4 μm
(c) 0.01 — 0.1 μm
(d) 0.001 — 0.1 μm

10. जीवाणु नाशक औषधि का आविष्कार किया-

(a) लुई पास्चर
(b) यूसुफ लिस्टर
(c) एलेक्सेंडर फ्लेमिंग
(d) रॉबर्ट कोच

11. किस ऊतक के द्वारा शरीर से उष्मा हानि को कम किया जाता है?

(a) पेशी ऊतक
(b) संयोजी ऊतक
(c) एपिथिलियल ऊतक
(d) वसिय ऊतक

12. वसीय ऊतक को क्या कहा जाता है?

(a) ऐडिपोज ऊतक
(b) पेशी ऊतक
(c) संयोजी ऊतक
(d) एपिथिलियम ऊतक

13. किस ऊतक के द्वारा शरीर के बाहर व अन्दर से संवेदनाओं को ग्रहण किया जाता है?

(a) संयोजी ऊतक
(b) तन्त्रिका ऊतक
(c) पेशी ऊतक
(d) एपिथिलियल ऊतक

14. कालेजन्स-तन्तु उत्पन्न होते हैं-

(a) क्रॉन्डोसाइट्स
(b) कोण्ड्रोब्लास्ट्स से
(c) फाइब्रोब्लास्टस से
(d) (a) व (b) दोनों से

15. कार्बोहाइड्रेट के चयापचय में सह-एन्जाइम की तरह कौन-सा विटामिन काम करता है?

(a) थायमिन (b) राइबोफ्लेबिन
(c) पॉथिरीडॉक्सिन (d) उपरोक्त सभी

16. Polycystic Kidney में सिस्ट पायी जाती है-

(a) किडनी में (b) लीवर में
(c) पेनक्रियाज में (d) उपरोक्त सभी में

17. Montogomery's Tubercle पाए जाते हैं-

(a) टेस्टीस में (b) प्रोस्टेट में
(c) वेजाइना में (d) ब्रेस्ट में

18. कूल्हे की अस्थि के भाग कप के आकार का गड्ढा बनाते हैं, उसे कहते हैं-

(a) ग्लीनाइड कैविटी
(b) एसिटाबुलम
(c) ट्यूबरोसिटी
(d) पेल्विस कैविडी

19. सूक्ष्म जीव विज्ञान की शुरुआत किस सन् मे हुई?

(a) 1546 (b) 1545
(c) 1846 (d) 1845

20. DPT का पूरा नाम क्या है?

(a) डिप्थीरिया-पर्टुसिस-टोक्सिडेड
(b) डिप्थीरिया-पोलियो-टोक्सिडेड
(c) डिप्थीरिया-पर्त्यूसिस-टेटनस
(d) डिप-पर्टसिस-टेटनस

सामान्य ज्ञान

21. एस.एच.एम. दर्शाने वाली प्रणाली में यह अवश्यक होना चाहिए–
(a) प्रत्यास्थता एवं जड़त्व, दोनों ही
(b) प्रत्यास्थता, जड़त्व और एक बाह्य बल
(c) केवल प्रत्यास्थता
(d) केवल जड़त्व

22. एक सुई या पिन जल के पृष्ठ पर इसके कारण प्लवमान होती (तैरती) है–
(a) पृष्ठ तनाव (b) पृष्ठ ऊर्जा
(c) श्यानता (d) आसंजी बल

23. जो व्यक्ति इंटरनेट की छानबीन करता हुआ ऑनलाइन अत्यधिक समय व्यतीत करता है उसका वर्णन करने के लिए प्रयुक्त किया जाने वाला शब्द है–
(a) नैटऐडिक्ट (b) नैटगुरु
(c) साइबरनॉट (d) साइबरफाबल

24. विश्व व्यापी वेब (वर्ल्ड वाइड वेब) पर सबसे अधिक प्रयुक्त की जाने वाली दूसरे स्थान वाली भाषा है–
(a) जर्मनी
(b) फ्रांसीसी (फ्रेंच)
(c) चीनी (चाइनीज)
(d) इंग्लिश (अंग्रेजी)

25. वृक्क के आकार की द्वार-कोशिकाएँ किसमें होती हैं?
(a) द्विबीजी पादपों में
(b) एकबीजी पादपों में
(c) उपर्युक्त दोनों में
(d) शैवाल (काई) में

26. डंबेलाकार द्वार-कोशिकाएँ किसमें होती हैं?
(a) मूँगफली (b) चना
(c) गेहूँ (d) आम

27. रंध्र मुख (द्वार) इस पर आधारित है–
(a) बहि:परासरण
(b) अंत:परासरण
(c) द्वार-कोशिकाओं में जीवद्रव्यकुंचन
(d) कोशिका रस के सांद्रण में ह्रास

28. कौन-सी गैस पादप-गृह प्रभाव (ग्रीन हाउस इफेक्ट) के लिए मुख्य रूप से उत्तरदायी है?
(a) CO_2 (b) O_2
(c) H_2 (d) जल वाष्प

29. निम्नलिखित पुस्तकों में कौन-सी पुस्तक मुंशी प्रेमचन्द द्वारा लिखित नहीं है?
(a) गोदान (b) गबन
(c) गोरा (d) रंगभूमि

30. "कुमहारिया" नामक प्रस्तावित न्यूलियर पावर प्लान्ट किस राज्य से संबंधित है?
(a) आंध्र प्रदेश (b) गुजरात
(c) हरियाणा (d) पश्चिम बंगाल

31. उस स्वतंत्रता सेनानी का नाम बताइए जिसके चित्र वाला ₹ 5 का सिक्का भारतीय रिजर्व बैंक द्वारा चलाया गया।
(a) चंद्रशेखर आजाद
(b) सुभाष चन्द्र बोस
(c) भगत सिंह
(d) राजगुरु

32. "बुल्स आई" किस खेल में प्रयुक्त होता है?
(a) मुक्केबाजी (बॉक्सिंग)
(b) बास्केटबॉल
(c) पोलो
(d) शूटिंग

33. फिजी की राजधानी कौन-सी है?
(a) सूवा (b) पोर्ट लुईस
(c) किंग्सटन (d) पारामारिबो

34. ई.पू. दूसरी सदी में शूद्रक ने 'मृच्छकटिकम्' नामक प्रसिद्ध नाटक की रचना की, जो संस्कृत भाषा में था। मृच्छकटिकम् का अर्थ होता है–
(a) छोटी चिड़िया
(b) मिट्टी की छोटी गाड़ी
(c) छोटी मछली
(d) इनमें से कोई नहीं

35. भारत में निम्नलिखित में से किस राज्य को 'ईश्वर का अपना देश' (गौड्स ओन कन्ट्री) कहते हैं?
(a) केरल (b) उत्तर प्रदेश
(c) पश्चिम बंगाल (d) गोवा

36. विश्व हीरा आपूर्ति में निम्नलिखित में से कौन-सा देश सर्वाधिक योगदान देता है?
(a) रूस (b) यू.एस.ए.
(c) जापान (d) दक्षिण अफ्रीका

37. थिंक टैंक स्टॉकहोम इंटरनेशनल पीस इंस्टीट्यूट (Stockholm International Peace Research Institute - SIPRI) के अनुसार वर्ष 2013-17 के बीच हथियारों का सबसे बड़ा आयातक देश कौन है?
(a) पकिस्तान (b) सऊदी अरब
(c) चीन (d) भारत

38. 8वें अन्तर्राष्ट्रीय थियेटर ओलम्पिक्स का आयोजन किस देश में किया गया?
(a) भारत (b) पाकिस्तान
(c) चीन (d) सिंगापुर

39. 'प्रिन्स ऑफ वेल्स कप' किस खेल से सम्बन्धित है?
(a) हॉकी (b) क्रिकेट
(c) फुटबाल (d) गोल्फ

40. 18 फरवरी 2019 को विश्व का कौन-सा देश अंतर्राष्ट्रीय सौर गठबंधन (आईएसए) के लिए रूपरेखा समझौते पर हस्ताक्षर करने वाला 72वां देश बना?
(a) अर्जेंटीना (b) भारत
(c) चीन (d) जापान

अंकगणितीय क्षमता

41. यदि किसी समान्तर श्रेणी का P वाँ पद $\frac{1}{q}$ तथा q वाँ पद $\frac{1}{p}$ है, तो pq पदों का योग है–
(a) $\frac{p-q}{2}$ (b) $\frac{p+q}{2}$
(c) $\frac{1}{2}(pq+1)$ (d) $\frac{1}{2}(pq-1)$

42. एक कक्षा में प्रथम पंक्ति में 45 छात्र दुसरी पंक्ति में 41 छात्र तीसरी पंक्ति में 37 छात्र तथा अन्तिम पंक्ति में 5 छात्र है, कक्षा में पंक्तियों की संख्या हैं–
(a) 11 (b) 12
(c) 14 (d) 15

43. $\sqrt{6+\sqrt{6+\sqrt{6+\infty....}}}$ का मान क्या होगा?
(a) 3 (b) 0
(c) 1 (d) 2

44. अगर (x^2+5x+6) तथा (x^2-x-k) का म. स. $(x+2)$ है, तो k का मान क्या होगा?
(a) 1 (b) 2
(c) 3 (d) 4

45. यदि समीकरण निकाय $kx+2y=5$ और $3x+y=1$ का एक अद्वितीय हल है, तो-
(a) $k=6$ (b) $k\neq 6$
(c) $k=3$ (d) $k\neq 3$

46. निम्न में से कौन-सी संख्या परिमेय है?

(a) $\frac{3}{4}$ (b) $\sqrt{\frac{11}{2}}$
(c) $\frac{\sqrt{3}}{2}$ (d) इनमें से कोई नहीं

47. एक वृत्ताकार पथ की आन्तरिक परिधि 24π मी. है। पथ सभी जगह 2 मी. चौड़ा है। पथ को पूरी तरह घेरने के लिए आवश्यक तार की लम्बाई है–

(a) 80 मी. (b) 81 मी.
(c) 82 मी. (d) 88 मी.

48. चित्र में *O* केन्द्र वाले वृत्त के बिन्दु *R* पर स्पर्शी *PQ* हैं। यदि $\angle TRQ = 30°$, $\angle PRS$ हैं–

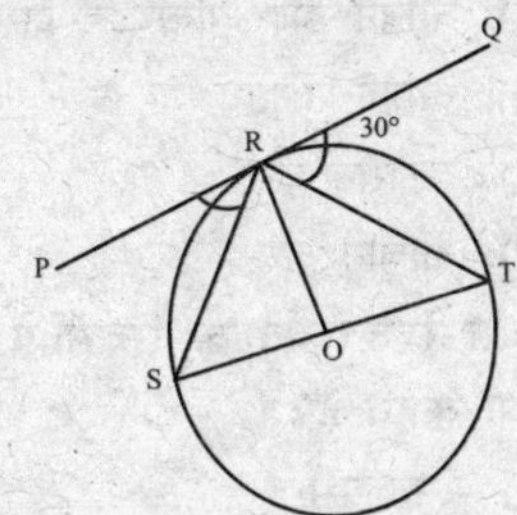

(a) 30° (b) 60°
(c) 90° (d) 120°

49. दो समद्विबाहु त्रिभुजों के शीर्ष कोण बराबर हैं और उनके क्षेत्रफलों में 9 : 16 का अनुपात है। उनकी संगत भुजाओं का अनुपात है–

(a) 3 : 4 (b) 4 : 3
(c) 9 : 16 (d) 16 : 9

50. प्रथम दस अभाज्य संख्याओं की माध्यिका है–

(a) 11 (b) 12
(c) 13 (d) इनमें से कोई नहीं

51. पांच संख्याओं का समान्तर माध्य 18 है। यदि एक संख्या निकालने पर समान्तर माध्य 16 हो जाये, तो निकाली गई संख्या है–

(a) 24 (b) 26
(c) 28 (d) इनमें से कोई नहीं

52. किसी वस्तु का अंकित मूल्य ₹ 920 है। कोई ग्राहक दो क्रमवार कटौतियाँ लेकर उसे ₹ 742.90 में खरीदता है। यदि पहली कटौती की दर 15% है, तो दूसरी की दर होगी–

(a) 3% (b) 5%
(c) 8% (d) 12%

53. 5 घंटे प्रतिदिन काम करके A किसी कार्य को 8 दिन तथा 6 घंटे प्रतिदिन काम करके B उसी कार्य को 10 दिन में पूरा कर सकता है। 8 घंटे प्रतिदिन काम करके, वे दोनों मिलकर उसे कितने समय में पूरा करेंगे?

(a) 3 दिन (b) 4 दिन
(c) 4.5 दिन (d) 5.4 दिन

54. एक टंकी की तली में एक छेद है जिसके कारण पानी से पूरी भरी टंकी 10 घंटे में खाली हो जाती है। यदि टंकी पानी से पूरी भरी हो, साथ ही 4 लीटर प्रति मिनट की रफ्तार में टंकी में पानी भरने वाला एक नल भी चालू रखा जाए, तो छेद द्वारा टंकी को खाली करने में 15 घंटे का समय लगता है। टंकी में कितने लीटर पानी भरा जा सकता है?

(a) 2400 (b) 4500
(c) 1200 (d) 7200

55. एक ही समय दो रेलगाड़ियों में से एक A से B के लिए तथा दूसरी B से A के लिए रवाना हुई। यदि वे परस्पर मिलने के बाद B तथा A पर क्रमशः 4 घंटे तथा 9 घंटे में पहुँची हों, तो रेलगाड़ियों की चालों का अनुपात था–

(a) 2 : 1 (b) 3 : 2
(c) 4 : 3 (d) 5 : 4

56. किसी व्यक्ति को नाव द्वारा किसी गन्तव्य पर धारा के अनुकूल जाने तथा धारा के प्रतिकूल प्रस्थान बिंदु पर लौटने में 5 घंटे लगते हैं। यदि शांत जल मे नाव की चाल तथा धारा की चाल क्रमशः 10 किमी./घंटा तथा 4 किमी./घंटा हों, तो प्रस्थान बिंदु से गंतव्य की दूरी होगी–

(a) 16 किमी. (b) 18 किमी.
(c) 21 किमी. (d) 25 किमी.

57. *a* के किस मान के लिए $(x + a)$ बहुपद $f(x) = x^3 + ax^2 - 2x + a + 6$ का एक गुणनखण्ड है?

(a) 2 (b) 3
(c) –2 (d) –3

58. $9x^2 + y^2 + z^2 = 6x + 2y + 4z - 6$ तो $3x + 2y + 2z$ का मान है–

(a) 3 (b) 5
(c) 6 (d) 7

59. किसी संख्या में दो अंक हैं। यदि अंकों के स्थान बदलने से बनी संख्या को प्रारंभिक संख्या में जोड़ा जाऐ, तो इस प्रकार प्राप्त परिणामी संख्या (अर्थात् योगफल) किस संख्या से अवश्य विभाजित होगा?

(a) 11 (b) 9
(c) 5 (d) 3

60. किसी परीक्षा में 80% प्रत्याशी अंग्रेजी तथा 85% गणित में पास हुए। यदि 73% प्रत्याशी इन दोनों विषयों में पास हुए हों, तो कितने प्रतिशत प्रत्याशी इन दोनों विषयों में फेल हुए?

(a) 8 (b) 15
(c) 27 (d) 35

सामान्य बुद्धिमत्ता

निर्देश (61-62): निम्नलिखित प्रश्नों में दिए गए, विकल्पों में से उपयुक्त विकल्प चुनकर रिक्त (?) स्थान की पूर्ति कीजिए।

61. टीम-खिलाड़ी, गजरा-फूल, ?-चाबी

(a) गुच्क्षा (b) गूच्छा
(c) ताला (d) गुच्छा

62. परिश्रम-सफलता, अपराध-दण्ड, व्यायाम- ?

(a) अखाड़ा (b) मल्ल
(c) कसरत (d) स्वास्थ्य

63. यदि 'JOSEPH' को कूट भाषा में 'FKOALD' लिखा जाए, तो 'GEORGE' को उसी भाषा में कैसे लिखा जाएगा?

(a) JAKINS (b) CADMNO
(c) CAKNIJ (d) CAKNCA

64. यदि किसी सांकेतिक भाषा में 'GAIN' को 7195 लिखा जाता है, तो 'IMAGE' को उसी भाषा में कैसे लिखा जाएगा?

(a) 95417 (b) 94175
(c) 94517 (d) 94715

निर्देश (65-68): निम्नलिखित प्रश्न नीचे दी गई जानकारी पर आधारित हैं।

1. पांच पुरुष A, B, C, D तथा E प्रथम पंक्ति में दक्षिण की ओर मुंह करके बैठे हैं, जबकि पांच महिलाएं M, N, O, P, तथा Q दूसरी पंक्ति में प्रथम पंक्ति के समानान्तर उत्तर दिशा की ओर मुंह करके बैठी है।

2. B, D के तुरन्त बायें Q के विपरीत बैठा है।
3. C तथा N विकर्णीय रूप से एक दूसरे के विपरीत हैं।
4. E, O के विपरीत बैठा है। जो M के दायें अगले स्थान पर है।
5. P, Q के बांये तथा D के विपरीत बैठा है।
6. M, पंक्ति के अंतिम छोर पर है।

65. O के दायें तीसरे स्थान पर कौन बैठा है?
(a) Q (b) N
(c) M (d) डाटा अपर्याप्त

66. यदि B को E के स्थान पर, E को Q तथा Q को B के स्थान पर स्थानान्तर कर दिया जाये, तो O के विपरीत द्वितीय स्थान के बांये कौन व्यक्ति होगा।
(a) Q (b) P
(c) E (d) D

67. N के ठीक विपरीत कौन बैठा है?
(a) B (b) A
(c) C (d) D

68. निम्नलिखित जोड़ों में से कौन-सा जोड़ा विकर्णीय रूप से एक-दूसरे के विपरीत है?
(a) EQ (b) BO
(c) AN (d) AM

69. अनामिका उत्तर की ओर चलना आरम्भ करती है। 15 मी. चलने के बाद, वह दक्षिण दिशा में मुड़कर 20 मी. चलती है। इसके बाद वह पूर्व की ओर मुड़कर 10 मी. चलती है। अनन्तर, वह उत्तर की ओर 5 मी. चलती है। तदनुसार, वह अपने मूल बिन्दु से किस दिशा में कितनी दूरी पर है?
(a) 10 मी., पश्चिम
(b) 5 मी., पूर्व
(c) 5 मी., उत्तर
(d) 10 मी., पूर्व

70. यदि किसी महीने की 10 तारीख रविवार से 3 दिन पहले पड़ती है, तो 2 तारीख किस दिन पड़ेगी?
(a) सोमवार (b) शुक्रवार
(c) रविवार (d) बृहस्पतिवार

71. न्याय में हमेशा होता है–
(a) पाखण्ड (b) उदारता
(c) छोटापन (d) प्रामाणिकता

निर्देश : प्रश्न सं. 72 में, दिए गए विकल्पों में से लुप्त संख्या ज्ञात कीजिए।

72.

9	7	4
5	4	3
6	8	?
49	52	25

(a) 5 (b) 6
(c) 7 (d) 4

निर्देश (73): नीचे दी गई प्रश्नाकृतियों को सावधानीपूर्वक देखिए तथा उसके नीचे दी गई चार उत्तराकृतियों में से उस आकृति को चुनिए जो उपयुक्त उत्तर-आकृति बैठती हो।

73. प्रश्न-आकृति

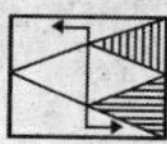

उत्तर-आकृतियां

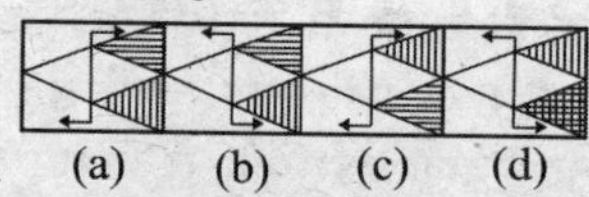

(a) (b) (c) (d)

74. निम्नलिखित किस केन्द्र युग्म में समान क्रमांक वाले परीक्षार्थी शामिल हुए हैं?
(a) 65–76 (b) 56–65
(c) 41–25 (d) 84–36

निर्देश (75): दिए गए विकल्पों में से विषम संख्या/अक्षर/आकृति/संख्या युग्म चुनिए–

75. (a) 16 – 25 (b) 64 – 81
(c) 36 – 49 (d) 100 – 110

76. तीन मित्रों A, B, C की औसत आयु 20 वर्ष है। A और B की औसत आयु 19 वर्ष है। C की आयु कितनी है?
(a) 20 वर्ष (b) 21 वर्ष
(c) 22 वर्ष (d) 24 वर्ष

77. रामू की माता ने रामू से कहा, "मेरी माता का एक बेटा है जिसका पुत्र अच्युत है।" अच्युत का रामू के साथ क्या सम्बन्ध है?
(a) मामा (b) ममेरा भाई
(c) भाई (d) भतीजा

निर्देश (78-79) : दिए हुए विकल्पों में से उस शब्द को चुनिए जो दिए गए शब्द में शामिल अक्षरों से नहीं बनाया जा सकता।

78. SIGNIFICANT
(a) SCANT (b) FIASCO
(c) GIANT (d) FACT

79. COMMISSIONER
(a) MISSION (b) COMMON
(c) MISSILE (d) SIREN

80. यदि A को कूटभाषा में 2 लिखा जाता है, B को 3 और इसी प्रकार, तो FACE को उसी कूटभाषा में कैसे लिखा जाएगा?
(a) 7246 (b) 6245
(c) 6357 (d) 7346

सामान्य विज्ञान

81. पराबैंगनी विकिरण धरती तक नहीं पहुँच पाती हैं, क्योंकि पृथ्वी का वातावरण घिरा हुआ है–
(a) कार्बन डाई-ऑक्साइड द्वारा
(b) अमोनिया द्वारा
(c) क्लोरीन द्वारा
(d) ओजोन द्वारा

82. एक्स-रे उत्सर्जन के रिवर्स प्रभाव को क्या कहते हैं?
(a) रमन प्रभाव
(b) कॉम्पटन प्रभाव
(c) जीमैन प्रभाव
(d) फोटो इलेक्ट्रिक प्रभाव

83. मिट्टी से जड़ के रेशों तक जल पहुँचने का कारण है–
(a) वायुमंडलीय दबाव
(b) केशिका दबाव
(c) जड़ दबाव
(d) परासरण दाब

84. आवेशित चालक में विद्युत चार्ज कहाँ उपस्थित होता है?
(a) केन्द्र पर
(b) वस्तु/चालक के बाहर
(c) वस्तु की प्रकृति पर निर्भर करता है
(d) वस्तु की बाहरी सतह पर

85. व्यावसायिक रूप से कोयले से उत्पादित ऊर्जा कहलाती है–
(a) प्रकाश ऊर्जा (b) गतिज़ ऊर्जा
(c) तापीय ऊर्जा (d) स्थितिज़ ऊर्जा

86. निम्न में से कौन-सा उस वस्तु की छोटी छवि बनाएगा, जो सामने रखी जाए?
(a) समतल दर्पण (b) उत्तल दर्पण
(c) उत्तल लेंस (d) अवतल दर्पण

87. निम्नलिखित में कौन-सा ऊर्जा का स्वच्छतम स्रोत/संसाधन है?
(a) जैव ईंधन
(b) जीवाश्म ऊर्जा
(c) नाभिकीय ऊर्जा
(d) पवन ऊर्जा

88. पृथ्वी पर सबसे प्रचुर मात्रा में मिलने वाला तत्व है–
(a) कैल्शियम (b) सिलिकॉन
(c) ऑक्सीजन (d) नाइट्रोजन

89. निम्न में से किस को कार्बोलिक अम्ल के रूप में भी जाना जाता है?
(a) फिनॉल
(b) हाइड्रॉक्साइड
(c) सल्फ्यूरिक अम्ल
(d) एथेनॉल

90. एक अभिक्रिया में उत्प्रेरक क्या कार्य करता है?
(a) अभिकारकों की स्थैतिज ऊर्जा को बदल देता है।
(b) अभिकारकों की गतिज ऊर्जा को बदल देता है।
(c) उत्पादों की स्थैतिक ऊर्जा को बदल देता है।
(d) सक्रिय ऊर्जा बदल देता है।

91. सूर्य की ऊर्जा का मुख्य कारण–
(a) नाभिकीय विखण्डन है
(b) रेडियोधर्मिता है
(c) ऊष्मा है
(d) नाभिकीय संलयन है

92. जब एक ही कक्षक में दो इलेक्ट्रॉन होंगे, तो–
(a) वह समान चक्रण करेंगे।
(b) विपरीत चक्रण करेंगे।
(c) समान या विपरीत चक्रण करेंगे।
(d) कोई चक्रण नहीं करेंगे।

93. निम्न में से किस फाइबर का प्रयोग ब्रश बनाने के लिए किया जाता है?
(a) केवलर (b) नायलॉन-66
(c) टेरिलीन (d) लेक्सन

94. परमाणु द्रव्यमान संख्या किस प्रकार ज्ञात की जा सकती है?
(a) कुल प्रोटॉनों की सं. से
(b) कुल न्यूट्रॉनों की सं. से
(c) प्रोटॉनों तथा न्यूट्रॉनों की संख्या के कुल योग से
(d) कुल इलेक्ट्रॉनों की संख्या से

95. पोलियो किसके कारण होता है?
(a) कृमि
(b) जीवाणु
(c) कवक
(d) विषाणु

96. विषाणु जनित रोग है–
(a) टायफाइड
(b) हैज़ा
(c) सामान्य जुकाम
(d) मलेरिया

97. एड्स विषाणु विनाश करता है–
(a) मोनोसाइट्स (b) न्यूट्रोसाइट्स
(c) बेसोफिल्स
(d) लिम्फोसाइट्स

98. प्रतिजैविक (एंटीबायोटिक) क्या है?
(a) जीवित प्राणी से उत्पादित रासायनिक यौगिक, जो किसी और जीव के विकास को रोकता है
(b) जीवित प्राणी से उत्पादित यौगिक, जो सूक्ष्मजीवों के विकास को रोकता है
(c) कृत्रिम यौगिक, जो दूसरे जीवों के विकास को रोकता है
(d) कृत्रिम यौगिक, जो जीवाणुओं के विकास को रोकता है

99. 'ड्रोन' मधुमक्खी क्या है?
(a) जननक्षम नर (b) जननक्षम मादा
(c) बाँझ नर (d) बाँझ मादा

100. 'डॉली' नामक विश्व की प्रथम क्लोन जानवर कौन है?
(a) भेंड़ (b) गाय
(c) बकरी (d) सूअर

उत्तर (हल/संकेत)

1. (b)	**2.** (d)	**3.** (d)	**4.** (d)
5. (c)	**6.** (a)	**7.** (a)	**8.** (b)
9. (a)	**10.** (c)	**11.** (d)	**12.** (a)
13. (b)	**14.** (d)	**15.** (a)	**16.** (d)
17. (d)	**18.** (b)	**19.** (a)	**20.** (c)

21. (a) सरल आवर्त गति लागू होने की सामान्य शर्ते इस प्रकार हैं–

(i) किसी वस्तु पर लगाए गए बल में लचीलापन होना चाहिए।

(ii) वस्तु में स्थिरता-शक्ति हो

(iii) वस्तु में त्वरण (गतिवर्धन) प्रत्यक्षतया आनुपातिक रूप से वस्तु की विपरीत दिशा से होना चाहिए जिससे वस्तु अपने पूर्ववत स्थान पर आ जाए।

22. (a) जल के सतह पर परोक्ष रूप से अदृश्य प्रत्यास्थता के कारण पिन या सुई जल में तैरती है। प्रत्यास्थ त्वचा (elastic skin) को पृष्ठीय तनाव भी कहते है। जल का पृष्ठीय तनाव (surface tension) सुई के भार वाली वस्तु को तैरने देने के लिए पर्याप्त बल लगाता है।

23. (b) साइबरफाइल (Cyberphile) से तात्पर्य ऐसे व्यक्ति से है जो कंप्यूटर, इंटरनेट और विद्युत उपकरणों का शौकीन है। यद्यपि, नेट एडिक्ट (net addict) ऐसे व्यक्ति के लिए उपयुक्त शब्द है जो अपना अधिकांश समय कम्प्यूटर या इंटरनेट पर व्यतीत करता है। Internet addiction अर्थात् इंटरनेट की आदत/लत पड़ना परिवार और माता-पिता के लिए चिंता की बात है।

24. (a) Internet world stats के अनुसार, 30 जून, 2010 तक इंटरनेट पर प्रयुक्त की जाने वाली शीर्ष भाषा अंग्रेजी थी। अंग्रेजी के अलावा चाइनीज, स्पेनिश, जापानी और पुर्तगाली भाषा का सर्वाधिक प्रयोग किया जाता है।

25. (a) द्विबीजपत्री में रक्षक कोशिकाएँ किडनी के आकार की तथा एकबीजपत्री में dumbbell के आकार की होती है। जब रक्षक कोशिकाएँ (Guard cells) रंध्र (Stoma) के बाहरी किनारे पर बढ़ती है लेकिन आन्तरिक रूप से नहीं बढ़ती तो किडनी के आकार की कोशिकाएँ उत्पन्न होती है जो दो रक्षक कोशिकाओं (Guard cells) के बीच वायु (गैस) आदान-प्रदान करने के लिए रोमकूप (Pore) का निर्माण करती है।

26. (c) गेहूँ में एकबीजपत्रीय (Monocots) रक्षक कोशिकाएँ dumb-bell आकृति की होती है। गेहूँ में रक्षक कोशिकाओं का केन्द्रीय भाग संकीर्ण और उसके दोनों सिरे कन्दीय (गोल) होते हैं।

गेहूँ में रक्षक कोशिकाएं सहायक कोशिकाओं के साथ संलग्न होती है।

27. (b) पोटैशियम धनात्मक आयन (K^+ion) सिद्धांत के अनुसार रक्षक कोशिकाएं अपने चारों ओर प्रकाश संश्लेषण के कारण एटीपी (ATP) उत्सर्जित करती है तथा कोशिकाओं से पोटैशियम धनात्मक आयनों (K^+ion) को अवशोषित करती है जिससे ये कोशिकाएं Hyper-tonic हो जाती हैं।

अन्त: परासरण (Endosmosis) कोशिकाओं द्वारा जल अवशोषित करने के कारण रक्षक कोशिकाएं (Guard cells) फूल (सूज) जाती हैं और रंध्र खुल जाते हैं। प्रकाश की तीव्रता (Intensity) के कम होने और प्रकाश संश्लेषण के कारण रंध्रीय छिद्र (Stomatal) बंद हो जाते हैं।

28. (d) ग्रीन हाऊस उत्सर्जन के बढ़ते दुष्परिणामों के लिए मुख्य रूप से चार प्राकृतिक गैसें-जल वाष्प, कार्बनडाइऑक्साइड, मीथेन और नाइट्रस ऑक्साइड जिम्मेदार हैं। पृथ्वी पर ग्रीन हाऊस उत्सर्जन में जल वाष्प सबसे अधिक 36% से 70% तक गैसों का उत्सर्जन करता है जिससे ग्रीन हाऊस उत्सर्जन का दुष्प्रभाव बढ़ता जा रहा है।

29. (c) रवीन्द्र नाथ टैगोर द्वारा रचित 'गोरा' 20वीं शताब्दी का एक महाकाव्यात्मक उपन्यास है। यह कठिन परिस्थितियों से पूर्ण एक प्रेम कहानी है। इस पुस्तक में टैगोर ने 1800 के अंतिम वर्षों एवं 1900 के शुरुआती वर्षों में (भारत में) प्रचलित सामाजिक मुद्दों को उजागर किया है।

30. (c) हरियाणा राज्य द्वारा संचालित कंपनी न्यूक्लियर पॉवर कॉर्पोरेशन ऑफ इण्डिया लिमिटेड (NPCIL) ने हरियाणा के फतेहाबाद जिले में स्थित कुम्हरिया और गोरखपुर गांवों के बीच 2800 मेगावॉट (MW) का आणविक ऊर्जा संयंत्र स्थापित किया है। यह हरियाणा राज्य का प्रथम आणविक ऊर्जा संयंत्र है।

31. (c) शहीद भगत सिंह के जन्म शताब्दी के अवसर पर भारतीय रिजर्व बैंक ने कुछ विशेष सिक्के जारी किए। इन सिक्कों पर एक तरफ भगत सिंह की तस्वीर के साथ 'शहीद भगत सिंह जन्म शताब्दी' लिखा हुआ है। भगत सिंह जन्म शताब्दी को यादगार बनाने के उद्देश्य से रिजर्व बैंक ने वर्ष 2010 में कुछ ₹ 100 नोट और ₹ 5 के सिक्के जारी किए थे।

32. (d) Bullseye (अर्थात् एक गोल वस्तु का केन्द्रबिंदु जहां निशाना लगाते हैं।) अमेरिका और कनाडा का शूटिंग स्पोर्टस है जिसमें प्रतियोगी एक निश्चित दूरी और समय में कागज की बनी वस्तु पर निशाना लगाते हैं। इसका उद्देश्य बिल्कुल सही और सटीक निशाना लगाना है।

33. (a) फीजी की प्रशासनिक एवं राजनैतिक राजधानी सुवा है। नसिनू के बाद सुवा फीजी का दूसरा सबसे अधिक आबादी वाला नगर है। सुवा दक्षिण प्रशांत महासागर का सबसे बड़ा एवं सर्वदेशीय नगर है।

34. (b) 'मृच्छकटिकम्' शब्द का शाब्दिक अर्थ "मिट्टी की छोटी गाड़ी" है। इस नाटक का केन्द्र बिन्दू एक सुप्रतिष्ठित लेकिन निर्धन नौजवान ब्राह्मण चारूदत्त के एक धनी वेश्या वसन्तसेना के साथ प्रेम के इर्द-गिर्द घूमती है। दस अंकों का यह संस्कृत नाटक शूद्रक की रचना है।

35. (a) केरल राज्य की प्रशंसा 'God's own Country' (अर्थात् भगवान अपने देश में) के रूप में की गई है, इसका अर्थ यह है कि केरल राज्य में कई मनोरम व सुंदर स्थल है जो दर्शनीय हैं। राष्ट्रीय भौगोलिक पर्यटक पत्रिका ने केरल का नामकरण 'टेन पैराडाइज ऑफ द वर्ल्ड' और '50 मस्ट सी डेस्टिनेशनस् ऑफ ए लाइफ टाइम' के रूप में किया है। इसका अर्थ यह है कि केरल में संसार के 10 स्वर्गतुल्य स्थान है तथा 50 ऐसे स्थल है जो जीवन में एक बार देखने योग्य है।

36. (a) विश्व में प्राकृतिक हीरों का सबसे बड़ा उत्पादक रूस है। रूस के कांगो और बोत्सवाना में विश्व का 60% से अधिक हीरा उत्पादित किया जाता है। रूसी सरकार ने लगभग 95% हीरे का उत्पादन करने के लिए ALROSA (अल्रोसा) नामक कार्यक्रम की शुरुआत की है।

37. (d) इस रिपोर्ट के अनुसार पूरे विश्व में 12% हिस्सेदारी के साथ भारत दुनिया का सबसे बड़ा हथियार आयातक देश है। हथियार आयात में भारत की पूरे विश्व में 12% हिस्सेदारी है। 2013-17 के बीच सबसे अधिक हथियार रूस से आयात किए गए।

38. (a) अन्तर्राष्ट्रीय थियेटर ओलम्पिक्स का आयोजन भारत में पहली बार किया गया। 8वें अन्तर्राष्ट्रीय थियेटर ओलम्पिकस का उद्घाटन नई दिल्ली के लाल किले में किया गया। इसका समापन गेट वे आफ इण्डिया' (मुम्बई) पर खत्म हुआ।

39. (a) **40.** (a)

41. (c) माना कि समान्तर श्रेणी का प्रथम पद a तथा सार्वअन्तर d है

p वाँ $= a + (p-1).d$

$$\frac{1}{p} = a + (p-1).d \quad \text{...(i)}$$

q वाँ $= a + (q-1)$

$$\frac{1}{q} = a + (q-1).d \quad \text{...(ii)}$$

समीकरण (ii) में से (i) को घटाने पर,

$$\frac{1}{p} - \frac{1}{q} = (q-1).d - (p-1).d$$

$$\frac{q-p}{pq} = qd - d - (p\,d - d)$$

$$\frac{q-p}{pq} = qd - d - pd + d$$

$$\frac{q-p}{pq} = qd - p\,d$$

$$\frac{q-p}{pq} = d(q-p)$$

$$(q-p) = d(q-p) \times p\,q$$

$$\therefore\ d = \frac{q-p}{(q-p).pq} = \frac{1}{pq}$$

अब d का मान समीकरण (i) में रखने पर

$$\frac{1}{q} = a + (p-1) \times \frac{1}{pq}$$

$$\frac{1}{q} = a + \frac{p-1}{pq}$$

$$a = \frac{1}{q} - \frac{p-1}{pq} = \frac{p-p+1}{pq} = \frac{1}{pq}$$

pq पदों का योग

$$= \frac{pq}{2}\left[2\times\frac{1}{pq} + (pq-1)\times\frac{1}{pq}\right]$$

$$= \frac{pq}{2}\left[\frac{2}{pq} + \frac{pq-12}{pq}\right]$$

$$\Rightarrow \frac{pq}{2}\left[\frac{2+pq-1}{pq}\right] = \frac{1}{2}(pq+1)$$

42. (a) प्रथम पंक्ति में छात्र = 45

दुसरी पंक्ति में छात्र = 41

तीसरी पंक्ति में छात्र = 37

पंक्ति निम्न प्रकार है

45, 41, 37 ....5 तक

यह पंक्ति समान्तर श्रेणी में हैं।

$a = 45,\ d = 41 - 45 = -4,\ t_n = 5$

$t_n = a + (n-1).d$

$5 = 45 + (n-1) - 4$

$= 45 - 4n + 4$

$5 = 49 - 4n$

$4n = 49 - 5 = 44$

$$\therefore\ n = \frac{44}{4} = 11$$

अत: पंक्तियों की संख्या 11 होगी?

43. (a) मान लिया गया व्यंजक = a

$\therefore\ a = \sqrt{6+a}$ दोनों तरफ वर्ग करने पर

$a^2 = 6 + a$

या, $a^2 - a - 6 = 0$

या, $a^2 - 3a + 2a - 6 = 0$

या, $a(a-3) + 2(a-3) = 0$

या, $(a+2)(a-3)$

$\therefore a = -2, 3\ [a \neq -2]$

44. (b) $\therefore (x^2 + 5x + 6)$ व $(x^2 - x - k)$ का म. स. $(x+2)$ है, तो

$\therefore 2^2 - 2 - k = 0, 4 - 2 - k = 0$

$\Rightarrow 2 - k = 0, \quad k = 2$

45. (b) $kx + 2y = 5$

$kx + 2y - 5 = 0$

$a_1 = k, b_1 = 2, c_1 = 5$

$\Rightarrow 3x + y = 1$

$a_2 = 3, b_2 = 1, c_2 = 1$

हल करने पर प्राप्त परिणाम,

$\frac{a_1}{a_2} \neq \frac{b_1}{b_2}, \frac{k}{3} \neq \frac{2}{1}; k \neq 6$

46. (a)

47. (d) वृत्ताकार पथ की आन्तरिक परिधि $= 24\pi$

माना आन्तरिक त्रिज्या r_1 तथा बाहरी त्रिज्या R हैं

प्रश्नानुसार, $24\pi = 2\pi r_1$

$r_1 = \frac{24\pi}{2\pi} = 12$

$\therefore$ आन्तरिक त्रिज्या $(r_1) = 12$

पथ की चौड़ाई = 2 मी., बाहरी त्रिज्या (R) = 14 मी.

आवश्यक तार की लम्बाई $= 2\pi R = 2 \times \frac{22}{7} \times 14 = 44 \times 2 = 88$ मी.

48. (c) चित्र में, O केन्द्र वाले

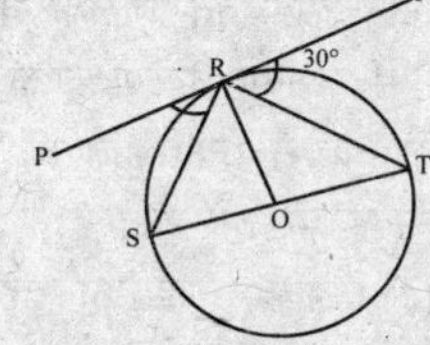

वृत्त के बिन्दु R पर एक स्पर्शी PQ खिंचा है

दिया है, $\angle TRQ = 30°$

अर्द्धवृत्त में बना कोण हमेशा समकोण होता है।

$\therefore TRS = 90°$ तब, $\angle PRS = 180° - \angle TRQ - \angle TRS$

$= 180° - 30° - 90° = 180° - 120° = 60°$

49. (c) माना दो समद्विबाहु त्रिभुजों ΔPST और ΔPQR के शीर्ष कोण बराबर हैं और उनके क्षेत्रफलों में अनुपात 9 : 16 है। उनकी संगत भुजाओं का अनुपात

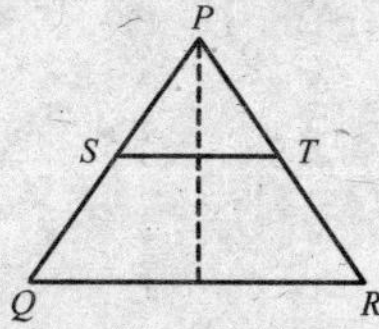

$$\frac{PS}{PQ} = \frac{PT}{PR} = \frac{ST}{QR}$$

$$= \sqrt{\frac{\Delta PST}{\Delta PQR}} = \sqrt{\frac{9}{16}} = \sqrt{\frac{3\times3}{4\times4}} = \frac{3}{4} = 3:4$$

50. (b) प्रथम 10 अभाज्य संख्याएं इस प्रकार हैं,

2, 3, 5, 7, 11, 13, 17, 19, 23 तथा 29

कुल पदों की संख्य $n = 10$ जोकि सम संख्या दर्शाता है

माध्यिका

$$= \frac{\frac{n}{2}\text{वें पद का मान} + \left(\frac{n}{2}+1\right)\text{वें पद का मान}}{2}$$

$$= \frac{5\text{वें पद का मान} + 6\text{वें पद का मान}}{2}$$

$$= \frac{11+13}{2} = \frac{24}{2} = 12$$

$\therefore$ माध्यिका 12 होगी।

51. (b) 5 संख्याओं का समान्तर माध्य = 18

5 संख्याओं का योग $= 18 \times 5 = 90$

एक संख्या निकल जाने पर 4 संख्याओं का योग $= 4 \times 16 = 64$

निकाली गई संख्या $= 90 - 64 = 26$

52. (b) कुल बट्टा = ₹ (920 – 742.90)

= ₹ 177.10

पहली कटौती की दर = 15%

$\therefore$ कटौती = 920 का $\frac{15}{100}$

$= \frac{920 \times 15}{100}$ = ₹ 138

शेष मूल्य = 920 – 138 = ₹ 782

शेष बट्टा = 177.10 – 138 = ₹ 39.10

माना कि दूसरा बट्टा $= x\,\%$

$\therefore \frac{782 \times x}{100} = 39.10$

$\Rightarrow x = \frac{39.10 \times 100}{782} = 5\%$

53. (a) A किसी कार्य को 5 घंटे प्रतिदिन कार्य करके 8 दिन में पूरा करता है।

अर्थात् A किसी कार्य को 40 घंटे में पूरा करता है। इसी प्रकार,

B उसी कार्य को 60 घंटे में पूरा करता है।

$\therefore$ (A + B) द्वारा 1 घंटे में किया गया कार्य

$= \frac{1}{40} + \frac{1}{60} = \frac{3+2}{120} = \frac{5}{120} = \frac{1}{24}$

अर्थात् A एवं B दोनों मिलकर उस कार्य को 24 घंटे में पूरा करेंगे।

$\therefore$ 8 घंटे प्रतिदिन कार्य करने पर दोनों 3 दिन में कार्य पूरा करेंगे।

54. (d) माना कि टंकी की क्षमता $= x$ लीटर

प्रश्नानुसार,

छेद द्वारा 1 घंटे में खाली किया गया पानी $= \frac{x}{10}$ लीटर

नल द्वारा 1 घंटे में भरा गया पानी = 240 ली.

प्रश्नानुसार

$\frac{x}{10} - \frac{x}{15} = 240$

$\Rightarrow \frac{3x - 2x}{30} = 240$

$\Rightarrow \frac{x}{30} = 240$

$\Rightarrow x = 240 \times 30 = 7200$ लीटर

55. (b) रेलगाड़ियों की चालों का क्रमिक अनुपात

$= \frac{\sqrt{9}}{\sqrt{4}} = \frac{3}{2}$

56. (c) माना कि प्रस्थान बिंदु से गंतव्य की दूरी

$= x$ किमी.

अनुकूल प्रवाह में नाव की चाल

= (10 + 4) किमी./घंटा = 14 किमी./घंटा

प्रतिकूल प्रवाह में नाव की चाल

= (10 – 4) किमी./घंटा = 6 किमी./घंटा

प्रश्नानुसार,

$\frac{x}{14} + \frac{x}{6} = 5$

$\Rightarrow \frac{3x + 7x}{42} = 5$

$\Rightarrow 10x = 42 \times 5$

$\Rightarrow x = \frac{42 \times 5}{10} = 21$ किमी.

57. (c) यहाँ, $x + a = 0$

$\Rightarrow x = -a$

$\therefore f(-a) = 0$

$\Rightarrow (-a)^3 + a(-a)^2 - 2(-a) + a + 6 = 0$

$\Rightarrow 3a = -6 \Rightarrow a = -2$

58. (d) $9x^2 + y^2 + z^2 - 6x - 2y - 4z + 6 = 0$

$\Rightarrow 9x^2 - 6x + 1 + y^2 - 2y + 1 + z^2 - 4z + 4 = 0$

$\Rightarrow (3x-1)^2 + (y-1)^2 + (z-2)^2 = 0$

$\Rightarrow 3x - 1 = 0 \Rightarrow 3x = 1$

$\Rightarrow y - 1 = 0 \Rightarrow y = 1$

$\Rightarrow z - 2 = 0 \Rightarrow z = 2$

$\therefore\ 3x + 2y + 2z = 1 + 2 + 4 = 7$

59. (a) माना कि संख्या $= 10x + y$

अंकों का स्थान बदले पर प्राप्त संख्या

$= 10y + x$

प्रश्नानुसार,

परिणामी संख्या $= 10x + y + 10y + x$

$= 11x + 11y$

$= 11\,(x + y)$ जो 11 से पूर्णत: विभाज्य होगी।

60. (a) अंग्रेजी, गणित या दोनों में सफल प्रत्याशियों का प्रतिशत

$= n(\text{E}) + n(\text{M}) - n\,(\text{E} \cap \text{M})$

$= 80 + 85 - 73 = 92$

$\Rightarrow$ असफल प्रत्याशियों का प्रतिशत

$= 100 - 92 = 8$

61. (d) जिस प्रकार कई 'खिलाड़ियों' से 'टीम' बनती है तथा कई 'फूल' से 'गजरा' उसी तरह कई 'चाबियों' से 'गुच्छा' बनता है।

62. (d) प्रत्येक शब्द युग्म में पहला शब्द कारण और दूसरा शब्द परिणाम है। अत: 'व्यायाम' का सम्बन्ध 'स्वास्थ्य' से होगा।

63. (d) जिस प्रकार,

J O S E P H
-4↓ -4↓ -4↓ -4↓ -4↓ -4↓
F K O A L D

उसी प्रकार,

G E O R G E
↓ ↓ ↓ ↓ ↓ ↓
C A K N C A

अत: 'GEORGE' शब्द को कोड भाषा में 'CAKNCA' लिखा जाएगा।

64. (b)

G A I N   I M A G E
↓ ↓ ↓ ↓   ↓ ↓ ↓ ↓ ↓
7 1 9 5   9 13 1 7 5

1 + 3 = 4

9 4 1 7 5

65. (b)

C E D B A
• • • • •
↓ ↓ ↓ ↓ ↓
↑ ↑ ↑ ↑ ↑
M O P Q N

(उ., प., पू., द.)

अत: O के दायें तीसरे स्थान पर N है।

66. (a) व्यवस्थित क्रम

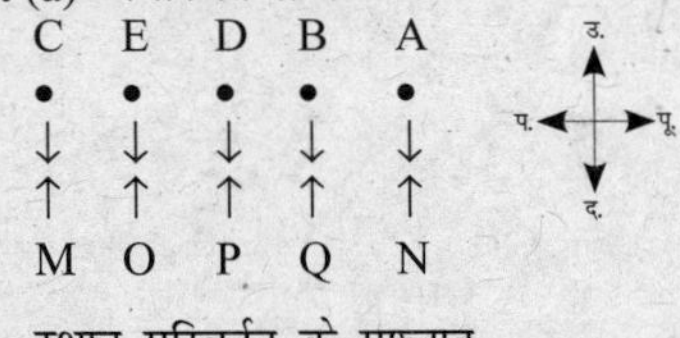

स्थान परिवर्तन के पश्चात्

C B D Q A
• • • • •
↓ ↓ ↓ ↓ ↓
↑ ↑ ↑ ↑ ↑
• • • • •
M O P E N

B, O के विपरीत स्थान पर तथा B के बांये द्वितीय स्थान पर Q होगा।

67. (b)

C E D B A
• • • • •
↓ ↓ ↓ ↓ ↓
↑ ↑ ↑ ↑ ↑
M O P Q N

(उ., प., पू., द.)

अत: N के ठीक विपरीत A बैठा है।

68. (d)

C E D B A
• • • • •
↓ ↓ ↓ ↓ ↓
↑ ↑ ↑ ↑ ↑
• • • • •
M O P Q N

(उ., प., पू., द.)

अत: उपर्युक्त व्यवस्थित क्रम से प्रकट होता है कि जोड़ा AM विकर्णीय स्थिति में एक-दूसरे के विपरीत हैं।

अत: 'O' के दायें तीसरे स्थान पर 'N' है।

69. (d) अनामिका बिन्दु P से चलना आरम्भ करती है। फिर बिन्दु Q, R और S से होती हुई बिन्दु A पर पहुंचती है जहां से वह अपने मूल बिन्दु से 10 मी., पूर्व की ओर है।

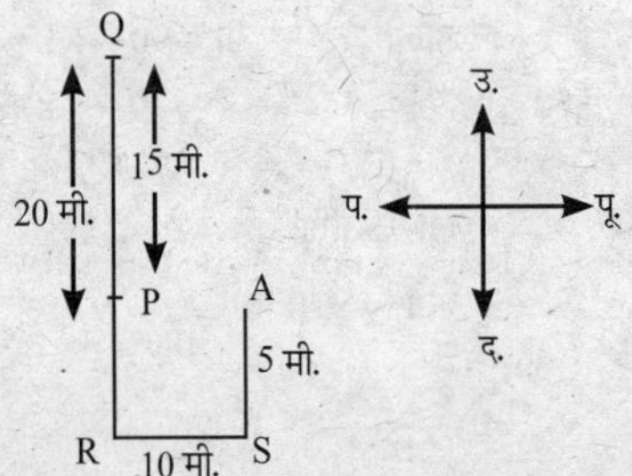

70. (b) साधारण वर्ष का पहला तथा अन्तिम दिन समान होता है अत: पहला दिन शुक्रवार है, तो अन्तिम दिन की शुक्रवार होगा।

71. (d)

72. (c) जिस प्रकार

$9 \times 6 - 5 = 49$

और $7 \times 8 - 4 = 52$

उसी प्रकार,

$4 \times x - 3 = 25$

$4x = 25 + 3$

$4x = 28$

$x = \frac{28}{4} = 7$

$x = 7$

$\therefore$ आवश्यक संख्या = 7

73. (a)

74. (b) 562424 और 652424

75. (d) $16 - 25 \Rightarrow (d)^2 - (5)^2$

$64 - 81 \Rightarrow (8)^2 - (9)^2$

$36 - 49 \Rightarrow (6)^2 - (7)^2$

$100 - 110 = (10)^2 - (10.48)^2$

76. (c) C की आयु

$= (3 \times 20) - (2 \times 19)$

$= 60 - 38 = 22$ वर्ष

77. (b) अच्युत रामू की माँ का भतीजा है। अत:, अच्युत रामू का ममेरा भाई है।

78. (b) मूल शब्द में 'O' अक्षर नहीं है।

79. (c) मूल शब्द में 'L' अक्षर नहीं है।

80. (a)

F A C E
↓ ↓ ↓ ↓
7 2 4 6

81. (d) ओजोन सूर्य से आने वाली पराबैंगनी किरणों को अवशोषित कर लेती है, जिससे यह किरणें धरती तक नहीं पहुँच पाती है।

82. (d) जब इलेक्ट्रॉन किसी धातु की प्लेट से टकराते हैं, तब एक्स-रे उत्पन्न होती है। जबकि फोटो इलेक्ट्रिक इफैक्ट में आपतित किरण किसी धातु की प्लेट से टकराती है, तब इलेक्ट्रॉन का उत्सर्जन होता है।

83. (b) कोशिका क्रिया के कारण जल मिट्टी से जड़ों के रेशे तक पहुंचता है।

84. (d) आवेशित चालक में विद्युत आवेश चालक के सतह पर उपस्थित रहता है। क्योंकि मुक्त इलेक्ट्रॉनों से युक्त चालक को जब किसी विद्युत क्षेत्र में स्थापित किया जाता है। तो इसके इलेक्ट्रॉन जो आवेश युक्त होते हैं, विद्युत चालक के बाहरी सतह पर आ जाते हैं।

85. (c) तापीय ऊर्जा का वह रूप है, जो ऊष्मीय ऊर्जा से उत्पन्न होता है। यह व्यावसायिक ऊर्जा का सबसे बड़ा भाग है।

86. (b) उत्तल दर्पण हमेशा वस्तु से छोटा, सीधा एवं आभासी प्रतिबिंब बनाता है, जब वस्तु अनंत और दर्पण के ध्रुव के बीच में रखी जाती है।

87. (d) पवन ऊर्जा स्वच्छ ऊर्जा का स्रोत है। इससे ऊर्जा उत्पादन के प्रतिफल के रूप में कोई अवशिष्ट प्राप्त नहीं होता है। जबकि ऊर्जा के अन्य स्रोतों जैसे जैव-ईधन व जीवाश्म ईंधन स्रोत से नाभिकीय विकिरण जैसे हानिकारक अवशिष्ट प्रतिफल के रूप में प्राप्त होते हैं।

88. (c) भूपटल पर सबसे प्रचुर मात्रा में ऑक्सीजन तत्व (लगभग 46.6%) पाया जाता है।

89. (a) फिनॉल को कार्बोलिक अम्ल के नाम से भी जाना जाता है। इसका आणविक सूत्र C_6H_5OH है।

90. (d) एक रासायनिक अभिक्रिया, एक अभिक्रिया पथ पर सम्पन्न होती है। पहले यह अपनी सक्रिय अवस्था को प्राप्त करती है, तदोपरान्त उत्पाद को प्राप्त करती है। उत्प्रेरक अभिकारकों को सक्रिय ऊर्जा प्रदान करता है।

91. (d) सूर्य तथा तारों की ऊर्जा का मुख्य कारण नाभिकीय संलयन अभिक्रिया होती है।

92. (b) पाउली के अपवर्जन नियमानुसार, 'परमाणु में उपस्थित किसी भी इलेक्ट्रॉन की चारों क्वाण्टम संख्याओं का मान समान नहीं हो सकता।'

93. (b) नायलॉन - 66 का प्रयोग ब्रश बनानें के लिए किया जाता है। यह एडिपिक अम्ल तथा हेक्सामेथिलीन डाइएमीन का बहुलक कहलाता है।

94. (c) किसी भी परमाणु की 'परमाणु द्रव्यमान संख्या' उसके नाभिक में उपस्थित प्रोटॉनों तथा न्यूट्रॉनों की संख्या के योग के समान होती हैं।

$A = p + n$

n = न्यूट्रॉनों की संख्या

p = प्रोटॉनों की संख्या

95. (d) पोलियो, पोलियोमाइलिटिस विषाणु के द्वारा होता है। यह एक संक्रामिक रोग है, जो दूषित भोजन व जल के माध्यम से फैलता है। इसमें माँसपेशियों में कमजोरी, अकड़न व दर्द होता है। इस विषाणु की खोज प्रथम बार एरविन पोपर व कार्ल लैण्डस्टीनर ने 1908 में की। पोलियो की वैक्सिन जॉन स्टॉल्क ने 1950 में निर्मित की।

96. (c) सामान्य जुकाम रिनोवायरस (विषाणु) से होता है। हवा में विस्तृत छोटे संक्रमित जलबूंदों से या सीधे संपर्क से यह फैलता है। यह व्यक्ति के ऊपरी श्वसन प्रणाली को प्रभावित करता है।

97. (d) एड्स प्रतिरक्षा विकार रोग है। यह एच.आई.वी. (ह्यूमन इम्यूनो वॉयरस) से होता है। यह विषाणु शरीर में प्रवेश कर कोशिका में अनुवांशिक पदार्थ आर.एन.ए. से डी.एन.ए. बनाता है। डी.एन.ए. ऐसे एन्जाइम्स का निर्माण करते हैं, जो T & लिम्फो- साइट्स को प्रभावित करते हैं।

98. (d) प्रतिजैविक (एंटीबायोटिक) एक औषधि है, जो जीवाणुओं द्वारा तैयार किया जाता है। ये दूसरे सूक्ष्मजीवों के विकास को रोकते हैं तथा मारते हैं। ये एंटीबायोटिक या तो जीवाणु को मार देते हैं या उनकी कोशिका भित्ती को तोड़ देते हैं। प्रथम एंटीबायोटिक जिसका नाम पेनिसीलिन है, अलेक्जेन्डर फ्लेमिंग के द्वारा 1940 में पृथक किया था।

99. (a) 'ड्रोन' जननक्षम नर मधुमक्खी होते हैं। मादा मधुमक्खी (रानी) बहुत बड़ी संख्या में अंडे देती है। अंडे जो शुक्राणुओं से निषेचित होते हैं, उनसे मादा मधुमक्खी तथा ऐसे अंडे जिनमें निषेचन नहीं होता, अछूती वंशवृद्धि (पारथ्रनोजेनेसिस) द्वारा मधुमक्खी का निर्माण होता है।

100. (a) 'डॉली' विश्व की स्तनधारी-क्लोन एक भेड़ है, जिसकी उत्पत्ति वयस्क कोशिका से हुई है। 'डॉली' का क्लोन रोज़ालीन इन्स्टीट्यूट, स्कॉटलैण्ड में हुआ। 'डॉली' का जन्म दैहिक कोशिका हस्तांतरण तकनीक के द्वारा हुआ है।

❑❑❑

RRB

पैरा-मेडिकल स्टाफ भर्ती परीक्षा

प्रैक्टिस सेट-13

सम्बन्धित विषय

1. सम्प्रेषण प्रक्रिया का तत्व कौन-सा है-
(a) भेजने वाला (b) संदेश
(c) प्राप्तकर्त्ता (d) उपरोक्त सभी

2. सम्प्रेषण के अवरोध क्या हैं?
(a) भौतिक वाला
(b) संदेश
(c) वातावरणीय कारक
(d) उपरोक्त सभी

3. I.N.C. द्वारा आचार संहिता किस सन् में स्वीकार की गई?
(a) 1950 (b) 1972
(c) 1973 (d) 1974

4. "अस्पताल" शब्द की उत्पत्ति किससे हुई है?
(a) Hosper (b) Herpes
(c) Hospital (d) Hospes

5. मानव की सामान्य कोशिका में क्रोमोसोम्स की संख्या होती है?
(a) 40 (b) 50
(c) 48 (d) 46

6. मेण्डल का जन्म कब हुआ था?
(a) 22 जुलाई 1822 को
(b) 22 जुलाई 1920 को
(c) 23 जुलाई 1910 को
(d) 22 जुलाई 1921 को

7. फोलिक एसिड की आवश्यकता है।
(a) DNA संश्लेषण के लिए
(b) हड्डियों के विकास के लिए
(c) आँखों की रोशनी के लिए
(d) इनमें से कोई नहीं

8. ओटाइटिस मीडिया से आप क्या समझते हैं?
(a) गलसुए में सूजन
(b) साइनस के बिटी सूजन
(c) कान के मध्य में सूजन
(d) किडनी में सूजन

9. मरीज व उसके आस-पास के वातावरण के रोगजनक जीवों द्वारा संचारित होने से बचाने के लिए कौन-सी पद्धति काम में लाई जाती है?
(a) मेडिकल-सड़न रोकने वाला
(b) सर्जिकल-सड़न रोकने वाला
(c) सड़न रोकने वाला
(d) उपरोक्त सभी

10. सामान्यत: शरीर द्रवों का PH कितना होना चाहिए?
(a)7.35 से 7.45 (b) 7.25 से 7.35
(c)7.45 से 7.55 (d) उपर्युक्त सभी

11. फॉलिक अम्ल अस्थिमज्जा से किसके सामान्य विकास व न्यूक्लिक अम्लों के संश्लेषण हेतु काम आता है
(a) श्वेत रक्ताणु (b) लाल रक्ताणु
(c) प्लेटलेट्स (d) प्लाज्मा

12. बालक के भोजन में प्रोटीन की कमी कैलोरी कहलाती है
(a) मेरास्मस (b) क्वाशिओरकोर
(c) विटामिन (d) वसा

13. गुर्दे द्वारा फास्फोरस कैल्शियम के पुनः अवशोषण में कौन-सा विटामिन सहायक होता है
(a) विटामिन डी (b) विटामिन ए
(c) विटामिन सी (d) विटामिन बी

14. रेटिना के वर्णक बनाने में कौन-सी विटामिन प्रयोग में लाया जाता है
(a) विटामिन-B (b) विटामिन-A
(c) विटामिन-C (d) विटामिन-D

15. निम्न में से नियासिन की कमी से कौन-सा रोग उत्पन्न होता है
(a) पेलेग्रा (b) रतौंधी
(c) स्कर्वी (d) बेरीबेरी

16. मेटासिन दवाइयों को जेनेरिक नाम है-
(a) क्रोसिन (b) पैरासिटामोल
(c) कोलपोल (d) एफिमोल

17. Vit D की कमी से बच्चों में होने वाला रोग है-
(a) बेरीबेरी (b) रिकेट्स
(c) पेलिग्रा (d) इनमें से कोई नहीं

18. कौन-सी फसल पर ज्यादा निर्भरता से Pellegra होता है?
(a) गेहूँ (b) मक्का
(c) ज्वार (d) बाजरा

19. वह बुखार जिसमें सुबह-शाम के तापमान का अन्तर दो डिग्री से अधिक न हो और यह बुखार कई दिनों तक सामान्य ना हो, तो उसे कहते हैं-
(a) अल्पविराम ज्वर
(b) सविराम ज्वर
(c) लगातार आने वाला बुखार
(d) विलोम ज्वर

20. एक सीसी में कितने मि.ली. होते हैं?
(a) 2 मि.ली. (b) 1 मि.ली.
(c) 3 मि.ली. (d) 4 मि.ली.

सामान्य ज्ञान

21. अर्थशास्त्र के जनक कौन हैं?
(a) मार्शल (b) एडम स्मिथ
(c) जे.एम. केन्स (d) कार्ल मार्क्स

22. नोबेल पुरस्कार कौन-सा देश देता है?
(a) फ्रांस
(b) स्वीडन
(c) स्विट्जरलैंड
(d) संयुक्त राज्य अमेरिका

23. भारत में प्रथम न्यूक्लियर विस्फोट कहाँ किया गया था?

(a) पोखरण (b) मुम्बई
(c) नेल्ली (d) श्रीहरिकोटा

24. जवाहर रोजगार योजना कब शुरू की गई?
(a) पाँचवीं पंचवर्षीय योजना में
(b) छठी पंचवर्षीय योजना में
(c) सातवीं पंचवर्षीय योजना में
(d) आठवीं पंचवर्षीय योजना में

25. स्वीटमीट का संबंध किससे है?
(a) ऊँट के मीट
(b) बकरे के मीट
(c) फेटा चीज/पनीर
(d) आगरा का पेठा

26. पूँजी बाजार का संबंध किससे है?
(a) अल्पकालिक निधि
(b) दीर्घकालिक निधि
(c) नकदी
(d) दोनों दीर्घकालिक एवं अल्पकालिक निधि

27. भारत में नई कृषि रणनीति कब शुरू की गई थी?
(a) 1956 (b) 1966
(c) 1976 (d) 1986

28. ब्रांडेड वस्तुओं की बिक्री किस स्थिति में आम बात है?
(a) अतिरिक्त क्षमता
(b) एकाधिकारिक प्रतिस्पर्धा
(c) एकाधिकार
(d) विशुद्ध प्रतिस्पर्धा

29. उत्पादन का संबंध किससे है?
(a) उपयोगिता की समाप्ति
(b) उपयोगिताओं का सृजन
(c) विनिमय मूल्य
(d) उत्पाद का उपयोग

30. ह्रासमान प्रतिफल का नियम किस पर लागू होता है?
(a) सभी क्षेत्र (b) औद्योगिक क्षेत्र
(c) कृषि क्षेत्र (d) सेवा क्षेत्र

31. नौकरशाही का शाब्दिक अर्थ किसके द्वारा सरकार की व्यवस्था से है?
(a) निर्वाचित प्रतिनिधि
(b) नामित प्रतिनिधि
(c) कर्मचारी
(d) जमींदार वर्ग

32. संघीय सरकार किस स्वरूप की होती है?
(a) केंद्र द्वारा नियंत्रण
(b) राज्यों की अपील
(c) केंद्र और राज्यों के बीच करार
(d) एकल पार्टी शासन

33. संसदीय और राष्ट्रपति प्रणाली की सरकार के बीच मुख्यत: क्या अंतर होता है?
(a) उसके संघीय स्वरूप
(b) संविधान की दृढ़ता
(c) नियोजक-कर्मचारी संबंध
(d) विधायी-कार्यकारी संबंध

34. भारतीय संविधान के अनुच्छेद-14 में प्रयुक्त मुहावरा "कानून की दृष्टि में समानता" कहाँ से लिया गया है?
(a) संयुक्त राज्य अमेरिका
(b) जर्मनी
(c) ब्रिटेन
(d) ग्रीक

35. 'समाज में अपराध होते हैं इसलिए राज्य का अस्तित्व है, अन्यथा राज्य की कोई आवश्यकता नहीं होती', यह किसने कहा था?
(a) हर्बर्ट स्पेंसर (b) जे.एस.मिल
(c) जॉन लॉक (d) टॉक्वेविले

36. भारत छोड़ो प्रस्ताव (1942) से अहिंसक जन संघर्ष का प्रारंभ वृहद्तम पैमाने पर हुआ। इस संघर्ष के लिए "करो या मरो" का मंत्र किसने दिया था?
(a) महात्मा गाँधी
(b) सुभाषचंद्र बोस
(c) जवाहरलाल नेहरू
(d) सरदार वल्लभभाई पटेल

37. वाटरलू युद्ध में नेपोलियन को अंत में किस वर्ष पराजय मिली?
(a) 1814 (b) 1813
(c) 1815 (d) 1816

38. भारतीय राष्ट्रीय कांग्रेस की प्रथम महिला अध्यक्ष कौन थी?
(a) सरोजिनी नायडू
(b) सुचेता कृपलानी
(c) राजकुमारी अमृत कौर
(d) एनी बेसेंट

39. कोणार्क में प्रसिद्ध सूर्य मंदिर का निर्माण किसने कराया था?
(a) प्रतापरुद्र (b) अनंतवर्मन
(c) नरसिम्हा-प्रथम (d) नरसिम्हा-द्वितीय

40. हाल ही में किस देश ने आतंकवाद का मुकाबला करने के लिए भारत के साथ संयुक्त कार्यसमूह गठित करने पर सहमति प्रदान की हैं?
(a) इराक (b) पाकिस्तान
(c) मोरक्को (d) स्पेन

अंकगणितीय क्षमता

41. एक व्यक्ति ₹ 25000 को पहले वर्ष 3% वार्षिक ब्याज दर पर, दूसरे वर्ष 4% वार्षिक ब्याज दर पर तथा तीसरे वर्ष 5% वार्षिक चक्रवृद्धि ब्याज दर पर देता है, तो 3 वर्ष बाद उसे कुल कितनी राशि प्राप्त होगी?
(a) ₹ 29650 (b) ₹ 30150
(c) ₹ 28119 (d) ₹ 27520

42. यदि $2x^2 - 10x + p = 0$ का एक मूल दूसरे मूल का $\frac{2}{3}$ गुना है, तो P का मान ज्ञात करें-
(a) $P = -3$ (b) $P = 6$
(c) $P = 9$ (d) $P = 12$

43. यदि दो संख्याओं का अंतर 5 तथा उनका गुणनपफल 13 है, तो उनके वर्गों का जोड़ है।
(a) 51 (b) 50
(c) 55 (d) 65

44. एक वृत्ताकार पाइप जिसका आन्तरिक व्यास 7 सेमी. है, से पानी बाहर पम्प किया जाता है। यदि पानी का बहाव 72 सेमी. है, तो एक घण्टे में बाहर पम्प किए गए पानी का आयतन (लीटर में) होगा-
(a) 2772 ली.
(b) 9000 ली.
(c) 9979.2 ली.
(d) इनमें से कोई नहीं

45. तीन ठोस गोलों जिनकी त्रिज्याएं क्रमशः 3 सेमी., 4 सेमी. तथा 5 सेमी. हैं, तो उसे पिघलाकर एक गोला बनाया गया है, तो इसकी त्रिज्या क्या होगी?
(a) 9 सेमी. (b) 8 सेमी
(c) 6 सेमी. (d) इनमें से कोई नहीं

46. एक बिन्दु A से एक वृत पर खींची गई स्पर्शज्या की लंबाई 'l' उसकी त्रिज्या 'r' का 4/3 है। A से वृत O पर न्यूनतम दूरी है–

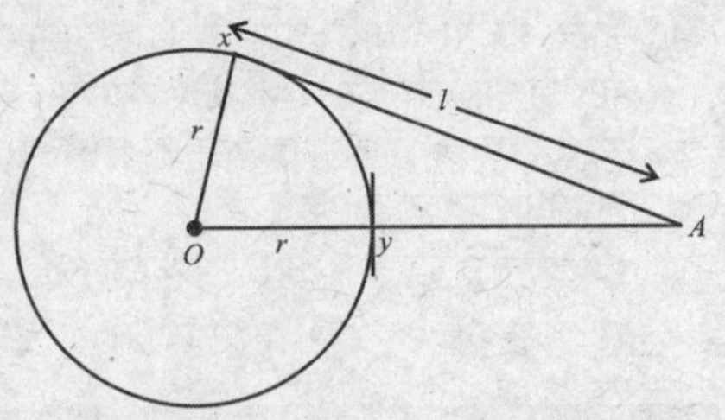

(a) $\frac{1}{2}r$ (b) r

(c) $\frac{1}{2}l$ (d) $\frac{2}{3}l$

47. यदि $\sqrt{841} = 29$, हो, तो

$\left(\sqrt{841}+\sqrt{8.41}+\sqrt{0.0841}+\sqrt{0.000541}\right)$

तो का मान है–

(a) 322.19 (b) 32.219

(c) 34.179 (d) 31.129

48. $\frac{2592}{\sqrt{?}} = 324$

(a) 8 (b) 16

(c) 64 (d) 144

49. एक चोर एक सिपाही से 300 मीटर की दूरी पर था। चोर सिपाही को देखकर 50 मीटर/मिनट की चाल से भागा तथा सिपाही ने 70 मीटर/मिनट की चाल से उसका पीछा किया। कितने मिनट बाद सिपाही चोर को पकड़ लेगा?

(a) 15 (b) 20

(c) 25 (d) 10

50. दो श्रमिक किसी फसल को अलग. -अलग 30 और 50 दिनों में काट सकते हैं। दूसरा श्रमिक 5 दिनों तक काम करता है, उसके बाद बीमार पड़ जाता है। शेष काम पहले मजदूर को समाप्त करने में और कितना समय लगेगा?

(a) 22 (b) 15

(c) 10 (d) 18

51. किसी निश्चित दूरी को उर्ध्वप्रवाह में तय करने में लगा समय अनुप्रवाह में लगे समय का $3\frac{1}{2}$ गुना है। यदि धारा की चाल 3 किमी./घंटा हो, तो शांत जल में नाव की चाल (किमी./घंटा) क्या है?

(a) $5\frac{2}{5}$ (b) $6\frac{2}{5}$

(c) $3\frac{2}{5}$ (d) $4\frac{2}{5}$

52. एक नाव की शांत जल में गति, धारा के विपरीत बहने वाली गति की तिगुना है। यदि 30 किमी. की दूरी को आने-जाने में कुल 3 घंटे समय लगता हो, तो नाव की शांत जल में गति (किमी./घंटा) क्या है?

(a) $28\frac{1}{2}$ (b) $22\frac{1}{2}$

(c) $25\frac{1}{2}$ (d) $15\frac{1}{2}$

53. एक इस्पाती तार को वर्गाकार मोड़ने पर वह 121 वर्ग सेमी. क्षेत्रफल घेरती है। यदि इसी तार को वृत्ताकार मोड़ा जाए तो यह कितना क्षेत्रफल घेरेगी?

(मान लो कि $\pi = \frac{22}{7}$)

(a) 154 वर्ग सेमी.

(b) 164 वर्ग सेमी.

(c) 204 वर्ग सेमी.

(d) 184 वर्ग सेमी.

54. 63 मीटर भुजा वाले वर्गाकार भुखण्ड के चारों शीर्षों पर चार घोड़े इस प्रकार बाँधे गये हैं कि वे सिर्फ एक दूसरे को छुए। जिस क्षेत्रफल को ये न चर पाये हों, वह क्षेत्रफल कितना है?

(a) 67.55 वर्ग मी.

(b) 780.6 वर्ग मी.

(c) 785.8 वर्ग मी.

(d) 850.5 वर्ग मी.

55. 1, 5, 14, 30, 50, 55, 91 में विषम संख्या ज्ञात कीजिए–

(a) 91 (b) 5

(c) 50 (d) 55

56. यदि x व्यक्ति किसी कार्य को प्रतिदिन x घंटे काम करके x दिनों में पूरा कर सकते हैं, तो उसी कार्य को प्रतिदिन y घंटे काम करके y व्यक्ति कितने दिनों में पूरा कर सकते हैं?

(a) x^3y^2 (b) y

(c) $\frac{x^2}{y^3}$ (d) $\frac{x^3}{y^2}$

57. A अपने घर से B के घर के लिए 8 किमी./घंटा की गति से दोपहर 12 बजे चलता है। 1 घंटे के बाद, B अपने घर से A के घर के लिए 7 किमी./घंटा की गति से चलता है। यदि दोनों के घर के बीच की दूरी 68 किमी है, तो वे कितने बजे एक-दूसरे से मिलेंगे?

(a) सायं 6 बजे (b) सायं 3 बजे

(c) सायं 4 बजे (d) सायं 5 बजे

58. चार बहनों की औसत आयु 7 वर्ष है। यदि माँ की आयु शामिल कर दी जाये, तो औसत आयु 6 वर्ष बढ़ जाती है, तो माँ की आयु होगी

(a) 37 वर्ष (b) 34 वर्ष

(c) 32 वर्ष (d) 40 वर्ष

59. किसी व्यक्ति के वेतन का 20% किराए पर खर्च होता है, 60% उसके निर्वाह खर्च पर होता है और 10% एल.आई. सी. (बीमा) में दिया जाता है। यदि शेष ₹ 3,000 बच्चों की शिक्षा पर खर्च होता है, तो उसका वेतन कितना है?

(a) ₹ 30,000 (b) ₹ 9,000

(c) ₹ 90,000 (d) ₹ 35,000

60. यदि $a + b + c = 15$, $abc = 120$ और $(ab + bc + ca) = 74$ है, तो $a^3 + b^3 + c^3$ का मान क्या है?

(a) 450 (b) 401

(c) 403 (d) 405

सामान्य बुद्धिमत्ता

निर्देश (61-62): निम्नलिखित प्रश्नों में दिए गए, विकल्पों में से उपयुक्त विकल्प चुनकर रिक्त (?) स्थान की पूर्ति कीजिए।

61. कवि-कविता, बावर्ची-खाना, ?-उपन्यास

(a) सम्पादक (b) लेखक

(c) उपन्यासकार (d) प्रकाशक

62. 'विकर्ण' का जो सम्बन्ध 'वर्ग' से है 'व्यास' का वही सम्बन्ध किससे होता है।

(a) वृत (b) घन

(c) त्रिभुज (d) आयत

63. यदि 'JUNE' को एक कूट भाषा में 'PQRS' लिखा जाता है। और 'AUGUST' को 'WQFQMN' लिखा जाता है।, तो उसी कूट भाषा में 'GUEST' को किस प्रकार लिखा जाएगा?

(a) FQSMN (b) FQSNM

(c) FQTMN (d) FPSNN

64. रानी तथा सरिता ने एक स्थान X से यात्रा आरम्भ की। रानी पश्चिम दिशा में और सरिता उत्तर दिशा में एकसमान

गति से चलीं। कुछ समय बाद दोनों अपनी बाईं ओर मुड़ीं और कुछ कदम चलीं। इसके बाद, यदि वे दोबारा अपनी बाईं ओर मुड़ें, तो X स्थान से उनके चेहरे किस दिशा में होंगे?

(a) उत्तर तथा पूर्व
(b) उत्तर तथा पश्चिम
(c) पश्चिम तथा उत्तर
(d) पूर्व तथा दक्षिण

65. यदि चीनी की कीमत में 10% की वृद्धि हो जाए तो खपत में कितने प्रतिशत की कमी करनी होगी ताकि चीनी पर होने वाला व्यय अपने पूर्व स्थिति के अनुरूप ही रहे?

(a) 10% (b) 11%
(c) $8\frac{3}{4}\%$ (d) $9\frac{1}{11}\%$

66. हंसों के झुंड में कुल संख्या के वर्गमूल का चार गुणा झील के किनारे खेल रहे हैं। शेष 5 झील में तैर रहे है। झुंड में हंसों की कुल संख्या की गणना करें।

(a) 25 (b) 30
(c) 40 (d) 20

67. रजत को याद है कि उसका मैरिज डे 25 जून के बाद तथा 30 जून के पहले, पत्नी रश्मि को याद है कि उसका मैरिज डे 26 जून के बाद तथा 28 जून के पहले है। आप बताए कि ये दोनों मैरिज डे किस दिन मनायें।

(a) 26 जून (b) 27 जून
(c) 28 जून (d) 29 जून

निर्देश : प्रश्न सं. 68 से 69 में, दिए गए विकल्पों में से लुप्त संख्या ज्ञात कीजिए।

68. 4 10 22
8 5 14
10 3 ?

(a) 12 (b) 13
(c) 14 (d) 11

69. 2 3 4
3 4 5
13 ? 41

(a) 25 (b) 31
(c) 46 (d) 23

70. नीचे पहली पंक्ति में बड़े अक्षर तथा दूसरी पंक्ति में प्रतीक दिए गए हैं। प्रतीक और अक्षर एक-दूसरे के कूट हैं। दिए गए अक्षरों के लिए सही कूट चुनिए।

<table>
<tr><td>A</td><td>C</td><td>E</td><td>G</td><td>H</td><td>I</td><td>O</td><td>N</td><td>P</td><td>R</td><td>T</td><td>S</td><td>B</td><td>D</td><td>M</td></tr>
<tr><td>+</td><td>−</td><td>÷</td><td>×</td><td>=</td><td>(</td><td>)</td><td>[</td><td>]</td><td>≠</td><td>||</td><td>#</td><td>|</td><td>></td><td><</td></tr>
</table>

BEAST

(a) | ÷ + ≠ = (b) | ÷ + ≠ ||
(c) | ÷ × # || (d) | ÷ + # ||

71. निम्नलिखित समीकरण को संतुलित करने और * चिह्नों के स्थान पर प्रतिस्थापित करने के लिए गणितीय चिह्नों का सही क्रम समूह चुनिए:
(8 * 7 * 6) * 5 * 10

(a) × + = ÷ (b) × − ÷ =
(c) − × ÷ + (d) + − ÷ ×

निर्देश (72-74) निम्नलिखित जानकारी को ध्यानपूर्वक पढ़िए और उसके बाद नीचे दिए गए प्रश्नों के उत्तर दीजिए।

P ÷ Q का अर्थ है, P, Q का पुत्र है।
P × Q का अर्थ है, P, Q का बहन है।
P + Q का अर्थ है, P, Q की भाई है।
P − Q का अर्थ है, P, Q की माता है।

72. अभिव्यक्ति T × R + V ÷ S में T का S से क्या सम्बन्ध है?

(a) माता (b) पुत्री
(c) चाची (d) चाचा

73. अभिव्यक्ति T × R ÷ V − S में T का S से क्या सम्बन्ध है?

(a) पुत्री (b) भाई
(c) बहन (d) बुआ

74. अभिव्यक्ति T ÷ R + V × S में V का T से क्या सम्बन्ध है?

(a) चाची/बुआ (b) भानजा/भतीजा
(c) भानजी/भतीजी (d) चाचा/मामा

निर्देशः (प्रं. सं. 75 तक) नीचे दिए गए प्रश्न में एक प्रश्न आकृति तथा चार उत्तर आकृतियां दी गई हैं, उत्तर आकृतियों में से एक ऐसी उत्तराकृति का चयन कीजिए, जिसमें प्रश्न-आकृति का दर्पण प्रतिबिम्ब बना हो।

75. प्रश्न-आकृति

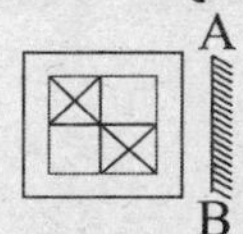

उत्तर-आकृतियां

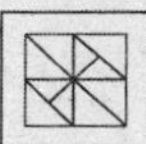
(a)

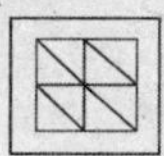
(b)

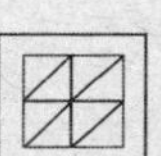
(c)

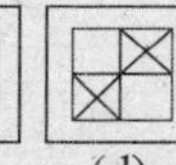
(d)

76. एक दीवार बनाने के लिए 254 ईंटें लगती हैं। बिल्डर को ऐसी 88 दीवार बनानी हैं। उसके पास 20,100 ईंटें हैं और 500 का ऑर्डर और दिया है। कितनी और ईंटों की जरूरत होगी?

(a) 2352 (b) 1352
(c) 1752 (d) 2052

77. निम्नलिखित विकल्पों में से वह शब्द चुनिए जो दिए गए शब्द के अक्षरों का प्रयोग करके बनाया जा सकता है?
CONFIGURATION

(a) CONFIRM
(b) CONJUGAL
(c) FINGER
(d) GOAT

78. यदि DGKJL को 14879 और KKKLJ को 88897 कोड में लिखा जाता है, तो 'HDEGF' को किस प्रकार कोडित किया जाएगा?

(a) 96854 (b) 51243
(c) 52134 (d) 68549

79. यदि 123 = 14 और 323 = 22, तो 624 = ?

(a) 60 (b) 72
(c) 56 (d) 55

80. राजीव अतुल का भाई है, सोनिया सुनील की बहन है। अतुल सोनिया का पुत्र है तो राजीव का सोनिया से क्या संबंध है?

(a) पिता (b) भांजा
(c) मामा (d) पुत्र

सामान्य विज्ञान

81. लिफ्ट में मनुष्य का मिथ्या भार उसके वास्तविक भार से कम तब होता है जब-

(a) जब लिफ्ट त्वरण के साथ नीचे की ओर जाती है।
(b) लिफ्ट एक समान गति से ऊपर की ओर जाती है।
(c) लिफ्ट एक समान गति से नीचे की ओर जाती है।
(d) लिफ्ट त्वरण के साथ ऊपर की ओर जाती है।

82. चन्द्रमा के गुरुत्वाकर्षण के संदर्भ में निम्न में क्या सत्य है?

(a) चन्द्रमा का गुरुत्वाकर्षण = 1/6 × पृथ्वी का गुरुत्वाकर्षण
(b) चन्द्रमा का गुरुत्वाकर्षण = 1/6 × मंगल का गुरुत्वाकर्षण
(c) चन्द्रमा का गुरुत्वाकर्षण = 1/8 × पृथ्वी का गुरुत्वाकर्षण
(d) चन्द्रमा का गुरुत्वाकर्षण = 1/8 × मंगल का गुरुत्वाकर्षण

83. पृथ्वी के सतह से किसी भी भू-स्थिर उपग्रह की लगभग कितनी ऊँचाई होती है?
(a) 36000 किमी.
(b) 45000 किमी.
(c) 48000 किमी.
(d) 30000 किमी.

84. ऊष्मीय मान की इकाई क्या है?
(a) किलो न्यूटन प्रति किलोग्राम
(b) किलो जूल प्रति किलोग्राम
(c) किलो वाट प्रति सेकेण्ड
(d) किलो कैलोरी प्रति सेकेण्ड

85. विशिष्ट घनत्व किसके अनुपात के बराबर होता है?
(a) किसी पदार्थ का घनत्व तथा पानी के घनत्व के अनुपात के बराबर
(b) किसी पदार्थ का घनत्व तथा पानी का घनत्व 0°C पर के अनुपात के बराबर
(c) पानी का घनत्व 4°C के अनुपात तथा किसी पदार्थ के घनत्व के अनुपात के बराबर
(d) किसी पदार्थ का घनत्व तथा पानी के घनत्व (4°C पर) के अनुपात के बराबर

86. वह ऊर्जा जिसके द्वारा पृथ्वी की सतह के नीचे की ऊष्मा को प्रयोग में लाया जा सकता है। उसे क्या कहते हैं?
(a) तापीय ऊर्जा
(b) नाभिकीय ऊर्जा
(c) ज्वारीय ऊर्जा
(d) भू-तापीय ऊर्जा

87. तापमान की एस.आई. (SI) इकाई क्या है?
(a) केल्विन (b) जूल
(c) सेल्सियस (d) फारेनहाइट

88. एल्यूमीनियम को शुद्ध किया जा सकता है-
(a) ऑक्सीकरण द्वारा
(b) वैद्युत अपघटन द्वारा
(c) ओजोनीकरण द्वारा
(d) आसवन द्वारा

89. आधुनिक आवर्त सारणी .... द्वारा प्रस्तावित की गयी?
(a) फैराडे (b) मेन्डेलीव
(c) न्यूटन (d) बोर

90. अमलगम एक मिश्र धातु है, जिसमें मूल धातु होती है-
(a) एल्यूमीनियम (b) पारा
(c) तांबा (d) जस्ता

91. सुक्रोज के जलीय अपघटन से प्राप्त होता है-
(a) केवल लैक्टोज़
(b) केवल ग्लूकोज़
(c) ग्लूकोज तथा फ्रक्टोज़
(d) ग्लूकोज तथा लैक्टोज़

92. लोहे पर जंग लगने की प्रक्रिया कहलाती है-
(a) जंग लगना (b) क्रिस्टलीकरण
(c) बेलचा (d) फावड़ा

93. किसी गैस की दो विशिष्ट ऊष्माओं के बीच सम्बन्ध है-
(a) CP×CV = R (b) CP–CV = R
(c) CP/CV = R (d) CP+CV = R

94. निम्न में से कौन दाता परमाणु नहीं है?
(a) फॉस्फोरस (b) एण्टिमनी
(c) आर्सेनिक (d) एल्यूमीनियम

95. कृषि विज्ञान की वह शाखा, जो पालतू जानवरों के खाने, रहने, स्वास्थ्य एवं प्रजनन के बारे में बताती है-
(a) दुग्ध विज्ञान
(b) पशुचिकित्सा विज्ञान
(c) मुर्गी पालन
(d) पशुपालन

96. निम्न में से फफूँदी द्वारा किसका उत्पादन होता है?
(a) क्लोरोफार्म (b) ग्लिसरीन
(c) पेनिसिलीन (d) क्वीनोन

97. पित्त को किसके द्वारा स्रावित किया जाता है?
(a) पित्ताशय (b) यकृत
(c) पित्त नलिका (d) अग्नाशय

98. इनमें से कौन-सी कोशिका एंटीबॉडी बनाती है?
(a) इसिनोफिल (b) मोनोसाइट
(c) बेसोफिल (d) लिम्फोसाइट

99. मानव-शरीर में सबसे बड़ी कोशिका है-
(a) तंत्रिका कोशिका
(b) माँसपेशीय कोशिका
(c) यकृत कोशिका
(d) वृक्क कोशिका

100. एरिकस सपोटा वैज्ञानिक नाम है-
(a) कस्टर्ड सेब (b) गुलमोहर
(c) इमली (d) चीकू

उत्तर (हल/संकेत)

1. (d)	**2.** (d)	**3.** (c)	**4.** (c)
5. (d)	**6.** (a)	**7.** (a)	**8.** (c)
9. (a)	**10.** (a)	**11.** (b)	**12.** (b)
13. (a)	**14.** (d)	**15.** (a)	**16.** (b)
17. (d)	**18.** (c)	**19.** (c)	**20.** (b)

21. (b) एडम स्मिथ (Adam Smith) को 'आधुनिक अर्थशास्त्र के जनक' के रूप में जाना जाता है। इन्हें इनके दो महत्वपूर्ण क्लासिकल कार्य के लिए जाना जाता है : द थ्यूरी ऑफ मॉरल सेन्टीमेन्ट (The Theory of Moral Sentiments-1759), तथा ऐन इन्क्वाइरी इनटू द नेचर एण्ड कॉजेज ऑफ वेल्थ ऑफ नेशन (An Inquiry into the nature and cause of the wealth of Nations-1776)

22. (b) नोबेल पुरस्कार एक अंतर्राष्ट्रीय वार्षिक सम्मान है। यह पुरस्कार संस्कृति और वैज्ञानिक खोजों को मान्यता प्रदान करने के लिए स्वीडिश (Swedish) तथा नॉर्वेजियन (Narwegion) समितियों द्वारा विभिन्न श्रेणियों में प्रदान किया जाता है। स्वीडेन के वैज्ञानिक एवं खोजकर्ता अल्फ्रेड नोबेल के नाम पर इस पुरस्कार की स्थापना 1895 में की गई थी।

23. (a) स्माइलिंग बुद्धा (पोखरण-I) भारत के प्रथम परमाणु विस्फोट का कोड नाम दिया गया

था। यह 18 मार्च, 1974 को किया गया था। भारतीय थल सेना द्वारा आर्मी बेस (Army basy) राजस्थान में परीक्षण किया गया था।

24. (c) राष्ट्रीय ग्रामीण रोजगार कार्यक्रम (NREP) तथा ग्रामीण भूमिहीन रोजगार गारंटी कार्यक्रम (RLEGP) को एक साथ मिलाकर 1 अप्रैल, 1989 को जवाहर रोजगार योजना शुरू की गई थी। यह सातवीं पंचवर्षीय योजना के अंत में शुरू हुई थी।

25. (d) पेठा एक मिठाई है जो आगरा तथा उत्तरी भारत के अन्य भागों में, और पाकिस्तान में बनाया जाता है। इसे एक प्रकार की मिठाई के नाम से भी जाना जाता है। यह कुम्मड़ा (एक प्रकार की सब्जी) से बनाया जाता है।

26. (b) पूँजी बाजार वित्तीय बाजार होता है जहाँ पर लम्बी अवधि के लिए प्रतिभूतियों (Securities) को खरीदा और बेचा जाता है। ये बाजार चैनल लम्बे अवधि से उत्पादित प्रयोग के लिए रखे हुए सम्पत्ति के रक्षक होते हैं जैसे-कंपनियाँ तथा सरकारें लम्बी अवधि के लिए निवेश करती हैं।

27. (b) भारत में 1966-67 के दौरान एक नई कृषि रणनीति प्रारम्भ की गई। इस नीति ने खाद्य सुरक्षा को बनाए रखने के लिए गेहूँ के उच्च किस्म के उत्पादन के लिए अग्रदूत के रूप में कार्य किया, जो भारत में हरित क्रांति का कारण बना।

28. (b) एकाधिकार प्रतियोगिता अपूर्ण प्रतियोगिता का एक प्रकार है जिसमें बहुत से उत्पादक अपने उत्पाद को ब्रांड या गुण के नाम पर भिन्न बताते हुए बेचते हैं और वह पूर्णत: एक दूसरे के स्थानापन्न (substitute) नहीं हो पाते हैं। मार्केट संरचना के साथ उद्योगों के किताबी उदाहरण- एकाधिकार प्रतियोगिता के समान हैं जिसमें रेस्तरां, अनाज, कपड़ा जूता, औद्योगिक सेवाएं शामिल हैं।

29. (b) उत्पादन का तात्पर्य होता है ''उपयोगिता का सृजन करना जो विनिमयन (exchange) में उपयोगी हो'' उत्पादन प्रक्रिया छ: प्रकार के उपयोगिता का निर्माण कर सकती है :- प्रारूप उपयोगिता, समय उपयोगिता, स्थान उपयोगिता, स्वामित्व उपयोगिता, सेंवा उपयोगिता तथा ज्ञान उपयोगिता।

30. (a) क्लासिकल अर्थशास्त्रियों के विचार में कम वापसी का नियम, केवल कृषि तथा कुछ तात्विक उद्योगों, जैसे- खनन, मछली पालन, ग्रामीण भूमि आदि पर ही लागू हो पाते हैं। लेकिन यह कुछ दूसरे क्षेत्रों जैसे- विनिर्माण पर भी लागू होता है।

31. (c) नौकरशाही (Bureacracy) का तात्पर्य ऐसी सरकार से है जहाँ बहुत सारे विभाग, प्रशासक तथा निम्न अधिकारी हों। इसके तहत बहुसंख्यक लोग सरकार के विभागों में शामिल होते हैं लेकिन वे सभी निर्वाचित नहीं किए जाते हैं।

32. (c) राज्यसंघ एक राजनीतिक हस्ती है जो या तो राज्य सरकार या केन्द्र सरकार के अंदर के क्षेत्र द्वारा स्वरूपीत की जाती है। सरकारीय या संवैधानिक संरचना किसी राज्यसंघ में पाया जाता है जो केन्द्र तथा राज्यों के बीच समझौते के द्वारा चिन्हित् की जाती है।

33. (d) संसदीय प्रणाली में, कार्यकारी शाखा (Executive branch) लोकतांत्रिक वैधता प्राप्त करती है और विधायिका के प्रति उत्तरदायी होती है। अत: कार्यकारी तथा विधायी शाखा एक दूसरे से अंत: संबंधित हैं। राष्ट्रपति प्रणाली में राज्य का प्रधान प्राय: सरकार का भी प्रधान होता है, तथा कार्यकारी शाखा इसके विधायिका से लोकतांत्रिक वैधता को प्राप्त नहीं करती है।

34. (c) ''कानून की समानता'' की संकल्पना ब्रिटिश सामान्य कानून से ली गई है जिस पर अंग्रेजी वैध प्रणाली लागू हुई है। जबकि ''कानून की सुरक्षा की समानता'' अमेरिका के संविधान से ली गई है।

35. (a) हर्बर्ट स्पेन्सर के ''सोसल स्टैटिक्स-Social Staties" (1851) में लिखा हुआ है ''राज्य बुराइयों का जनक है''। ऐसा इसलिए होता है क्योंकि यहाँ अपराध अधिक होता है। अपराध ज्यादा होने पर यह तानाशाही में बदल जाता है तथा दृढ़ नहीं रहता है, अपराध कम होने पर स्वतंत्रता ज्यादा रहती है तथा सरकार की आवश्यकता भी कम रहती है।

36. (a) महात्मा गाँधी द्वारा 8 अगस्त, 1942 को भारत छोड़ो का नारा दिया गया। इस आंदोलन को 'करो या मरो' के नारे के कारण भी जाना जाता है। यह उनकी प्रारंभिक निष्क्रिय अवस्थिति से उग्र रूप का एक मूलभूत प्रस्थान था।

37. (c) 18 जून, 1815 को वाटरलू का युद्ध वर्तमान में बेल्जियम के पास वाटरलू नामक स्थान पर लड़ा गया था। उस समय बेल्जियम, संयुक्त राज्य, नीदरलैंड का एक भाग था। इस युद्ध में वेलिंगटन के ड्यूक के नेतृत्व में सात राष्ट्रों की संयुक्त सेना ने एक होकर नेपोलियन के नेतृत्व वाली फ्रांसीसी सेना को हराया।

38. (d) एनी बेसेन्ट भारतीय राष्ट्रीय कांग्रेस की प्रथम महिला अध्यक्ष थी। उन्होंने भारतीय राष्ट्रीय कांग्रेस के कलकत्ता अधिवेशन 1917 की अध्यक्षता की थी।

39. (c) कोणार्क का सूर्य मंदिर 13वीं शताब्दी से ओडिशा के कोणार्क में स्थित है। इसे ब्लैक पेगोड़ा के नाम से भी जाना जाता है। इसे 1250 में पूर्वी गंग साम्राज्य के नरसिम्हदेव-प्रथम के द्वारा बनाया गया था।

40. (c)

41. (c) अभीष्ट धनराशि

$$= 25000\left(1+\frac{3}{100}\right)\left(1+\frac{4}{100}\right)\left(1+\frac{5}{100}\right)$$

$$= \left(25000\times\frac{103}{100}\times\frac{26}{25}\times\frac{21}{20}\right)$$

= ₹ 28119

42. (d) समीकरण- प्रश्न के अनुसार

$2x^2 - 10x + P = 0$ एक मूल $= \alpha$ दूसरा मूल $= \frac{2\alpha}{3}$

$$\alpha+\beta = \frac{-b}{a} \Rightarrow \alpha+\frac{2\alpha}{3} = \frac{-(-10)}{2}$$

$$\frac{3\alpha+2\alpha}{3} = 5 \Rightarrow \frac{5\alpha}{3} = 5, 5\alpha = 5\times 3$$

$$\therefore \alpha = \frac{15}{5} = 3$$

एक मूल $(\alpha) = 3$, दूसरा मूल

$$= \frac{2}{3}\alpha = \frac{2}{3}\times 3 = 2$$

$$\Rightarrow \alpha.\beta = \frac{c}{a} \Rightarrow 3\times 2 = \frac{P}{2} \Rightarrow P = 12$$

43. (a) माना कि एक संख्या $= a$ तथा दूसरी सं. $= b$

$\because \quad a - b = 5$ तथा $ab = 13$

$$\therefore \quad a^2 + b^2 = (a-b)^2 + 2ab$$

$$= (5)^2 + 2\times 13 = 25 + 26 = 51$$

44. (c) पाइप का आन्तरिक व्यास = 7 सेमी.,

त्रिज्या $= \frac{7}{2}$ सेमी

1 घण्टे में पम्प किए गए पानी का आयतन

$= \pi r^2 \times$ (1 घण्टे में पानी का बहाव)

$$= \frac{22}{7}\times\left(\frac{7}{2}\right)^2\times 72\times 60\times 60 \quad 22 \quad 49$$

$$= \frac{22}{7}\times\frac{49}{4}\times 72\times 60\times 60$$

$= \frac{279417600}{28} = 9979200$ घन सेमी.

$= 9979.2$ लीटर

45. (c) तीन ठोस गोलों की त्रिज्याएं क्रमशः r_1, r_2 एवं r_3 हैं

$r_1 = 3$ सेमी., $r_2 = 4$ सेमी., $r_3 = 5$ सेमी

माना बड़े गोले की त्रिज्या R है, प्रश्न से,

$$\frac{4}{3}\pi R^3 = \left[\frac{4}{3}\pi r_1^3 + \frac{4}{3}\pi r_2^3 + \frac{4}{3}\pi r_3^3\right]$$

$$\Rightarrow \frac{4}{3}\pi R^3 = \frac{4}{3}\pi\left[(3)^3 + (4)^3 + (5)^3\right]$$

$R^3 = [27 + 64 + 125] = 216$

$\therefore R = \sqrt[3]{216} = 6$

$R = 6$ सेमी.

46. (c) प्रश्नानुसार,

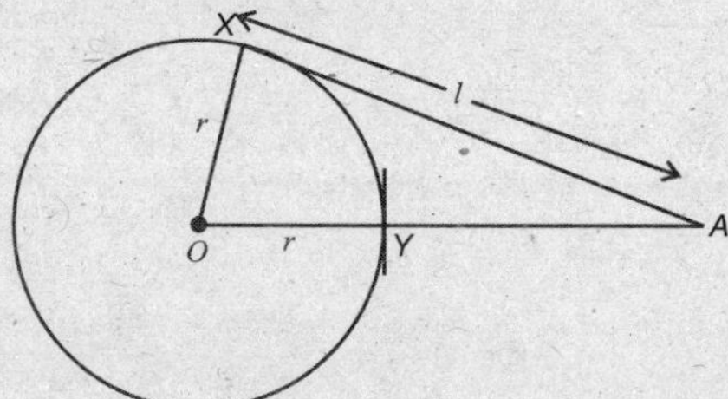

$AX = l = \frac{4}{3}r$

$OX = OY = r$

$OA^2 = OX^2 + XA^2$

$= r^2 + l^2 = \left(\frac{3}{4}l\right)^2 + l^2 = \frac{9l^2}{16} + l^2$

$= \frac{9l^2 + 16l^2}{16} = \frac{25l^2}{16}$

$\therefore OA = \sqrt{\frac{25l^2}{16}} = \frac{5l}{4}$

A से वृत O पर की न्यूनतम दूरी $= OA - OY$

$= \frac{5l}{4} - \frac{3l}{4} = \frac{(5-3)l}{4} = \frac{l}{2} = \frac{1}{2}l$

47. (b)

$\sqrt{841} + \sqrt{8.41} + \sqrt{0.0841} + \sqrt{0.000841}$

$= \sqrt{841} + \sqrt{\frac{841}{100}} + \sqrt{\frac{841}{10000}} + \sqrt{\frac{841}{1000000}}$

$= \left(29 + \frac{29}{10} + \frac{29}{100} + \frac{29}{1000}\right)$

$= (29 + 2.9 + 0.29 + 0.029) = 32.219$

48. (c)

$\frac{2592}{\sqrt{x}} = 324 \Rightarrow \sqrt{x} = \frac{2592}{324} = 8 \Rightarrow$

$\therefore x = 64$

49. (a) अभीष्ट समय $= \frac{300}{70-50} = \frac{300}{20}$

$= 15$ मिनट

50. (a) अभीष्ट समय $= \frac{30\times50 - 5(30+50)}{50}$

$= \frac{1500 - 150 - 250}{50}$

$= \frac{1100}{50} = 22$ दिन

51. (a) $\frac{\frac{1}{7}}{2} = \frac{x-3}{x+3}$

या, $\frac{2}{7} = \frac{x-3}{x+3}$

या, $2x + 6 = 7x - 21$

या, $7x - 2x = 21 + 6$

या, $5x = 27$

$\therefore x = \frac{27}{5} = 5\frac{2}{5}$

$\therefore$ नाव की अभीष्ट चाल $= 5\frac{2}{5}$ किमी./घंटा

52. (b) $\frac{30}{3x+x} + \frac{30}{3x-x} = 3$

या, $\frac{30}{4x} + \frac{30}{2x} = 3$

या, $\frac{30+60}{4x} = 3$

या, $x = \frac{90}{4\times3} = \frac{15}{2} = 7\frac{1}{2}$

$\therefore$ नाव की अभीष्ट चाल $= 7\frac{1}{2}\times3$

$= 22\frac{1}{2}$ किमी./घंटा

53. (a) वर्ग का क्षेत्रफल =121 वर्ग सेमी

$a^2 = 121$ वर्ग सेमी

$a = 11$ सेमी

वर्ग का परिमाप $= 4 \times a = 4 \times 11$

$= 44$ सेमी

वृत का परिमिति $= 2\pi r$

या, 44 सेमी $= 2 \times \pi \times r$

या, $22 = \pi r$

$\therefore r = 22 \times \frac{7}{22} \times 7 = 7$

या, $r = 7$ सेमी

वृत का क्षेत्रफल $= \pi r^2 = \frac{22}{7} \times 7 \times 7$

$= 154$ वर्ग सेमी

54. (d)

55. (c) संख्या श्रृंखला का पैटर्न है :

$1 + 2^2 = 1 + 4 = 5$

$5 + 3^2 = 5 + 9 = 14$

$14 + 4^2 = 14 + 16 = 30$

$30 + 5^2 = 30 + 25 = 55$

$55 + 6^2 = 55 + 36 = 91$

56. (d) $M_1D_1T_1 = M_2D_2T_2$

$\Rightarrow x \times x \times x = y \times y \times D_2$

$\Rightarrow D_2 = \frac{x^3}{y^2}$

57. (d) माना t घंटे बाद दोनों मिलते हैं।

$\therefore$ A द्वारा t घंटे में तय की गई दूरी + B द्वारा $(t-1)$ घंटे में तय की गई दूरी = 68 किमी

$\therefore 8t + 7(t-1) = 68$

$\Rightarrow 8t + 7t - 7 = 68$

$\Rightarrow 15t = 68 + 7 = 75$

$\Rightarrow t = \frac{75}{15} = 5$ घंटे यानी सायं 5 बजे

58. (a) चार बहनों की आयु का योग

$= 7 \times 4 = 28$ वर्ष

चार बहनें एवं माँ की आयु का योग

$= 5 \times 13 = 65$ वर्ष

$\therefore$ माँ की आयु $= 65 - 28 = 37$ वर्ष

59. (a) किराया + निर्वाह + बीमा पर खर्च प्रतिशत = 90%

शेष राशि = 10%

यदि कुल वेतन = ₹ x हो, तो

$x \times \frac{10}{100} = 3000$

$\Rightarrow x = 3000 \times 10 =$ ₹ 30000

60. (d) $a + b + c = 15$

$ab + bc + ca = 74$

$\therefore (a + b + c)^2 = a^2 + b^2 + c^2 + 2(ab + bc + ca)$

$\Rightarrow (15)^2 = a^2 + b^2 + c^2 + 2 \times 74$

$\Rightarrow a^2 + b^2 + c^2 = 225 - 148 = 77$

$\therefore a^3 + b^3 + c^3 - 3abc = (a + b + c)(a^2 + b^2 + c^2 - ab - bc - ca)$

$\Rightarrow a^3 + b^3 + c^3 - 3 \times 120$

$= 15(77 - 74)$

$\Rightarrow a^3 + b^3 + c^3 - 360 = 15 \times 3 = 45$

$\Rightarrow a^3 + b^3 + c^3 = 45 + 360 = 405$

61.(c) जिस प्रकार 'कवि', 'कविता' का सृजन करता है तथा 'बावर्ची' 'खाना' बनाता है, उसी प्रकार 'उपन्यासकार' 'उपन्यास' का सृजन करता है।

62. (a) जिस प्रकार, 'विकर्ण' वर्ग से सम्बन्धित है, उसी प्रकार, 'व्यास' का संबंध वृत से है।

63. (a) जिस प्रकार,

J U N E तथा A U G U S T
↓↓↓↓ ↓↓↓ ↓↓↓
P Q R S W Q F Q M N

उसी प्रकार,

G U E S T
↓ ↓ ↓ ↓ ↓
F Q S M N

अत: 'GUEST' शब्द को कोड भाषा में 'FQSMN' लिखा जाएगा।

64. (d)

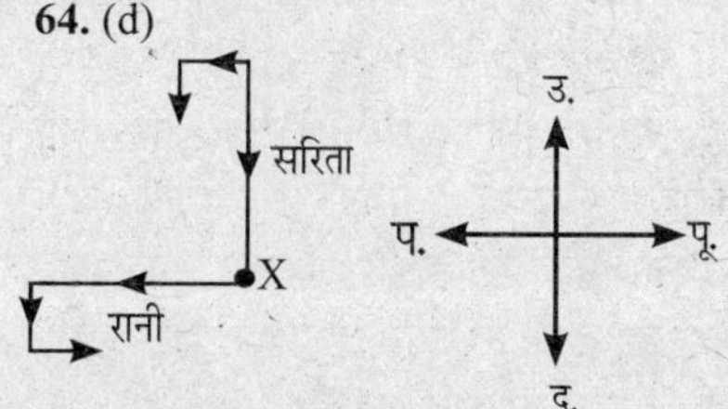

अत: रानी और सरिता के चेहरे क्रमश: पूर्व और दक्षिण दिशा में होंगे।

65. (d) **सूत्र** $\left(\frac{x}{100+x}\right)\times 100\%$ **से**

$= \left(\frac{x}{100+x}\right)\times 100\%$

$= \frac{10}{110}\times 100\%$

$= \frac{ü}{11}\%$

$= 9\frac{1}{11}\%$

66. (a) माना हंसों की कुल संख्या $= x$

तालाब के किनारे खेलने वाले हंसों की संख्या $= \sqrt{x}\times 4$

तालाब में तैरने वाले हंसों की संख्या = 5

प्रश्नानुसार, ℘x $4\sqrt{x}$ 5

$\Rightarrow x - ü\sqrt{x} - \;=$

$\Rightarrow x - 5\sqrt{x} + \sqrt{x} - 5 = 0$

$\Rightarrow \sqrt{x}(\sqrt{x}-5) + 1(\sqrt{x}-5) = 0$

$\Rightarrow (\sqrt{x}+1)(\sqrt{x}-5) = 0$

$x = 25$

67. (b) रजत के अनुसार, मैरिज डे 26, 27, 28, 29, रश्मि के अनुसार मैरिज डे 27 जून को है,

68. (d)

69. (a) $(b)^2 + (c)^2 = 4 + 9 = 13$

$(c)^2 + (d)^2 = 9 + 16 = 25$

$(d)^2 + (5)^2 = 16 + 25 = 41$

70. (d) प्रश्नानुसार 'BEAST' का कूट '| ÷ + # ||' होगा।

71. (b) प्रश्नानुसार, दिए गए समीकरण को संतुलित करने के लिए सही गणितीय चिन्हों का क्रम समूह " × – ÷ = " होगा।

$(8 \times 7 - 6) \div 5 = 10$

$(56 - 6) \div 5 = 10$

$50 \div 5 = 10$

$10 = 10$

72. (b) T × R + V ÷ S से,

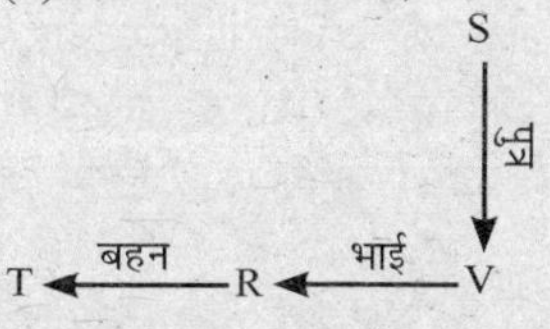

अत: T, S की पुत्री है।

73. (c) T × R ÷ V – S से,

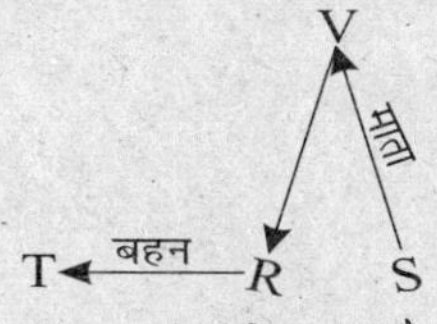

अत: T, S की बहन है।

74. (a) T ÷ R + V × S से,

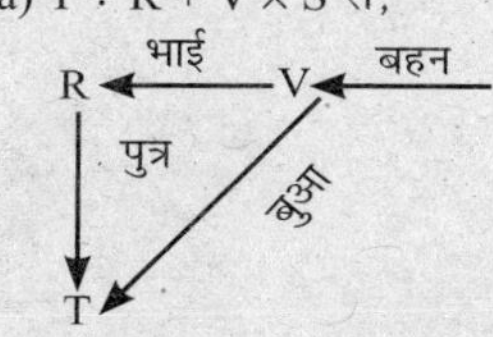

अत: V, T की बुआ हुई।

75. (a)

76. (c) ईंटों की अभीष्ट संख्या

= 254 × 88

= 22,352

उपलब्ध ईंटों की संख्या

= 20,100 + 500 = 20,600

आवश्यक ईंटों की संख्या

= 22,352 – 20,600 = 1752

77. (d) दिए गए शब्द में 'M' अक्षर नहीं है। अत: शब्द CONFIRM नहीं बनाया जा सकता।

दिए गए शब्द में 'J' तथा 'L' अक्षर नहीं हैं। अत: शब्द CONJUGAL नहीं बनाया जा सकता।

दिए गए शब्द में 'E' अक्षर नहीं है। अत: शब्द FINGER नहीं बनाया जा सकता।

C O N F I G U R A T I O N
⇒ G O A T

78. (b) D ⇒ 4 – 3 = 1

G ⇒ 7 – 3 = 4

K ⇒ 11 – 3 = 8

J ⇒ 10 – 3 = 7

L ⇒ 12 – 3 = 9

K K K L J
↓ ↓ ↓ ↓ ↓
8 8 8 9 7

अत:

H ⇒ 8 – 3 = 5

D ⇒ 4 – 3 = 1

E ⇒ 5 – 3 = 2

G ⇒ 7 – 3 = 4

F ⇒ 6 – 3 = 3

79. (c) 123 = 14

$\Rightarrow (a)^2 + (b)^2 + (c)^2$

$= 1 + 4 + 9 = 14$

$323 = 22$

$\Rightarrow (c)^2 + (b)^2 + (c)^2 = 22$

$\Rightarrow 9 + 4 + 9 = 22$

अत:

$624 \Rightarrow (6)^2 + (b)^2 + (d)^2$

$\Rightarrow 36 + 4 + 16 = 56$

80. (d)

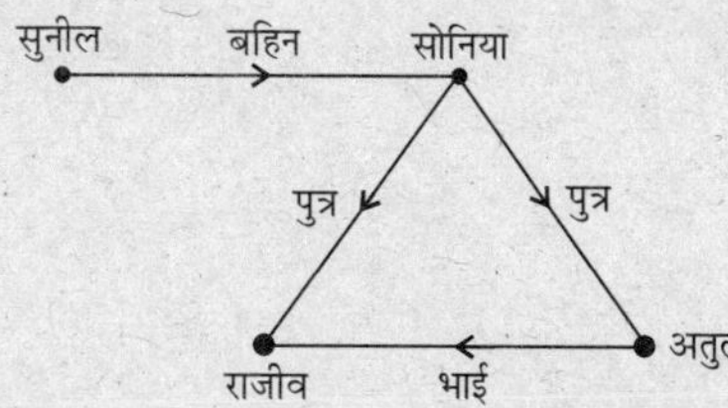

अत: राजीव सोनिया का पुत्र है।

81. (a) निम्न प्रकार से लिफ्ट में मनुष्य के भार में परिवर्तन होता है-1. जब लिफ्ट नियत त्वरण के साथ ऊपर की ओर जाती है, तो भार बढ़ता है, 2. जब लिफ्ट नियत त्वरण के साथ नीचे की ओर गतिमान होती है, तब भार में कमी होती है, 3. जब लिफ्ट नियत वेग से गतिशील होती है, तब भार में कोई परिवर्तन नहीं होता है।

82. (a) चन्द्रमा का गुरुत्वाकर्षण = 1/6 × पृथ्वी का गुरुत्वाकर्षण

83. (a) भू-स्थिर उपग्रहों को पृथ्वी के सतह ऊपर भूमध्य रेखा के सीध में लगभग 36,000 कि.मी. (वास्तविक 35800 किमी.) ऊँचाई पर स्थापित किया जाता है, जो पृथ्वी की दिशा पश्चिम से पूर्व के सदृश्य घूमते हैं।

84. (b) ऊष्मीय मान- किसी वस्तु की प्रति इकाई ऊर्जा की मात्रा। जैसे द्रव्यमान का किलो जूल प्रति किलोग्राम।

85. (d) किसी पदार्थ का विशिष्ट घनत्व, किसी पदार्थ के घनत्व तथा पानी के (4^oC पर) घनत्व के अनुपात के बराबर होता है।

86. (d) पृथ्वी की सतह के नीचे उत्पन्न होने वाली तथा भण्डारित ऊर्जा को भू-तापीय ऊर्जा कहते हैं।

87. (a) तापमान की एस.आई. इकाई केल्विन (K) होती है। केल्विन को जल के त्रिगुण बिन्दु ऊष्मा गतिकी तापमान के 1/273.16 भाग के रूप में परिभाषित किया जाता है।

88. (b) एल्यूमीनियम के वैद्युत अपघटन से प्राप्त एल्यूमीनियम धातु 99% शुद्ध होती है।

89. (b) आधुनिक आवर्त सारणी ''दिमित्री मेन्डेलीव'' द्वारा प्रस्तावित की गई।

90. (b) पारा अन्य धातुओं के साथ अभिक्रिया करके अमलगम बनाता है। उदाहरण के लिये-दंत अमलगम, पोटेशियम अमलगम, सोडियम अमलगम, गोल्ड अमलगम, एल्यूमीनियम अमलगम आदि।

पारा थर्मामीटर में प्रयोग किया जाता है।

91. (c) इनवर्टेज एन्जाइम की उपस्थिति में सुक्रोज का जल अपघटन द्वारा ग्लूकोज तथा फ्रक्टोज में रूपांतरण हो जाता है। सुक्रोज ($C_{12}H_{22}O_{11}$) को डाइसैकेराइड शर्करा कहते हैं। इसे गन्ने की शर्करा के रूप में भी जाना जाता है।

92. (a) लोहे पर जलवाष्प तथा ऑक्सीजन की उपस्थिति में लाल-भूरी परत जमने की प्रक्रिया जंग लगना कहलाती है। जंग की लाल-भूरी परत $Fe_2O_3xH_2O$ की होती है।

93. (b) किसी गैस की विशिष्ट ऊष्मा, ऊष्मा की वह मात्रा होती है, जो पदार्थ का तापमान 10^oC तक बढ़ाने के लिए आवश्यक होती है। विशिष्ट ऊष्मा का उपयोग किसी पदार्थ का तापमान बढ़ाने में किया जाता है। किसी पदार्थ के स्थिर दाब पर विशिष्ट ऊष्मा का मान, उसके स्थिर आयतन पर विशिष्ट ऊष्मा के मान से सदैव अधिक होता है। इस सम्बन्ध को निम्न प्रकार प्रकट किया जा सकता है।

$CP - CV = R$

94. (d) अर्द्धचालक दाता परमाणु या इलेक्ट्रॉन धनी अशुद्धियां वह होती है, जो पांच संयोजक इलेक्ट्रॉन रखती हैं। जैसे-P, As, Sb, Bi आदि। जबकि ग्राही या इलेक्ट्रॉन ऋण अशुद्धियां वह होती हैं, जिनमें 3 संयोजक इलेक्ट्रॉन उपस्थित होते हैं। उदाहरण-बोरॉन (b), एल्यूमीनियम (Al) तथा गैलीलियम (Ga)

95. (d) पशुपालन कृषि विज्ञान की वह शाखा है, जिसमें पालतू जानवरों के रहने, खाने, स्वास्थ्य तथा प्रजनन का अध्ययन किया जाता है। पशुपालन की शुरुआत नवपाषाण काल में हुई थी।

96. (c) पेनिसिलीन की खोज सर्वप्रथम एलेक्जेंडर फ्लेमिंग ने की। इसे पेनिसिलीन नॉटेटम कवक से पृथक किया गया। यह एंटीबायोटिक जीवाणुओं की वृद्धि को रोकता है तथा इसकी कोशिका भित्ति के निर्माण को बाधित करता है।

97. (b) पित्त एक पीला-हरे रंग का द्रव है, जो कि यकृत की कोशिकाओं द्वारा स्रावित होता है। पित्त, पित्ताशय में संग्रहित रहता है। पित्त वसा के पायसीकरण (इमलसीफिकेशन) में मदद करता है।

98. (d) लिम्फोसाइट कोशिकाएं एंटीबॉडीज का निर्माण करती है। लिम्फोसाइट श्वेत रुधिर कणिकाओं का प्रकार है, जो अस्थिमज्जा में निर्मित होती है। लिम्फोसाइट दो प्रकार की होती हैं : B तथा T-लिम्फोसाइट। B-लिम्फोसाइट एंटीबॉडीज का उत्पादन करती है तथा T-लिम्फोसाइट एंटीजन की पहचान करती हैं।

99. (a) मानव-शरीर में सबसे बड़ी कोशिका तंत्रिका-कोशिका (न्यूरॉन) है। तंत्रिका कोशिका तंत्रिका तंत्र बनाती है, जिसमें मस्तिष्क और मेरूरज्जू होते हैं। न्यूरॉन संकेतों को डेन्ड्राइट से तंत्रिका तंत्र तक पहुँचाते हैं।

100. (d) एरिकस सपोटा, चीकू का वैज्ञानिक नाम है।

❑❑❑

RRB
पैरा-मेडिकल स्टाफ भर्ती परीक्षा
प्रैक्टिस सेट-14

सम्बन्धित विषय

1. न्यूक्लियर झिल्ली के अन्दर को क्या कहते हैं

(a) कोशिका द्रव्य (b) जीवद्रव्य
(c) न्यूक्लियोप्लाज्म (d) कोई नहीं

2. शरीर किस तापक्रम की रेंज पर स्वस्थ्य रहता है

(a) 36.5&37°C (b) 38-39.5°C
(c) 36°-37.5°C (d) 37-39.5°C

3. निम्न में से शरीर में ऊतक उपस्थित होता है

(a) एपिथिलियम (b) संयोजी ऊत्तक
(c) पेशीय ऊत्तक (d) उपरोक्त सभी

4. निम्न में से कौन-सा मुँह के कैंसर के लिए उत्तरदायी होता है?

(a) शराब का अधिक मात्रा में सेवन
(b) सुपारी का अधिक सेवन
(c) ज्यादा गर्म व ठंडा भोजन खाना
(d) उपर्युक्त सभी

5. लीवर के मेटाबॉलिज्म में कौन-सी भूमिका प्रमुख है?

(a) वसा को पचाने की
(b) वसा को लिपोप्रोटीन में बदलने की
(c) वसा को पचाने के एंजाइम का स्रावण
(d) कोई काम नहीं

6. फीटल हेड में हड्डियों की संख्या–

(a) 5 (b) 6
(c) 7 (d) 8

7. शीतलन बक्से (कोल्ड बॉक्स) में टीके का कब तक ठंडा रखा जा सकता है–

(a) 6 fnu (b) 7 fnu
(c) 8 fnu (d) 15 fnu

8. प्रत्येक व्यक्ति के लिए जल की कितनी मात्रा आवश्यक होती है?

(a) 100 &200 lit (b) 150 &200 lit
(c) 50 &200 lit (d) 100 &200 lit

9. Flagella किससे बने होते है

(a) प्रोटीन से (b) कार्बोहाइड्रेट से
(c) वसा से (d) विटामिन से

10. गाय के मांस से फैलने वाला रोग कौन-सा है

(a) टीनिया सोलियुम (b) टेनिया सेगिबाटा
(c) टेप वार्म (d) कोई नहीं

11. कोमा की आकृति का सूक्ष्म जीव कौन-सा होता है

(a) बैसिली (b) कोकाई
(c) वाइब्रियो (d) स्पाइसेकेइटो

12. फाइलेरिएसिस का उपचार किस औषधि द्वारा किया जाता है

(a) डिजाक्सिन
(b) डिइथाइल-कारबामेजिन
(c) कारटन एडिक्सन
(d) एस्प्रिन

13. हड्डी-तोड़ बुखार (Break-Bone-Fever) किसे कहते हैं

(a) पीलिया (b) मलेरिया बुखार
(c) डेंगू बुखार (d) टाइफाइड

14. हाइड्रोसिफेल्स का सही समय पर उपचार न किया जाए तो उस किस प्रकार की मानसिक विकृति हो सकती है–

(a) रक्त के बहाव में रुकावट
(b) यह अर्थ में संबंध विच्छेद का कारण बनता है
(c) कोई मानसिक विरक्ति नहीं होती है
(d) यह मस्तिष्क उत्तकों पर दबाव केन्द्रित करता है

15. वह पेय जिसमें कार्बोहाइड्रेट की मात्रा अधिक होती है जिससे उसे त्वरित ऊर्जा प्राप्त होती है–

(a) एक गिलास सेब का रस
(b) एक गिलास संतरे का रस
(c) एक गिलास दूध
(d) एक गिलास अनानास का रस

16. रूमेटिक फीवर का संक्रमण किसके फलस्वरूप होता है?

(a) गोनोकॉकस
(b) ट्यूबरकबेसिलाई
(c) न्यूमोकोकस
(d) हीमोलाइटिक स्ट्रेप्टोकोकाई

17. नवजात शिशु में एपिडेमिक गैस्ट्रो-एंटराइटिस का कारण है–

(a) न्यूमोकाकस
(b) गोनोकॉकस
(c) बी. प्रोटियस
(d) ई. कोलाइड

18. किसी भौगोलिक क्षेत्र में रोग का सततः बने रहना कहलाता है–

(a) महामारी (b) स्थानिक
(c) छिटपुट (d) कोई नहीं

19. सम्मोहन विधि का इस्तेमाल किया जाता है–

(a) दुर्बलता दूर करने के लिए
(b) अर्थ लाभ के लिए
(c) मानसिक अस्वस्थता दूर करने के लिए
(d) उक्त में से कोई नहीं

20. वंशानुक्रम के वाहक कौन हैं?

(a) जाइगोट (b) जीन्स
(c) ओवम (d) स्पर्म

सामान्य ज्ञान

21. पेशवा प्रथा ब्रिटिश द्वारा किस पेशवा के काल में समाप्त की गई थी?

(a) रघुनाथ राव
(b) नारायण राव
(c) माधव राव II
(d) बाजी राव II

22. राजा खरवेला किसके चेदी वंश के महानतम शासक थे?

(a) चोलमंडलम (b) कलिंग
(c) कन्नौज (d) पुरुषपुर

23. मुखिया स्वहस्ताक्षरित आवेदन देकर अपने पद से परित्याग कर सकता है। बिहार पंचायती राज अधिनियम, 2006 के अन्तर्गत उसे अपना आवेदन किसे प्रेषित करना होगा?

(a) प्रखण्ड विकास पदाधिकारी
(b) उप विकास आयुक्त
(c) जिलाधिकारी
(d) जिला पंचायती राज पदाधिकारी

24. किस चार्टर एक्ट से चीन के साथ ईस्ट इंडिया कंपनी का व्यापार एकाधिकार समाप्त हुआ?

(a) चार्टर एक्ट, 1793
(b) चार्टर एक्ट, 1813
(c) चार्टर एक्ट, 1833
(d) चार्टर एक्ट, 1853

25. परिसंघ बनाने का विचार सर्वप्रथम किसने प्रस्तावित किया था?

(a) भारतीय परिषद् अधिनियम, 1892
(b) मॉर्ले-मिंटो सुधार
(c) मांटेग्यू-चेम्सफोर्ड सुधार
(d) नेहरू रिपोर्ट, 1928

26. 'वलयाकार' रूप में नदियाँ किस दिशा में बहती हैं?

(a) पश्चिम से पूर्व की ओर
(b) उत्तर से दक्षिण की ओर
(c) वलय के समान
(d) अनुप्रस्थ दिशा में

27. बाल्टिक सागर के बंदरगाह व्यापार के लिए सर्दियों में भी क्यों खुले रहते हैं?

(a) यह उष्णकटिबंधीय पट्टी में है
(b) उत्तरी अटलांटिक प्रवाह, गर्म सागर धारा उस क्षेत्र में बहती है
(c) स्थानीय रक्षक इसे गर्म रखते हैं
(d) पश्चिमी विक्षोभ तापमान में काफी वृद्धि कर देते हैं

28. जलवायु आधारित क्षेत्रों का वर्गीकरण किसके आधार पर किया जाता है?

(a) भूमध्य रेखा से दूरी
(b) ऊँचाई
(c) वर्षा
(d) समुद्र से दूरी

29. प्रमुख दक्षिण-पश्चिम एशियाई तेल क्षेत्र कहाँ स्थित है?

(a) फारस की खाड़ी के तटीय क्षेत्र
(b) यूफ्रेटिस-टाइग्रिस बेसिन
(c) अरब मरुस्थल
(d) रब-अल-खली मरुस्थल

30. निम्नलिखित में से, किसके भीतर बृहस्पति का गैलिलियन उपग्रह नहीं है?

(a) यूरोपा (b) गैनीमेड
(c) कैलिस्टो (d) डीमोस

31. शीत संवेदी पादपों की झिल्ली लिपिड में क्या होता है?

(a) कम अनुपात में संतृप्त वसा अम्ल
(b) कम अनुपात में असंतृप्त वसा अम्ल
(c) समानुपात में संतृप्त एवं असंतृप्त वसा अम्ल
(d) उच्च अनुपात में असंतृप्त वसा अम्ल

32. मानव मस्तिष्क का कौन-सा अंग निगलने और उगलने का नियामक केंद्र है?

(a) अनुमस्तिष्क
(b) प्रमस्तिष्क
(c) मेडुला ऑब्लोंगेटा
(d) पोन्स

33. पत्ती जैसी संरचना वाली संगोलित (कांग्लोबेट) ग्रंथि किसमें पाई जाती है?

(a) मादा कॉकरोच (b) नर कॉकरोच
(c) नर ऐस्कारिस (d) मादा ऐस्कारिस

34. प्रतिरोध रंग कोड में चौथा बैंड किसका द्योतक है?

(a) सह्यता स्तर
(b) दस की शक्ति
(c) प्रतिरोध का कुल मान
(d) प्रतिरोधक का पदार्थ

35. खगोल-भौतिकी में बाह्य अंतरिक्ष में परिकल्पित होल को जहाँ से तारे और ऊर्जा निकलती है, क्या नाम दिया गया है?

(a) ब्लैक होल (b) ओजोन होल
(c) एस्टिरॉयड बेल्ट (d) वाइट होल

36. अंगुलिलेखन विज्ञान को सामान्यत: किस नाम से जानते हैं?

(a) कार्बन काल निर्धारण
(b) जल छाप
(c) अंगुलि छाप
(d) इलेक्ट्रो कार्डियोग्राम

37. अन्तर्राष्ट्रीय महिला दिवस के अवसर पर प्रधानमंत्री नरेन्द्र मोदी द्वारा राष्ट्रीय पोषण मिशन की शुरुआत की गई। यह अभियान कहाँ से शुरू किया गया?

(a) मंडला (मध्य प्रदेश)
(b) झुंझुनूं (राजस्थान)
(c) मिर्जापुर (उत्तर प्रदेश)
(d) झज्जर (हरियाणा)

38. खेलकूद में उत्कृष्टता के लिए कौन-सा पुरस्कार दिया जाता है?

(a) जमनालाल बजाज पुरस्कार
(b) अर्जुन पुरस्कार
(c) टैगोर पुरस्कार
(d) मूर्तिदेवी पुरस्कार

39. 'द गॉड आफ स्मालथिंक्स' के लेखक कौन है?

(a) अरूंधती राय
(b) नेलसन मडेला
(c) सरोजनी नायडू
(d) काका हाथरसी

40. राष्ट्रीय प्रमाणन बोर्ड एनएबीएच (NABH) ने अस्पतालों और स्वास्थ्य सेवा प्रदाताओं के लिए एंट्री लेवल प्रमाणन प्रक्रिया सरल बनाने के लिए किस नाम से एक नए पोर्टल की शुरुआत की है?

(a) SCOPE (b) HOPE
(c) ISHA (d) ROAR

अंकगणितीय क्षमता

41. दो अंकों की एक संख्या और उसके अंकों की पलटने से बनी संख्या का योग 44 है। उसके अंकों का योग क्या है?

(a) 10 (b) 12
(c) 4 (d) 5

42. किसी परीक्षा में अधिकतम अंक 900 है। एक छात्र को अधिकतम अंक का 33% मिलने पर वह 45 अंकों से अनुत्तीर्ण हो जाता है, तो उत्तीर्णांक कितना है?

(a) 340 (b) 342
(c) 380 (d) 385

43. एक घड़ी ₹ 1140 में बेचने पर एक व्यक्ति को 5% की हानि होती है। 5% लाभ कमाने के लिए घड़ी किस कीमत पर बेची जानी चाहिए?

(a) ₹ 1260 (b) ₹ 1320
(c) ₹ 1120 (d) ₹ 1380

44. 10 विद्यार्थियों की औसत आयु 15 वर्ष है। जब 5 नए विद्यार्थियों को शमिल किया जाता है, तो औसत आयु 1 वर्ष

बढ़ जाती है। नए विद्यार्थियों की औसत आयु वर्ष में क्या होगी?

(a) 30 वर्ष (b) 16 वर्ष
(c) 18 वर्ष (d) 35 वर्ष

45. दो संख्याओं में 5:7 का अनुपात है। जब प्रत्येक संख्या में 10 जोड़ा जाता है, तब उनमें 7 : 9 का अनुपात हो जाता है। पहली संख्या क्या है?

(a) 35 (b) 25
(c) 21 (d) 32

46. पाँच वर्ष पूर्व पिता पुत्र की आयु का योग 40 वर्ष था। अब उनकी आयु का अनुपात 4 : 1 है। पिता की वर्तमान आयु क्या है?

(a) 50 वर्ष (b) 35 वर्ष
(c) 40 वर्ष (d) 42 वर्ष

47. कोई धनराशि चक्रवृद्धि ब्याज की दर से 5 वर्ष में दुगुनी हो जाती है। यह धनराशि उसी ब्याज दर से कितने वर्षों में 8 गुनी होगी?

(a) 18 वर्ष (b) 16 वर्ष
(c) 15 वर्ष (d) 20 वर्ष

48. हेमा ने ₹ 32,000 के प्रारम्भिक निवेश से एक दुकान खोली प्रथम वर्ष में, उन्हें 5% की हानि हुई। परन्तु दूसरे वर्ष में उन्होंने 10% का लाभ कमाया जो कि तीसरे वर्ष में बढ़ कर 12½ % हो गया। पूरे तीन वर्ष के दौरान परिणामी लाभ हैं:

(a) ₹ 5620 (b) ₹ 5200
(c) ₹ 6100 (d) ₹ 3200

49. दो गाड़ियाँ विपरीत दिशा में चलते हुए 10 बजे मिलती है जब वे समय से आयें। एक दिन प्रथम गाड़ी 15 मिनट एवं दुसरी 5 मिनट देर से चल रही है तथा वे 10 बजकर 9 मिनट पर मिली। यदि पहली गाड़ी की गति 10 किमी./घण्टा हो तो दूसरी गाड़ी की गति है (सामान्य दिनों की तरह गाड़ी की गति मानिये):

(a) 80 किमी./घण्टा (b) 60 किमी./घण्टा
(c) 70 किमी./घण्टा (d) 45 किमी./घण्टा

50. x किसी काम को 6 दिनों में पूरा करता है और y उसी काम को 8 दिनों में पूरा करता है x और y, ₹ 420 में समाप्ति को तय करते है, तो B को कितने रुपये मिलेंगे?

(a) ₹ 160 (b) ₹ 140
(c) ₹ 180 (d) ₹ 200

51. $\frac{6}{3\sqrt{2}-2\sqrt{3}}$ **को परिमेय हर वाले व्यंजक के रूप में लिखिए।**

(a) $3\sqrt{3}+2\sqrt{2}$ (b) $8\sqrt{2}+4\sqrt{3}$
(c) $3\sqrt{2}+2\sqrt{3}$ (d) इनमें से कोई नहीं

52. सरल करें- $\frac{a}{a-b}+\frac{b}{b-a}$

(a) 1 (b) 2
(c) 3 (d) 4

53. 100 पैंसिल बेचने पर एक दुकान को 20 पैंसिलों के विक्रय मूल्य के बराबर लाभ होता है। उसका लाभ प्रतिशत कितना है?

(a) 25% (b) 20%
(c) 15% (d) 12%

54. P, Q तथा R के वेतन क्रमश: 1:2:3 के अनुपात में है। यदि P तथा R का कुल वेतन ₹ 12000 हो तो P से Q का वेतन कितने प्रतिशत अधिक है?

(a) 200% (b) 100%
(c) 75% (d) 60%

55. ₹ 50000 निवेश करके सरिता ने एक बुटीक चालू किया 6 माह बाद ₹ 80000 का निवेश करके नीता की साझेदारी हो गई। एक वर्ष के अन्त में ₹ 18000 के लाभ में से सरिता का भाग कितना है?

(a) ₹ 9000 (b) ₹ 8000
(c) ₹ 12000 (d) ₹ 10000

56. 60 आदमी 14 दिन में 280 कि.ग्रा. चावल का उपभोग करते हैं। 30 आदमी कितने दिन में 120 कि.ग्रा. चावल का उपभोग करेंगे?

(a) 8 दिन (b) 12 दिन
(c) 7 दिन (d) 9 दिन

57. A एक कार्य का $\frac{1}{2}$ भाग 5 दिन में समाप्त करता है, B इस कार्य का $\frac{3}{5}$ भाग 9 दिन में समाप्त करता है तथा C इस कार्य का $\frac{2}{3}$ भाग 8 दिन में समाप्त कर सकता है। तीनों मिलकर इस कार्य को कितने दिन में समाप्त करेंगे?

(a) 3 दिन (b) 4 दिन
(c) $4\frac{1}{2}$ दिन (d) 5 दिन

58. एक अर्द्धगोले तथा एक शंकु के आधार की त्रिज्यायें बराबर है। यदि इनकी ऊंचाइयां भी समान हो तो उनके वक्रपृष्ठों के क्षेत्रफलों का अनुपात क्या होगा?

(a) $1:\sqrt{2}$ (b) $\sqrt{2}:1$
(c) 1:2 (d) 2:1

59. एक घन की प्रत्येक भुजा में 50% की वृद्धि करने पर इसके आयतन में कितनी वृद्धि होगी?

(a) 50% (b) 150%
(c) $133\frac{1}{3}$% (d) $237\frac{1}{2}$%

60. यदि $x : y = 3:4$ हो, तो $(7x + 3y) : (7x - 3y) = ?$

(a) 5:2 (b) 4:3
(c) 11:3 (d) 37:19

सामान्य बुद्धिमत्ता

निर्देश (प्र.सं. 61-62): में दिए गए विकल्पों में से सम्बन्धित अक्षर/शब्द को चुनिए।

61. उर्वरक : फसल : :?

(a) शिक्षक : शिक्षा
(b) क्लोरीन : जल
(c) पुष्टिकारक (टॉनिक): शरीर
(d) कीटनाशक: चूहे

62. LOCKER : KMNPBDJLDFQS : : LEFT : ?

(a) KNCDSGSU (b) KMDFEGSU
(c) KMDFEGUS (d) KMDEFGUS

निर्देश (63-64): नीचे दिए गए प्रत्येक प्रश्न से संख्याओं की एक शृंखला दी गई है, जिसमें एक पद गलत है जिसे शृंखला के नीचे दिए गए चार विकल्पों में से एक के उत्तर में दर्शाया गया है प्रत्येक शृंखला में स्थित उस गलत पद को ज्ञात कीजिए।

63. 28, 82, 21, 12, 43, 34, 61, 26

(a) 82 (b) 21
(c) 34 (d) 26

64. 6, 26, 8, 27, 10, 48, 13, 59

(a) 13 (b) 10
(c) 8 (d) 6

65. अगर किसी कूट भाषा में '34826' को '*MK$L' लिखते हैं तथा '9851' को 'SK%@' लिखते हैं, तो उसी भाषा में '4529' को कैसे लिखा जाएगा?

(a) M%L$ (b) %M$S
(c) M%$S (d) MSL$

66. भानु प्रात: भ्रमण कर रहा था और उसका मित्र राकेश विपरीत दिशा में आ रहा था। भानु ने देखा कि राकेश की छाया उसके (राकेश के) बाएं ओर पड़ रही है। भानु का चेहरा किस ओर है?
(a) पूरब (b) पश्चिम
(c) दक्षिण (d) उत्तर

67. R, P के पश्चिम में है; T, S के पूरब में है तथा P, S के उत्तर में है, तो T, R के किस दिशा में है?
(a) पश्चिम (b) पूरब
(c) उत्तर (d) दक्षिण-पूर्व

निर्देश (68-69): निम्नलिखित प्रत्येक प्रश्न का उत्तर निम्न कथनों के आधार पर दीजिए—
(i) M भाई है N का
(ii) K बहन है M की
(iii) P भाई है O का
(iv) O बेटी है N की

68. P का चाचा/मामा कौन है?
(a) M (b) N
(c) O (d) K

69. P का चाचा/मामा कौन है का उत्तर प्राप्त करने हेतु दिए गए कथनों में से कौन-सा कथन अनावश्यक है?
(a) (i) (b) (ii)
(c) (iii) (d) (iv)

70. किसी महीने के प्रारंभ से 3 तारीख को शनिवार आता है, तो उसी महीने की 27 तारीख को कौन-सा दिन होगा?
(a) सोमवार (b) बृहस्पतिवार
(c) शुक्रवार (d) शनिवार

71. वह आरेख पहचानिए जो अनपढ़ों, निर्धन लोगों और बेरोजगारों के बीच सम्बन्ध को सही रूप से दर्शाता हो-
(a) 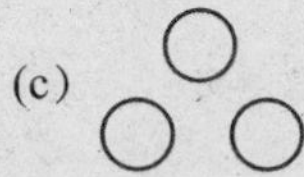 (b)
(c) 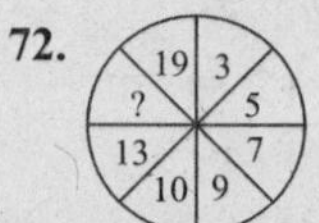 (d)

72.
19, 3, 5, 7, 9, 10, 13, ?

(a) 14 (b) 16
(c) 12 (d) 15

73. एक जूते में हमेशा होता है–
(a) फीता (b) चमड़ा
(c) तलवा (d) डिजाइन

74. निम्नलिखित शब्द के अक्षरों से कौन-सा शब्द नहीं बनाया जा सकता?
THERMOLYSIS
(a) SISTER (b) LOTUS
(c) LORIS (d) THESIS

75. कमल अपनी बहन गीता से 5 गुना बड़ी है, जो अपने भाई राम से 2 वर्ष छोटी है। यदि राम 8 वर्ष का है, तो कमल की आयु क्या होगी?
(a) 30 वर्ष (b) 24 वर्ष
(c) 40 वर्ष (d) 28 वर्ष

76. A, B का भाई है। C, A का पिता है। D, C की बहन है और E, D की माता है। B का E के साथ क्या सम्बन्ध है?
(a) नातिन (b) परनातिन
(c) बुआ की मौसी (d) पुत्री

निर्देश (77 - 78) : निम्नलिखित में दिए हुए विकल्पों से लुप्त संख्या ज्ञात कीजिए।

77.
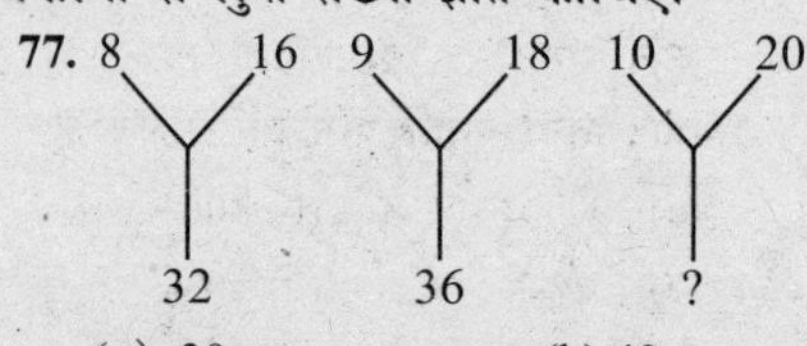

(a) 30 (b) 40
(c) 24 (d) 32

78.

18	15	11
6	5	8
3	4	?
324	300	528

(a) 7 (b) 5
(c) 6 (d) 4

79. 'D' पिता है 'B' का 'B' ननद है 'C' की तथा बेटी है 'A' की 'A' 'D' से किस प्रकार संबंधित है।
(a) पत्नी (b) माता
(c) पिता (d) पति

80. एक महिला की ओर संकेत करते हुये एक पुरुष ने कहा "इसके इकलौते भाई का बेटा मेरी पत्नी का भाई है" वह महिला उस पुरुष से किस प्रकार संबंधित है?
(a) ससुर की भतीजी
(b) बेटी
(c) ससुर की बहन
(d) ससुर की बेटी

सामान्य विज्ञान

81. ध्वनि की तीव्रता की एस.आई. इकाई है-
(a) वाट प्रति वर्ग मीटर
(b) जूल प्रति वर्ग मीटर
(c) न्यूटन प्रति वर्ग मीटर
(d) टेसला प्रति वर्ग मीटर

82. निम्नलिखित में से कौन-सी तरंगे विद्युत चुम्बकीय तरंगें नहीं है?
(a) एक्स-किरणें
(b) गामा किरणें
(c) कैथोड किरणें
(d) अवरक्त किरणें

83. किसी विशेष दर्पण के सामने खड़े होने पर मनुष्य को अपना सिर और शरीर वास्तविक आकार से छोटा दिखाई देता है, जबकि टांगें वास्तविक आकार की दिखाई देती हैं। दर्पण किन दर्पणों से मिलकर बना है?
(a) समतल एवं अवतल
(b) अवतल एवं उत्तल लेंस
(c) उत्तल एवं समतल
(d) समतल दर्पण

84. हाइड्रोस्कोप एक यंत्र होता है, जो परिवर्तन दर्शाता है-
(a) पानी के नीचे की ध्वनि
(b) वायुमंडलीय नमी
(c) द्रव का घनत्व
(d) भूमि की ऊँचाई

85. जब जल को 0°C से 100°C तक गर्म किया जाता है तो उसका आयतन-
(a) धीरे-धीरे बढ़ता है
(b) धीरे-धीरे घटता है
(c) पहले बढ़ता फिर घटता है
(d) पहले घटता है फिर बढ़ता है

86. वाशिंग मशीन/धोवन यंत्र किस सिद्धान्त पर कार्य करता है-
(a) अपोहन (डायलिसिस)
(b) विसरण/प्रसार/छितराव

(c) विपरीत परासण
(d) अपकेन्द्रण

87. आकाश और समुद्र की नीलिमा को नापने के लिये प्रयोग की जाने वाली युक्ति है-
(a) बैथीमीटर (b) सरौनोग्राफ
(c) कयानोमीटर (d) बैरोमीटर

88. 'आवर्त नियम' निम्न में से किसके द्वारा दिया गया?
(a) कार्लटन मैकेजी
(b) एमिल फिशर
(c) चार्ल्स डारविन
(d) दिमित्री मेन्डेलीव

89. दूध से दही बनाने के लिए, निम्न में से किस उत्प्रेरक का प्रयोग किया जाता है?
(a) पेप्सिम (b) इन्वर्ट्ज
(c) लेक्टेज (d) डाइएसिटेट

90. अर्ग प्रति डि.ग्री. प्रति मोल में गैस नियतांक का मान क्या होगा?
(a) 8.314×10^7
(b) 8.341×40^7
(c) 8.413×10^7
(d) 4.183×10^7

91. एरोसॉल का उदाहरण है-
(a) दूध (b) नदी का जल
(c) धुआँ (d) रक्त

92. प्रकाश वैद्युत प्रभाव के अन्तर्गत, जब किसी धातु की सतह से इलेक्ट्रॉनों का उत्क्षेपण होता है, जब इसको
(a) गरम करते हैं।
(b) विद्युत क्षेत्र में रखते हैं।
(c) इलेक्ट्रॉनों का उपयुक्त वेग से टकराव कराते हैं।
(d) उपयुक्त आवृत्ति का प्रकाश इस पर गिरता है।

93. यशदलेपन में निम्न में से किस धातु का प्रयोग किया जाता है?
(a) कॉपर
(b) जिंक
(c) टिन
(d) निकिल

94. इलेक्ट्रॉन ग्रहण करने की अभिक्रिया कहलाती है-
(a) ऑक्सीकरण
(b) अपचयन
(c) विकिरण
(d) ऑक्सीकरण तथा अपचयन दोनों

95. निम्न में से कौन-सा जानवर मॉलस्का से संबंधित है?
(a) हेलिओटिस
(b) खरगोश (समुद्री)
(c) हाइड्रा
(d) हायला

96. नवजात शिशु के जन्म से तीन माह तक की अवधि के अध्ययन को कहते हैं-
(a) कोरोलॉजी (b) कॉनकोलॉजी
(c) निमेटॉलॉजी (d) नियोनेटोलॉजी

97. निम्नलिखित में से दूषित जल से कौन-सी बीमारी होती है?
(a) मलेरिया
(b) टाइफाइड
(c) मिजल्स्
(d) चिकन पॉक्स

98. मानव शरीर की सबसे लंबी अस्थि है-
(a) ह्यूमेरस
(b) अस्थिमज्जा
(c) फीमर
(d) कमर की हड्डी

99. निम्नलिखित में से कौन-सा एक संयोजी ऊतक नहीं है?
(a) वसा ऊतक
(b) सघन कठोर हड्डी
(c) हृदय की पेशियाँ
(d) संयोजक ऊतक

100. निम्नलिखित जीवों में से किसमें पौधे और जानवर दोनों की विशेषता है?
(a) युग्लीना
(b) माइकोप्लाज्मा
(c) पैरामीशियम
(d) क्लोरेला

उत्तर (हल/संकेत)

1. (c)	2. (c)	3. (d)	4. (d)
5. (b)	6. (c)	7. (b)	8. (b)
9. (a)	10. (b)	11. (c)	12. (b)
13. (c)	14. (b)	15. (b)	16. (d)
17. (d)	18. (b)	19. (c)	20. (b)

21. (d) बाजीराव द्वितीय (1796-1818) मराठा महासंघ के अंतिम पेशवा थे। उनके काल ही में अंग्रेजों द्वारा पेशवा पद को समाप्त कर दिया गया और इसके बदले उन्हें एक मोटी पेंशन दी गई। उसकी धोखेबाजी और बेइमानी के कारण अंग्रेजों ने उसे बंदी बनाकर बिठूर भेज दिया, जहां 1853 ई. में उनकी मृत्यु हो गई।

22. (b) खारवेल कलिंग के तीसरे राजवंश चेदि वंश का था। खारवेल को ऐरा, महाराज, महामेघवाहन एवं कलिंगाधिपति कहा गया है। खारवेल ने अपने शासनकाल के दूसरे वर्ष में शातकर्णी (सातवाहन) की उपेक्षा करते हुए कश्यप क्षत्रियों के सहयोग से 'यूषिक' राजाओं की राजधानी को पूर्ण रूप से नष्ट कर दिया।

23. (d) बिहार पंचायत अधिनियम 2006 के अनुसार मुखिया/उप-मुखिया अपने हाथों से पत्र लिखकर अपना त्यागपत्र जिला पंचायत राज अधिकारी को सौंप सकते हैं। उपधारा (a) के अंतर्गत जिला पंचायत राज अधिकारी द्वारा त्यागपत्र प्राप्त होने के सात दिनों की निश्चित समय-अवधि के अंदर यदि जिला पंचायत राज अधिकारी को अपने हाथ से लिखकर त्यागपत्र वापस लेने की कोई सूचना नहीं दी जाती तो त्यागपत्र को सात दिन की अवधि के बाद तत्काल प्रभाव से लागू माना जाएगा।

24. (d) 1833 के चार्टर अधिनियम द्वारा ईस्ट इंडिया कंपनी का चीन के साथ व्यापारिक एकाधिकार समाप्त कर दिया गया। अब कम्पनी एक राजनैतिक संस्था भर रह गई। कम्पनी को आने वाले 20 वर्षों के लिए क्राउन व उसके उत्तराधिकारियों के न्यास के रूप में भारत पर प्रशासन का अधिकार दे दिया गया।

25. (d) 1928 में प्रस्तुत नेहरू रिपोर्ट में सर्वप्रथम परिसंघ बनाने का विचार प्रस्तावित किया गया। इस प्रस्ताव के अनुसार केंद्र में एक द्विसदनीय विधायिका होगी और मंत्रालय विधायिका के प्रति जिम्मेदार होगा। इस प्रस्ताव को तदनुपरान्त विभिन्न दलों ने अपनाया।

26. (c) वलयाकार प्रतिरूप एक प्रमुख अपवाह तन्त्र है जो नदी तथा उसकी सहायक धाराओं

द्वारा निर्मित जल प्रवाह की विशेष व्यवस्था है। इस प्रकार के अपवाह प्रतिरुप में, परवर्ती नदियां अनुव्रती नदी से जुड़ने से पहले वक्र अथवा चापाकार मार्ग से होकर गुजरती है। यह आंशिक रूप से भूमिगत वृत्ताकार संरचना के अनुकूलन का परिणाम होता है; एक गुबंदनुमा आग्नेय अंत्बेर्धन का (बथोलिथ)

27. (b) यह उत्तरी अटलांटिक प्रवाह, जो एक गरम सागर धारा है, के कारण होता है। यह ब्रिटिश उपमहाद्वीप और उत्तरी यूरोप के किनारों को गरम करता है। मेक्सिको की खाड़ी के बाद उत्तर पूर्व की ओर 'गरम खाड़ी प्रवाह' के रूप में आगे बढ़ता है।

28. (c) विश्व के विभिन्न भागों में विभिन्न प्रकार की जलवायु पाई जाती है। ये भिन्नताएं तापमान, वर्षा तथा जलवायु के अन्य तत्वों में पाई जाती हैं। विश्व जलवायु वर्गीकरण औसत वार्षिक एवं मासिक तापमान तथा वृष्टि पर आधारित है: उदाहरण स्वरुप कोपेन का वर्गीकरण जिसमें वर्षा की प्रभावशीलता पर बल दिया गया।

29. (a) फारस की खाड़ी और उसके तटीय क्षेत्र दुनिया के कच्चे तेल के सबसे बड़े स्रोत हैं। फारस की खाड़ी, मध्य पूर्व एशिया क्षेत्र में हिन्द महासागर का एक विस्तार है, जो ईरान और अरब प्रायद्वीप के बीच तक गया हुआ है। जिन तेल समृद्ध राष्ट्रों के तट फारस की खाड़ी पर हैं, उन्हें फारस की खाड़ी राज्यों के रूप में भी जाना जाता है।

30. (d) मंगल ग्रह के 2 प्राकृतिक उपग्रह हैं फोबस और डाइमस। इन उपग्रहों को मंगल के द्वारा पकड़े हुए क्षुद्रग्रह माना जाता है। हमारे सौर मण्डल के पांचवे ग्रह बृहस्पति के 63 ज्ञात उपग्रह हैं जिनकी परिक्रमा की कक्षाएँ परखी जा चुकी हैं और स्थाई पायी गई हैं। इन उपग्रहों में गैनिमीड, कलिस्टो, आयो और यूरोपा शामिल हैं।

31. (d) शीत संवेदी पादपों के झिल्ली लिपिड में संतृप्त और असंतृप्त फैटी एसिड 1:2 के अनुपात में पाए जाते हैं। जब शीत संवेदी पादप के निम्न तापमान का सामना करना होता है तब उनकें असंतृप्त फैटी एसिड का अनुपात और भी बढ़ जाता है। जिससे क्रिटिकल तापमान में कमी हो जाती है।

32. (c) मेरुशीर्ष, या मेडूला ओब्लांगेटा (medulla oblongata) अत्यंत महत्व का अंग है। हत्संचालक केंद्र, श्वासकेंद्र तथा रक्तसंचालक केन्द्र चतुर्थ निलय भाग में स्थित हैं, जो इन क्रियाओं का नियंत्रण करते हैं। इसी भाग में आठवीं, नौवीं, दसवीं, ग्यारहवीं और बारहवीं मस्तिष्कीय तंत्रिकाओं के केन्द्र भी स्थित हैं। यह भाग प्रमस्तिष्क, अनुमस्तिष्क तथा मध्यमस्तिष्क से अनेक सूत्रों द्वारा जुड़ा हुआ है।

33. (b) संगोलित ग्रंथि नर तिलचट्टा में पाया जाता है। नर तिलचट्टों की यह पत्ती संरचना वाली ग्रंथि होती है। यह पुरुष जननांग एपर्चर के समीप जननांग थैली में उद्गार वाहिनी के नीचे पाया जाता है।

34. (a) पहले और दूसरे बैंड अवरोध के संख्यात्मक मूल्य का प्रतिनिधित्व करते हैं, और तीसरे बैंड का रंग शक्ति के दस गुणक निर्दिष्ट करते हैं। अवरोधक को बाएँ से दाएँ पढ़ने पर, चौथा बैंड सहिष्णुता स्तर का द्योतक होता है।

35. (d) बाह्य अंतरक्षित में एक व्हाइट होल एक काल्पनिक छेद होता है जिसमें से ऊर्जा, सितारें और अन्य खगोलीय पदार्थ उभरते हैं या विस्फोटित होते हैं। यह एक सैद्धांतिक खगोलीय वस्तु है जिसमें ब्लैक होल से पदार्थ का संचलन होता है।

36. (c) मनुष्य के हाथों तथा पैरों के तलवों में उभरी तथा गहरी महीन रेखाएं दृष्टिगत होती हैं। वैसे तो रेखाएँ इतनी सूक्ष्म होती हैं कि सामान्यत: इनकी ओर ध्यान भी नहीं जाता, किंतु इनके विशेष अध्ययन ने एक विज्ञान को जन्म दिया है जिसे अंगुलि-छाप-विज्ञान कहते हैं। इस विज्ञान में अंगुलियों के ऊपरी पोरों की उन्नत रेखाओं का विशेष महत्व है।

37. (b) प्रधानमंत्री नरेन्द्र मोदी ने अन्तर्राष्ट्रीय महिला दिवस (8 मार्च, 2018) के अवसर पर राजस्थान के झुंझुनू जिले से राष्ट्रीय पोषण मिशन (National Nutrition Mission-NNM) का शुभारंभ किया। इसका मुख्य उद्देश्य एनीमिया को कम करना है।

38. (b) **39.** (a) **40.** (b)

41. (c) माना कि मूल संख्या $= 10x + y$

पुन: अंको को पलटने पर बनी नई संख्या $= 10y + x$

तो, प्रश्नानुसार,

$$10x + y + 10y + x = 44$$
$$\Rightarrow \quad 11x + 11y = 44$$
$$\Rightarrow \quad 11(x + y) = 44$$
$$\therefore \quad x + y = \frac{44}{11} = 4$$

42. (b) परीक्षा में अधिकतम अंक $= 900$

प्रश्नानुसार, 900 का 33% $= 297$

पुन: वह 45 अंक से अनुत्तीर्ण हुआ

तो उत्तीर्ण $= 297 + 45 = 342$

43. (a) माना कि वस्तु का क्रयमूल्य ₹ 100 है

अर्थात् ₹ 100 की वस्तु को ₹ 95 में बेचना है

$\because$ ₹ 95 में बेचता है जबकि क्रयमूल्य ₹ 100 है

$\therefore$ ₹ 1 में बेचता है, जब क्रयमूल्य ₹ $\frac{100}{95}$ है

$\therefore$ ₹ 1140 में बेचता है, जब क्रयमूल्य $\frac{100}{95} \times 1140 =$ ₹ 1200

पुन: 5% लाभ पर बेचने पर विक्रयमूल्य $= 1200 \times \frac{5}{100} = 60$

अत: वस्तु का विक्रयमूल्य $= 1200 + 60$ $=$ ₹ 1260

44. (c) 10 विद्यार्थियों की कुल आयु $= 10 \times 15 = 150$ वर्ष

5 नये विद्यार्थियों की शामिल करने पर कुल आयु

$= 10 + 5 = 15$

पुन: औसत आयु में 1 की वृद्धि

$= 15 + 1 = 16$

$\therefore$ 15 विद्यार्थियों की कुल आयु

$= 15 \times 16 = 240$

5 नये विद्यार्थियों की आयु $= 240 - 150 = 90$

$\therefore$ 5 नये विद्यार्थियों की औसत आयु

$= \frac{90}{5} = 18$ वर्ष

45. (b) माना कि संख्या x है

प्रश्न से,

$$\frac{5x+10}{7x+10} = \frac{7}{9}$$

या $45x + 90 = 49x + 70$

$\Rightarrow 4x = 20$

$\therefore x = \frac{20}{4} = 5$

$\therefore$ पहली संख्या $= 5 \times 5 = 25$

दूसरी विधि:

$5:7$
$+2 \quad \therefore 2 = 10 \quad \therefore \quad 5 = 5 \times 5 = 25$
$7:9$

46. (c) प्रश्नानुसार, पिता की आयु $= 4x$

पुत्र की आयु $= x$

पुन: प्रश्न से, 5 वर्ष पूर्व पिता की उम्र $= 4x - 5$

5 वर्ष पूर्व पुत्र $= x - 5$

पुन: $(4x - 5) + (x - 5) = 40$

$\Rightarrow 4x-5+x-5=40$

$\Rightarrow 5x-10=40$

$\Rightarrow 5x=40+10=50$

$\therefore x=\frac{50}{5}=10$

पिता की वर्तमान उम्र $=4x=4\times 10$

$=40$ वर्ष

47. (c) प्रश्न से,

$$2P=P\left(1+\frac{R}{100}\right)^5$$

यहाँ $P=$ धनराशि तथा $R=$ दर है

$$2=\left(1+\frac{R}{100}\right)^5 \quad ...(i)$$

$$8P=P\left(1+\frac{R}{100}\right)^n \quad ...(ii)$$

समी. (ii) और (i) से

$$\left(1+\frac{R}{100}\right)^n=8=2^3=\left[\left(1+\frac{R}{100}\right)^5\right]^3$$

$$\therefore \left(1+\frac{R}{100}\right)^n=\left(1+\frac{R}{100}\right)^{15}$$

$\therefore n=15$ वर्ष

48. (a) प्रथम वर्ष में हेमा के द्वारा निवेशित राशि

$=32000-32000$ का 5%

$=₹\ 32000-32000\times\frac{5}{100}$

$=₹\ 32000-₹\ 1600=₹\ 30400$

पुन: दूसरे वर्ष में 10% लाभ होता है।

$\therefore$ निवेशित राशि $=₹\ 30400+$ ₹ 30400 का 10%

$=₹\ 30400+₹\ 30400\times\frac{10}{100}$

$=₹\ 30400+₹\ 3040=₹\ 33440$

पुन: तीसरे वर्ष में $12\frac{1}{2}\%$ का लाभ होता है।

$\therefore$ निवेशित राशि $=₹\ 33440+$ ₹ 33440 का $12\frac{1}{2}\%$

$=₹\ 33440+₹\ 33440\times\frac{25}{2\times 100}$

$=₹\ 33440+4180=₹\ 37620$

$\therefore$ तीन वर्ष के दौरान परिणामी लाभ

$=₹\ 37620-₹\ 32000=₹\ 5620$

49. (b) माना कि दूसरी गाड़ी की गति x किमी./घण्टा है, चूंकि लेट चलने पर दोनों गाड़ियाँ 10 बजे की जगह 10 बजकर 9 मिनट पर मिलती है। अत: प्रथम गाड़ी द्वारा $(15-9)=6$ मिनट में चली दूरी तथा दूसरी गाड़ी द्वारा $(9-5)=4$ मिनट में चली दूरी

अत:

$$40\times\frac{6}{60}=x\times\frac{4}{60}$$

$$4=\frac{x}{15}$$

$\therefore x=15\times 4$

$=60$ किमी./घण्टा

50. (c) x और y के कार्यों की क्षमता के अनुसार मिलने वाले रुपयों का अनुपात $=8:6=4:3$

$\therefore$ ₹ 420 में y को मिलनेवाली राशि

$=\frac{3}{4+3}\times 420=\frac{3}{7}\times 420$

$=60\times 3=₹\ 180$

51. (c) $\frac{6}{3\sqrt{2}-2\sqrt{3}}\times\frac{3\sqrt{2}+2\sqrt{3}}{3\sqrt{2}+2\sqrt{3}}$

हर के conjugate से ऊपर नीचे गुणा करने पर

$$\Rightarrow \frac{6(3\sqrt{2}+2\sqrt{3})}{(3\sqrt{2})^2-(2\sqrt{3})^2}=\frac{6(3\sqrt{2}+2\sqrt{3})}{3\times3\times2-2\times2\times3}$$

$$\Rightarrow \frac{6(3\sqrt{2}+2\sqrt{3})}{18-12}=\frac{6(3\sqrt{2}+2\sqrt{3})}{6}$$

$\Rightarrow 3\sqrt{2}+2\sqrt{3}$

52. (a)

$$\frac{a}{a-b}+\frac{b}{b-a}$$

$$\Rightarrow \frac{a(b-a)+b(a-b)}{(a-b)(b-a)}$$

$$\Rightarrow \frac{ab-a^2+ab-b^2}{(a-b)(b-a)}$$

$$\Rightarrow \frac{2ab-a^2-b^2}{(a-b)(b-a)}$$

$$\Rightarrow \frac{-(a^2+b^2-2ab)}{(a-b)(b-a)}$$

$$\Rightarrow \frac{-(a-b)^2}{(a-b)(b-a)}=\frac{-(a-b)}{-(a-b)}=1$$

दूसरी विधि:

$$\frac{a}{a-b}+\frac{b}{b-a}=\frac{a}{a-b}-\frac{b}{a-b}$$

(–चिन्ह लेने पर)

$$\Rightarrow \frac{a-b}{a-b}=1$$

53. (a)

लाभ = (100 पैंसिलों का वि. मूल्य) – (100 पैंसिलों का क्रय मूल्य)

$\Rightarrow$ 20 पैंसिलों का वि. मूल्य

= (100 पैंसिलों का वि. मूल्य) – (100 पैंसिलों का क्रय मूल्य)

माना प्रत्येक पैंसिल का क्रय मूल्य = ₹1

तब, 80 पैंसिलों का क्रय मूल्य = ₹ 80

80 पैंसिलों का वि.मूल्य = 100 पैंसिलों का क्रय मूल्य = ₹100

लाभ = ₹(100 – 80) = ₹20

लाभ% $=\frac{20}{80}\times 100=25\%$

54. (a) माना P, Q तथा R का वेतन क्रमश: ₹x, ₹$2x$ तथा ₹$3x$

$Q+R=12,000$

तब, $\Rightarrow 2x+3x=12000$

$\Rightarrow 5x=12000$

$\therefore x=\frac{12000}{5}=₹\ 2400$

$\therefore P$ का वेतन = ₹2400, Q का वेतन = ₹2400 × 2 = ₹ 4800

R का वेतन = ₹ 2400 × 3

= ₹ 7200

P से Q के वेतन की अधिकता

$=\frac{4800}{2400}\times 100=200\%$

55. (d) सरिता : नीता = ₹50000 × 12 : 6 × 80000 = 60 : 48

$\Rightarrow 5:4$

सरिता का भाग

$=\frac{5}{9}\times 18000=₹10000$

56. (b) माना अभीष्ट दिनों की संख्या $=x$

कम आदमी, अधिक दिन (विलोमानुपात)

कम चावल, कम दिन (सीधा अनुपात)

आदमी 30 : 60
चावल 280 : 120 } :: 14 : x

$\therefore (30\times 280\times x)=(60\times 120\times 14)$

$\Rightarrow x=\frac{60\times120\times14}{30\times280}=x=12$ दिन

57. (b) A के कार्य $= 5\times\frac{2}{1} = 10$ दिन

B के कार्य $= \frac{5}{3}\times 9 = 15$ दिन

C के कार्य $= \frac{3}{2}\times 8 = 12$ दिन

A, B तथा C का कुल दिनों की संख्या

$= \frac{1}{10}+\frac{1}{15}+\frac{1}{12}$

$= \frac{6+4+5}{60} = \frac{15}{60} = \frac{1}{4}$

A, B तथा C का कुल दिन $= 4$ दिन

58. (b) माना अर्द्धगोले तथा शंकु में से प्रत्येक की त्रिज्या $= r$

तथा ऊंचाई $= h$

शंकु की तिर्यक ऊंचाई,

$l = \sqrt{h^2+r^2} = \sqrt{r^2+r^2}$

$= \sqrt{2r^2} = \sqrt{2}\,r$

अर्द्धगोले का वक्र-पृष्ठ $= 2\pi r^2$

शंकु का वक्र पृष्ठ $\pi r l = \pi r \times \sqrt{2} r$

$= \sqrt{2}(\pi r^2)$

$\therefore$ अभीष्ट अनुपात $= \frac{2\pi r^2}{\sqrt{2}(\pi r^2)} = \frac{\sqrt{2}}{1}$

$= \sqrt{2} : 1$

59. (d) माना घन की प्रत्येक भुजा $= a$ तब, इसका आयतन $= a^3$

नये घन की प्रत्येक भुजा

$= \left(a\times\frac{150}{100}\right) = \frac{3a}{2}$

नये घन का आयतन $= \left(\frac{3a}{2}\right)^3 = \frac{27a^3}{8}$

आयतन में वृद्धि

$= \frac{27a^3}{8} - a^3$

$= \frac{27a^3 - 8a^3}{8} = \frac{19a^3}{8}$

आयतन में वृद्धि %

$= \left(\frac{19a^3}{8}\times\frac{1}{a^3}\times 100\right)\%$

$= \frac{1900}{8} = 237\frac{1}{2}\%$

60. (c) $\frac{(7x+3y)}{(7x-3y)} = \frac{7\left(\frac{x}{y}\right)+3}{7\left(\frac{x}{y}\right)-3}$

$\because \frac{x}{y} = \frac{3}{4}$

(अंश तथा हर को y से भाग देने पर)

$= \frac{\left(7\times\frac{3}{4}\right)+3}{\left(7\times\frac{3}{4}\right)-3} = \frac{\left(\frac{21}{4}+3\right)}{\left(\frac{21}{4}-3\right)}$

$= \frac{\frac{21+12}{4}}{\frac{21-12}{4}}$

$= \frac{\frac{33}{4}}{\frac{9}{4}} = \frac{33}{4}\times\frac{4}{9} = \frac{33}{9} = \frac{11}{3}$

$\therefore (7x+3y) : (7x-3y) = 11 : 3$

61. (c) जिस प्रकार, 'उर्वरक' फसल की 'वृद्धि' करती है, ठीक उसी प्रकार 'पुष्टिकारक' (टॉनिक) 'शरीर' में वृद्धि करता है।

62. (b)

जिस प्रकार,

L → −1 K, +1 M
O → −1 N, +1 P
C → −1 B, +1 D
K → −1 J, +1 L
E → −1 D, +1 F
R → −1 Q, +1 S

उसी प्रकार,

L → −1 K, +1 M
E → −1 D, +1 F
F → −1 E, +1 G
T → −1 S, +1 U

अत: LEFT ⇒ KMDFEGSU को इसी प्रकार से लिखेंगे।

63. (d) 28 ⇒ 82, 21 ⇒ 12,

43 ⇒ 34, 61 ⇒ 16

अत: 26 के स्थान पर 16 होगा।

64. (a)

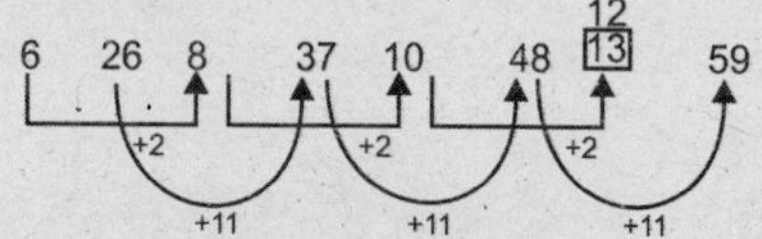

अत: 13 के स्थान पर 12 होगा।

65. (c) जिस प्रकार,

3 4 8 2 6 → * M K $ L

9 8 5 1 → S K % @

उसी प्रकार,

4 5 2 9 → M % $ S

अत: '4,5,2,9' को कोड भाषा में 'M%$S' लिखा जाएगा।

66. (c)

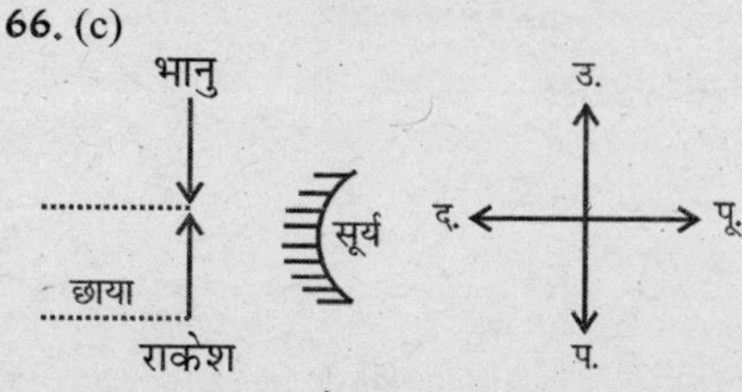

हम सभी जानते हैं कि सुबह के समय सूर्य पूर्व दिशा में होता है। प्रश्नानुसार, राकेश की छाया उसके बाएं ओर पड़ रही है, अर्थात राकेश के दाएं पूर्व दिशा है। अत: राकेश का चेहरा उत्तर की ओर है और चूंकि भानु विपरीत दिशा में आ रहा है, इसलिए, उसका चेहरा दक्षिण की ओर है।

67. (d)

R P S T

उ. प. पू. द. द.-पू.

चित्र से स्पष्ट है कि R के सापेक्ष T दक्षिण पूरब में है।

68. (a)

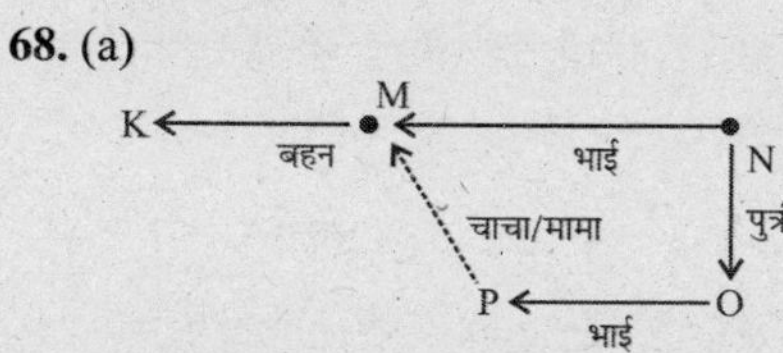

आरेख से स्पष्ट है कि P का चाचा/मामा M है।

69. (b) आरेख से स्पष्ट है कि P का चाचा/ मामा M है, इसे ज्ञात करने हेतु कथन (ii) K, बहन है M की, अनावश्यक है।

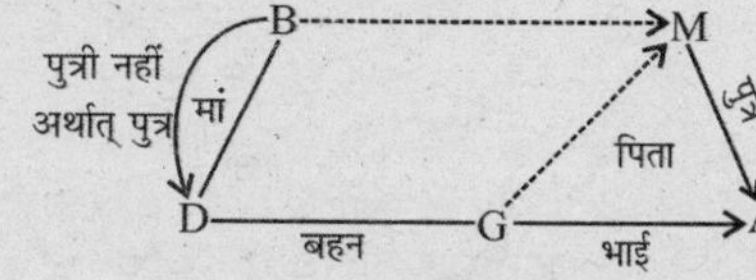

70. (a) किसी महीने के प्रारंभ से तीन दिन बाद शनिवार अर्थात् 4 तारीख को शनिवार पड़ेगा।

4 + 21 = 25 तारीख शनिवार

26 तारीख रविवार

27 तारीख **सोमवार**

71. (b) आरेख (b) द्वारा प्रश्न की सही व्याख्या की गई है क्योंकि 'अशिक्षा', 'निर्धनता'

एवं 'बेरोजगारी' का मुख्य कारण है जो आपस में अन्त: संबंधित है।

72. (b) 3 + 2 = 5, 5 + 2 = 7, 7 + 2 = 9 दायें हस्त वाली संख्याओं में 2 जोड़ा गया है, उसी प्रकार, 10 + 3 = 13, 13 + 3 = 16, 16 + 3 = 19

बायें हस्त वाली आधी आकृतियों में विद्यमान संख्याओं में 3 का अंक जोड़ा गया।

73. (c)

74. (b) दिए गए शब्द में 'U' अक्षर नहीं है।

75. (a) राम की उम्र = 8 वर्ष

गीता की उम्र = 8 – 2 = 6 वर्ष

∴ कमल की उम्र = 6 × 5 = 30 वर्ष

76. (a) C, A एवं B का पिता है।

D, A एवं B की आंट है।

E, A एवं B की दादी है।

अत: B, E की ग्रैंडडॉटर है या ग्रैंडसन।

विकल्पों को देखते हुए उत्तर ( ) होगा।

77. (b) 8 × 2 = 16 एवं 8 × 4 = 32

9 × 2 = 18 एवं 9 × 4 = 36

10 × 2 = 20 एवं 10 × 4 = 40

78. (c) 18 × 6 × 3 = 324

15 × 5 × 4 = 300

$? = \frac{528}{11 \times 8} = 6$

79. (a) B, A पुत्री है। D, B का पिता, A, B की माता है

अत: D, A की पत्नी है।

80. (c)

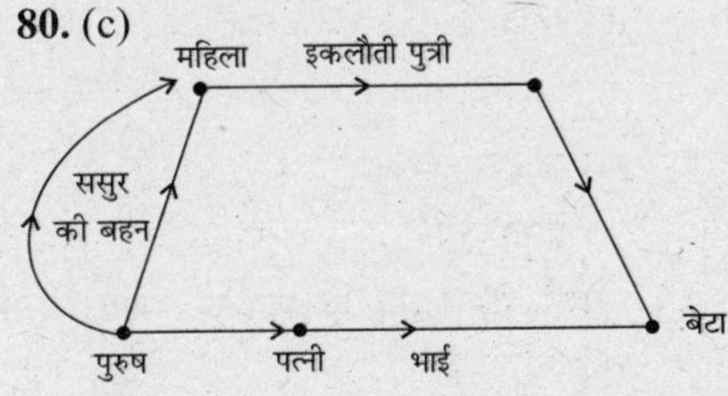

अत: वह महिला उस पुरुष के ससुर की बहन है।

81. (a) ध्वनि की तीव्रता की एस.आई. इकाई वाट प्रति वर्ग मीटर है। इसे डेबीमल कहा जाता है।

82. (c) विद्युत चुम्बकीय विकिरण को तरंगदैर्ध्य के आधार पर निम्न प्रकार से वर्गीकृत किया जा सकता है : रेडियो तरंगें, सूक्ष्म तरंगें, अवरक्त तरंगें, दृश्य तरंगें पराबैंगनी तरंगें, एक्स किरणें, गामा किरणें।

83. (c) उत्तल दर्पण हमेशा किसी वस्तु के वास्तविक आकार से छोटा तथा समतल दर्पण वास्तविक आकार का प्रतिबिम्ब बनाते हैं। इसलिए दर्पण का ऊपर का अंश उत्तल तथा नीचे का अंश समतल होगा।

84. (a) हाइड्रोस्कोप पानी की सतह के नीचे देखने के लिए प्रयोग किया जाता है जबकि हाइड्रोफोन के प्रयोग पानी की सतह के नीचे ध्वनि तरंगों को पहचानने के लिये किया जाता है।

85. (d) जब जल को 0^oC से 100^oC तक गर्म किया जाता है तो उसका आयतन पहले घटता है फिर बढ़ता है। जल का यह विषम विस्तार इसलिए होता है क्योंकि 4^oC पर जल का घनत्व अधिकतम होता है तथा उसके बाद घटता है। घनत्व आयतन के व्युत्क्रमानुपाती होता है। इसलिए आयतन पहले घटता है फिर बढ़ता है।

86. (d) वाशिंग मशीन/धोवन यंत्र अपकेन्द्रण सिद्धान्त पर कार्य करता है।

87. (c) कयानोमीटर नामक युक्ति का प्रयोग आकाश नीलिमा की तीव्रता को मापने के लिये किया जाता है।

88. (d) दिमित्री मेन्डेलीव द्वारा "आवर्त नियम" दिया गया। इनके अनुसार "तत्वों के भौतिक एवं रसायनिक गुण उनके परमाणु द्रव्यमान के आवर्ती गुण होते हैं।"

89. (c) दूध से दही बनने की अभिक्रिया में लेक्टेज एन्जाइम उत्प्रेरक का कार्य करता है। एन्जाइमों को जैव उत्प्रेरक भी कहा जाता है।

90. (a) गैस नियतांक (R) का मान 8.314 × 10^7 अर्ग प्रति डिग्री. प्रतिमोल होता है।

91. (c) एरोसॉल वह कोलॉइडी पदार्थ होते हैं जिसमें सूक्ष्म ठोस या तरल पदार्थ के कण गैस में परिक्षेपित रहते हैं।

उदाहरण : धुँआ, धूल, ओला, धुंध आदि ऐरॉसाल के उदाहरण है।

92. (d) धातु की सतह से जब एक उपयुक्त आवृत्ति की प्रकाश किरणें टकराती हैं तो इससे इलेक्ट्रॉनों का उत्क्षेपण होता है, इसे प्रकाश वैद्युत प्रभाव कहते हैं। उत्सर्जित इलेक्ट्रॉनों को फोटो इलेक्ट्रॉन या प्रकाश इलेक्ट्रॉन कहते हैं। सीजियम (Cs) रूबीडियम (Rb) तथा पोटेशियम (K), प्रकाश वैद्युत प्रभाव का प्रदर्शन करते हैं।

93. (b) गैल्वनीकरण या यशदलेपन वह प्रक्रिया है जिसमें स्टील या लोहे की धातु पर जंगरोधक जिंक धातु की सुरक्षा परत चढ़ाई जाती है। यशदलेपन की सबसे साधारण प्रक्रिया "हॉट-डिप यशदलेपन" होती है। जिसमें धातु को, पिघली हुई जिंक धातु में डुबोया जाता है।

94. (b) इलेक्ट्रॉन ग्रहण करने की अभिक्रिया अपचयन कहलाती है। अपचयन को निम्न प्रकार समझा जा सकता है।

95. (b) समुद्री खरगोश संघ मोलस्का से संबंध रखता है। ये मुलायम शरीर वाला प्राणी है जो प्रोटीन कवच से ढका रहता है। इसका वैज्ञानिक नाम एपलायसिया कैलीफोर्निका है।

96. (d) नियोनेटोलॉजी बाल चिकित्सा की वह शाखा है जिसमें हम नवजात शिशु जिसकी उम्र 3 माह तक हो उसके चिकित्सीय देखभाल का अध्ययन करते हैं। इसके अंतर्गत अल्प परिपक्वता, जन्म के दौरान कम वजन तथा आनुवंशिक कमियों आदि का अध्ययन करते हैं।

97. (b) टाइफाइड दूषित जल से फैलने वाली बीमारी है, जो सालमोनेला टाईफी जीवाणु के कारण फैलता है। यह दूषित जल व भोज्य-पदार्थों से फैलता है। टाइफाइड पाचन तंत्र को प्रभावित करता है, जिसमें पेट-दर्द व कब्ज की समस्या उत्पन्न हो जाती है।

98. (c) मानव शरीर की सबसे लंबी अस्थि फीमर है जो कि जांघों में पायी जाती है। फीमर कन्दुक-खल्लिका संधि (बॉल और सॉकेट जॉइट) के द्वारा कमर की हड्डी से जुड़ी होती है तथा घुटने की हड्डी बनाती है।

99. (c) हृदय पेशियाँ मांसीय संयोजी ऊतक है। जन्तुओं में चार तरह के संयोजी ऊतक पाये जाते हैं-इपिथिलियल ऊतक (उपकला ऊतक), संयोजी ऊतक, पेशीय ऊतक तथा तंत्रिकीय ऊतक है।

100. (a) युग्लीना एक एकोशिकीय, जलीय जीव है जिसमें पौधे एवं जन्तु दोनों की विशेषतायें पायी जाती है। युग्लीना में गति तंतुओं (flagella) द्वारा होती है। यह जन्तुओं का लक्षण है। इसमें क्लोरोप्लास्ट पाया जाता है जो पौधों का लक्षण है।

❑❑❑

RRB
पैरा-मेडिकल स्टाफ भर्ती परीक्षा
प्रैक्टिस सेट-15

सम्बन्धित विषय

1. न्यूरौटिक अवसाद का वर्तमान नाम है–
(a) डिस्टिमिया (b) हाइपोमैनिया
(c) चिंता (d) इनमें से कोई नहीं

2. वह रोग जिसमें व्यक्ति कुछ समय खुश और फिर उदास हो जाता है–
(a) उन्माद
(b) रोगभ्रम
(c) अवसाद
(d) मैनिक अवसादग्रस्त मनोविज्ञान

3. मानसिक अस्वस्थता की प्रकृति उत्पन्न करने वाला कारक नहीं है–
(a) शारीरिक रचना (b) आनुवंशिकता
(c) परिवेश (d) उपरोक्त सभी

4. संगठन का चार्ट बनाया जाता है–
(a) टॉप-डाउन (b) सर्कुलर
(c) लेफ्ट टु राइट (d) उपरोक्त सभी

5. ग्रीवान्सेष का प्रकार है–
(a) वास्तविक (फैक्चुअल)
(b) इमेजिनरी (काल्पनिक)
(c) छिपा हुआ (डिस्गाइष्ड)
(d) ये सभी

6. पुरुषों के समान महिलाओं में शिश्न का छोटा समजात अंग कौन-सा है?
(a) क्लाइटोरिस (b) लेबिआ मेजोरा
(c) होमेन (d) लेबिआ माइनोरा

7. निम्न में से श्वसनीय विकार के सामान्य लक्षण कौन-से है?
(a) खाँसी (b) बलगम
(c) श्वसन कष्ट (d) उपरोक्त सभी

8. परावर्तित ध्वनि तरंगों में फोटोग्राफिक द्वारा हृदय के संकुचन व वॉल्व की हलचल ज्ञात करे की हृदयीय विधि को क्या कहते हैं?
(a) फोनोकार्डियोग्राफी (b) ईकोकार्डियोग्राफी
(c) एन्जियोकार्डिग (d) कोई नहीं

9. भुजा या पैर की शिरा में पतली नली को प्रवेश कराकर दाएँ निलय का परिक्षण करना कहलाता है–
(a) फोनोकार्डियोग्राफी
(b) कार्डियक-कैथिटेराइजेशन
(c) कोरोनरी आर्टिरिओग्राफी
(d) एन्जियोकार्डियो

10. निम्न में से जन्मजात हृदय की विफलता का लक्षण कौन-सा है?
(a) नाडी दर अधिक (b) सायनोसिस
(c) अल्पमूत्रता (d) उपरोक्त सभी

11. झाग वाली गोली किस रूप में प्रयोग की जाती है?
(a) शुक्राणुनाशी (b) विषाणुनाशी
(c) अण्डाणुनाशी (d) कोई नहीं

12. मानसिक स्थिति परीक्षा 'Mental status examination' का भाग नहीं है–
(a) अनुभूति (b) अवसाद
(c) सोच (d) भाषण

13. मनोवैज्ञानिक परीक्षण की आवश्कता के विकास का उद्गम किससे हुआ?
(a) वैयक्तिक विभिन्नता
(b) वैयक्तिक समानता
(c) सामूहिक विभिन्नता
(d) सामूहिक समानता

14. विवाह पूर्व यौन सम्बन्ध अधिकांशतः प्रतिबंधित होता है–
(a) मिश्रित समाज में
(b) शिकार करने वालों तथा संग्राहक समाज में
(c) वर्गीय समाज में
(d) आधुनिक समाज में

15. वास्तविक नर्सिंग देखभाल का ब्लूप्रिंट है–
(a) नर्सिंग केयर प्लान
(b) नर्सिंग केयर स्टडी
(c) फैमिली केयर स्टडी
(d) टीचर केयर

16. किसी देश में प्रजननता की दर प्रभावित होती है?
(a) सामाजिक-सांस्कृतिक कारकों से
(b) मनोवैज्ञानिक कारकों से
(c) जैवकीय कारकों से
(d) उपर्युक्त सभी कारकों से

17. बाजार, विनियन की विशिष्टता होती है–
(a) बहुप्रयोजन मुद्रा
(b) माँग तथा पूर्ति के द्वारा मूल्य निर्धारण
(c) अनौपचारिक अनुबंध
(d) उपर्युक्त सभी

18. सत्ता के लिए स्पर्धा की प्रक्रिया को कहते हैं–
(a) राजनीति
(b) निर्णय-प्रक्रिया
(c) करिश्मा
(d) प्रतिस्पर्धा

19. ज्येष्ठ भ्राता की विधवा के साथ विवाह कहलाता है–
(a) बहुपति विवाह
(b) बहुपत्नी विवाह
(c) साली विवाह
(d) पतिभ्राता विवाह

20. जनजाति समाज है–
(a) गतिशील
(b) जटिल
(c) समजातीय
(d) विषमजातीय

सामान्य ज्ञान

21. निम्नलिखित में से किस पदाधिकारी को संसद के सदस्य नहीं होने पर भी उसे संबोधित करने का अधिकार है?
(a) भारत के मुख्य न्यायमूर्ति
(b) अटॉर्नी जनरल ऑफ इंडिया
(c) सॉलिसिटर जनरल ऑफ इंडिया
(d) भारत के मुख्य निर्वाचन आयुक्त

22. अमेरिका स्वतंत्रता की घोषणा किसके सिद्धांतों पर आधारित थी?
(a) असैन्य (सिविल) अधिकार
(b) नैतिक अधिकार
(c) विधिक अधिकार
(d) नैसर्गिक अधिकार

23. किस कर को 1994-95 में छोटे रूप में लागू करने के बहुत समय बाद सांविधानिक दर्जा दिया गया?
(a) सीमा शुल्क (b) कॉर्पोरेशन कर
(c) सेवाओं पर कर (d) आय कर

24. खलीफा से प्रतिष्ठापन पत्र माँगने और प्राप्त करने वाला प्रथम सुल्तान कौन था?
(a) इल्तुतमिश
(b) बलबन
(c) फिरोज तुगलक
(d) अलाउद्दीन खिलजी

25. तिब्बत में बौद्ध धर्म का प्रचार करने वाले बौद्ध भिक्षु कौन थे?
(a) नागार्जुन (b) आनंद
(c) असंग (d) पद्मसंभव

26. 1937 में, देशी भाषा के माध्यम से 'बुनियादी शिक्षा' देने के गाँधीजी के प्रस्ताव का समर्थन करने के लिए शिक्षा सम्मेलन कहाँ आयोजित किया गया था?
(a) सूरत (b) बॉम्बे
(c) अहमदाबाद (d) वर्धा

27. फ्रांसीसी क्रांति से संबद्ध पैम्फलेट– ''वॉट इज द थर्ड इस्टेट?'' किसने लिखा था?
(a) मार्किस लफायेट्ट (b) एडमंड बर्क
(c) जोसफ फाउलॅन (d) एबे सियेस

28. गाँधीजी का नमक सत्याग्रह किस आंदोलन का हिस्सा था?
(a) चम्पारण सत्याग्रह
(b) भारत छोड़ो आंदोलन
(c) असहयोग आंदोलन
(d) सविनय अवज्ञा आंदोलन

29. स्फीति से संबद्ध गतिरोध ऐसी स्थिति है जिसका अभिलक्षण है–
(a) रोजगार में गतिरोध और अपस्फीति
(b) अपस्फीति और बेरोजगारी बढ़ना
(c) मुद्रास्फीति और रोजगार बढ़ना
(d) मुद्रास्फीति और बेरोजगारी बढ़ना

30. आवश्यकताओं की माँग कैसी होती है?
(a) लोचनीय
(b) पूरी तरह अलोचनीय
(c) अलोचनीय
(d) पूरी तरह लोचनीय

31. विश्व में सबसे बड़ी मूँगा चट्टान किस तट के निकट पाई जाती है?
(a) ब्राजील (b) ऑस्ट्रेलिया
(c) श्रीलंका (d) क्यूबा

32. भारत का निम्नलिखित में से कौन-सा विश्व धरोहर स्थल मध्य प्रदेश में नहीं है?
(a) खजुराहो के मंदिर
(b) सूर्य मंदिर, कोणार्क
(c) साँची स्तूप
(d) भीमबेटका के शैल आश्रय

33. गोताखोरों के प्रयोग में आने वाले गैस सिलिंडरों में ऑक्सीजन को लघुकृत (तनु) करने के लिए निम्नलिखित में से किसका प्रयोग किया जाता है?
(a) क्रिपटॉन (b) आर्गन
(c) हीलियम (d) नियॉन

34. तालाबों और कुओं में निम्नलिखित में से क्या डालने से मच्छरों को नियंत्रित करने में सहायता मिलती है?
(a) घोंघा (b) केकड़ा
(c) डॉगफिश (d) गैमबुसिया फिश

35. परिवेश ह्रास दर कितनी होने पर परिवेश वायु स्थिर होती है?
(a) उदासीन रूप में स्थिर
(b) हाइपर-ऐडियाबेटिक
(c) सब-ऐडियाबेटिक
(d) सुपर-ऐडियाबेटिक

36. प्रत्येक रसायन के प्रति अलग-अलग उद्भासन (एक्सपोजर) के प्रभावों की अपेक्षा रसायनों के मिश्रणों के प्रति उद्भासन के प्रभाव अधिक होते हैं। इसे क्या कहते हैं?
(a) योज्य (b) विरोध
(c) सहक्रिया (d) स्वतंत्र

37. जिस फिल्टर पर मलजल (सीवेज) डाला जाता है उसे क्या कहते हैं?
(a) रिसाव (ट्रिकलिंग) फिल्टर
(b) अंत:स्रावी फिल्टर
(c) संपर्क संस्तर
(d) अंतरावर्ती रेत फिल्टर

38. निम्नलिखित में से कौन-सा एक 'राष्ट्रीय खाद्य सुरक्षा मिशन' में शामिल नहीं है?
(a) तिलहन (b) गेहूँ
(c) चावल (d) दाल

39. भारत में बजट घाटे को पूरा करने की तदर्थ ट्रेजरी बिल प्रणाली को समाप्त कर दिया गया–
(a) 1 अप्रैल, 1992 को
(b) 1 अप्रैल, 1994 को
(c) 31 मार्च, 1996 को
(d) 31 मार्च, 1997 को

40. सुप्रीम कोर्ट ने किस राज्य के सिविल सेवा (न्यायिक शाखा, भर्ती) नियम-1995 के नियम '5ए' को रद्द कर दिया है?
(a) पंजाब सिविल सेवा
(b) राजस्थान सिविल सेवा
(c) बिहार सिविल सेवा
(d) हरियाणा सिविल सेवा

अंकगणितीय क्षमता

41. एक दुकानदार रेडियों के अंकित मूल्य पर प्रारंभिक 20% छूट देने के पश्चात् 12% की अतिरिक्त छूट देता है। रेडियो का विक्रय मूल्य यदि ₹ 704 हो, तो उसका अंकित मूल्य क्या होगा?
(a) ₹ 1220 (b) ₹ 1000
(c) ₹ 540 (d) ₹ 660

42. $x-\frac{2x}{3}+\frac{x}{2}=15$ **को हल करें।**
(a) 20 (b) 16
(c) 18 (d) 22

43. 18 पुरुष एक कार्य को 24 दिन में समाप्त कर सकते हैं। 54 महिलायें इस कार्य को 12 दिन में तथा 16 बच्चे इस कार्य को 54 दिन में समाप्त कर सकते

हैं। 3 पुरुष, 9 महिलायें और 6 बच्चे इसे कितने दिन में पूरा कर सकेंगे?

(a) 18 दिन (b) 36 दिन
(c) 27 दिन (d) 15 दिन

44. एक रेलगाड़ी 110 मीटर लम्बे प्लेटफार्म को 40 सेकण्ड में तथा उस प्लेटफॉर्म पर खड़े लड़के को 30 सेकण्ड में पार कर जाती है। रेलगाड़ी की लम्बाई कितनी है?

(a) 100 मीटर (b) 110 मीटर
(c) 220 मीटर (d) 330 मीटर

45. एक तैराक शान्त जल में 5 किमी./घंटा की चाल से तैर सकता है। यदि धारा का वेग 1 किमी./घंटा हो तो इस तैराक को एक स्थान से दूसरे स्थान तक जाने तथा प्रारंभिक बिंदु तक वापिस आने में 1 घण्टा लगता है वह स्थान प्रारंभिक बिंदु से कितनी दूर है?

(a) 2.4 किमी. (b) 2.5 किमी.
(c) 3 किमी. (d) 3.6 किमी.

46. ₹ 2500 पर 6 वर्ष में साधारण ब्याज की राशि ₹ 1875 है। इसी दर पर इतने ही समय के लिए ₹ 6875 पर कितना साधारण ब्याज होगा?

(a) ₹ 5156.25 (b) ₹ 6000
(c) ₹ 7500 (d) ₹ 8250.2

47. किस चक्रवृद्धि ब्याज की दर से कौन-सी धनराशि 1 वर्ष के अन्त में ₹650 तथा 2 वर्ष के अन्त में ₹676 हो जाऐगी?

(a) 4% (b) 5%
(c) 6% (d) 6%

48. किसी वर्ग का विकार्ण $4\sqrt{2}$ सेमी. है। एक अन्य वर्ग का क्षेत्रफल पहले वर्ग के क्षेत्रफल से दुगुना है। बड़े वर्ग के विकर्ण की लम्बाई क्या होगी?

(a) $8\sqrt{2}$ (b) 16 सेमी.
(c) $4\sqrt{2}$ (d) 8 सेमी.

49. धातु के बने एक घनाभ का भार 16 किग्रा. है। यदि इसकी सभी विमाओं में से प्रत्येक को पहले का एक-चौथाई कर दें, तो नये घनाभ का भार कितना होगा?

(a) 0.25 किग्रा. (b) 0.50 किग्रा.
(c) 0.75 किग्रा. (d) 1 किलो

50. एक लम्ब-वृत्तीय शंकु की ऊंचाई में 200% की वृद्धि तथा उसके आधार के अर्द्धव्यास में 50% की कमी करने पर शंकु के आयतन में क्या परिवर्तन होगा?

(a) 25% की वृद्धि
(b) 50% की वृद्धि
(c) 25% की कमी
(d) इनमें से कोई नहीं

51. यदि $(64)^{2x-5} = 4 \times 8^{(x-4)}$ हो तो x का मान ज्ञात करें–

(a) $\frac{20}{9}$ (b) $\frac{14}{13}$
(c) $\sqrt{3}$ (d) $\frac{15}{7}$

52. $\left(\frac{x^a}{x^b}\right)^{\frac{1}{ab}} \cdot \left(\frac{x^b}{x^c}\right)^{\frac{1}{bc}} \cdot \left(\frac{x^c}{x^a}\right)^{\frac{1}{ca}} = ?$

(a) 1 (b) $x^{\frac{1}{abc}}$
(c) $\frac{1}{x^{(ab+bc+ca)}}$ (d) इनमें से कोई नहीं

53. पहली, दूसरी और तीसरी संख्याओं में से प्रत्येक के तीन चौथाई भाग का योग 39 है। उन संख्याओं का योग क्या है?

(a) 50 (b) 52
(c) 48 (d) 54

54. दो संख्याओं का योग x तथा उनका अंतर y हो, तो उन संख्याओं का गुणनफल क्या होगा?

(a) $a^2 - b^2$ (b) $\frac{a+b}{2}$
(c) $2a - b$ (d) $\frac{4a-b}{4}$

55. दो अंकों की एक संख्या के अंकों का योग 7 है। उस संख्या में से 9 घटाने पर संख्या के अंकों का स्थान पलट जाता है। वह संख्या कौन-सी है?

(a) 43 (b) 63
(c) 33 (d) 53

56. एक बर्तन में 52 लीटर दूध और पानी का मिश्रण 11:2 के अनुपात में है। उसमें कितना दूध और डाल दिया जाए जिससे उसके अनुपात क्रमशः 12:1 हो जाए?

(a) 50 (b) 55
(c) 45 (d) 52

57. दो संख्याओं में $\frac{1}{2}:\frac{1}{3}$ का अनुपात है। तथा उसके घनों का योग 7560 है। उन संख्याओं का योग क्या है?

(a) 20 (b) 30
(c) 10 (d) 15

58. $5x + 7y$ का वर्ग होगा–

(a) $25x^2 + 70xy + 49y^2$
(b) $5x^2 + 70xy + 40y^2$
(c) $25x^2 + 65xy + 47y^2$
(d) $50x^2 + 7xy + 49y^2$

59. प्रेक्षणों 6, 6, 9, 14, 8, 9, 9, 8 के मध्यांक, बहुलक तथा प्रसार का माध्य है–

(a) 10.3 (b) 10.5
(c) 8.5 (d) 8.8

60. सरल कीजिए : $6\sqrt{4} \div 4\sqrt{6} = ?$

(a) 0 (b) $\left(\frac{1}{27}\right)^{1/12}$
(c) 2 (d) $\left(\frac{2}{27}\right)^{1/12}$

सामान्य बुद्धिमत्ता

निर्देश (प्र.सं. 61-62): में दिए गए विकल्पों में से सम्बन्धित अक्षर/शब्द को चुनिए।

61. जुलूस : मार्ग : : पृथ्वी :?

(a) अन्तरिक्ष (b) सूर्य
(c) परिक्रमा पथ (d) राजमार्ग

62. YWUS : BDFH : : WUSQ: ?

(a) DFHJ (b) FHJL
(c) JLNP (d) RTVX

निर्देश (63-64): नीचे दिए गए प्रत्येक प्रश्न से संख्याओं की एक श्रृंखला दी गई है, जिसमें एक पद गलत है जिसे श्रृंखला के नीचे दिए गए चार विकल्पों में से एक के उत्तर में दर्शाया गया है प्रत्येक श्रृंखला में स्थित उस गलत पद को ज्ञात कीजिए।

63. 4, 5, 10, 8, 12, 25, 16, 26, 52, 32

(a) 40 (b) 32
(c) 25 (d) 30

64. 4, 6, 10, 12, 34, 66, 130

(a) 6, (b) 12
(c) 42 (d) 4

65. अगर किसी कूट भाषा में HEART को '@8531' और FEAST को '#8541' लिखते हैं, तो उसी भाषा में 'FARTHEST' होगा–

(a) @8543#18 (b) #5314@81
(c) #531@841 (d) 4531@845

66. यदि एक कूट भाषा में FAITH को 82731 लिखा जाता है HABIT को 12573 लिखा जाता है और HEALTH

को 192431 लिखा जाता है, तो BELIEF को किस प्रकार लिखा जाएगा?

(a) 594598 (b) 594789
(c) 594978 (d) 594798

67. एक सुबह ममता ने सूर्य की ओर चलना प्रारंभ किया, कुछ दूर चलकर वह अपने बायीं ओर मुड़ी और दो बार अपने बायीं ओर मुड़ी, वह अब किस दिशा में मुंह किए हुए है?

(a) पूरब (b) पश्चिम
(c) दक्षिण (d) उत्तर

निर्देश (68-70): निम्नलिखित प्रत्येक प्रश्न के उत्तर नीचे दी गई जानकारियों को पढ़कर दीजिए।

I. विद्यार्थियों की किसी कतार में अरबिन्द छठवें स्थान पर तथा शिखा 12वें स्थान पर है।

II. छात्रों के मध्य में अरबिन्द प्रारम्भ से चौथे तथा अन्तिम से 23वें स्थान पर है, जबकि छात्राओं के मध्य में शिखा प्रारम्भ से 5वें तथा अन्तिम से 28वें स्थान पर है।

68. इस कतार में कुल कितने विद्यार्थी हैं?

(a) 48 (b) 46
(c) 51 (d) 58

69. इस कतार में कुल कितने छात्र हैं?

(a) 34 (b) 23
(c) 26 (d) 25

70. इस कतार में कुल कितनी छात्राएं हैं?

(a) 26 (b) 28
(c) 27 (d) 32

71. यदि किसी देश में खेल दिवस महीने के चौथे शनिवार को मनाया गया हो, तो बताएं कि खेल दिवस किस तारीख को मनाया गया था? यदि उस माह की पहली तारीख मंगलवार को पड़ती हो।

(a) 24 (b) 25
(c) 26 (d) 27

72. यदि 15 सितंबर 2000 शुक्रवार है, तो 15 सितंबर 2001 को कौन-सा दिन होगा?

(a) शुक्रवार (b) शनिवार
(d) बृहस्पतिवार (d) रविवार

73. निम्नलिखित में से कौन-सी आकृति गौरैयाओं, पक्षियों और चूहों के बीच सम्बन्ध को दर्शाती है?

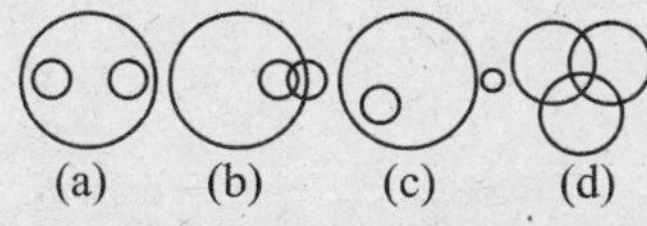

74. कौन-सा आरेख मानव प्राणियों, शिक्षकों और स्नातकों के बीच सम्बन्ध को सही रूप से दर्शाता है?

(a) 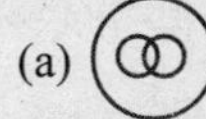 (b) 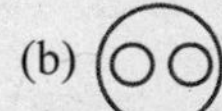

(c) 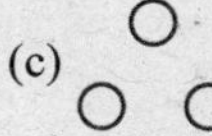 (d) 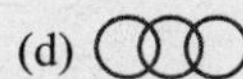

75.

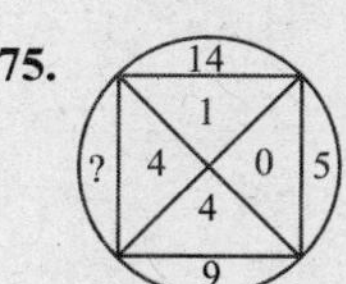

(a) 15 (b) 13
(c) 14 (d) 17

76.

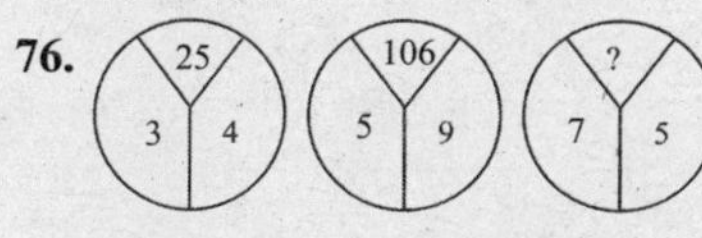

(a) 67 (b) 57
(c) 74 (d) 73

77. एक खिड़की में हमेशा होता है–

(a) पर्दा
(b) काँच की पट्टी
(c) ग्रिल
(d) इनमें से कोई नहीं

78. जिस प्रकार 'चाक' लिखने से संबंधित है उसी प्रकार 'सुई' किससे संबंधित है?

(a) फाड़ना (b) काटना
(c) जोड़ना (d) सिलना

79. दुकानदार, अपराधी और ऑफीसर के बीच के संबंध को कौन-सी आकृति प्रदर्शित करता है?

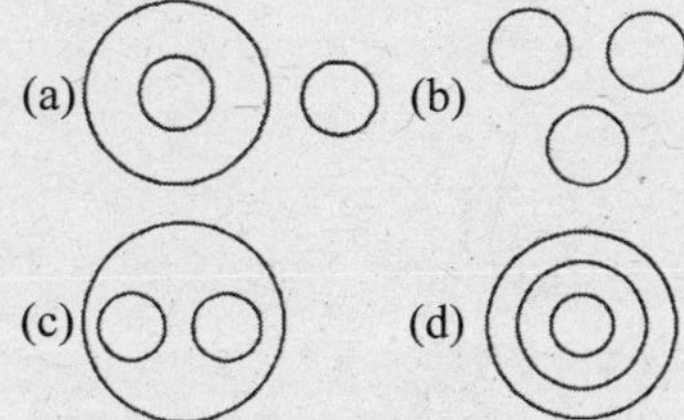

80. निम्नांकित में से किसके द्वारा चूना, सीमेंट, ईंट प्रदर्शित हैं?

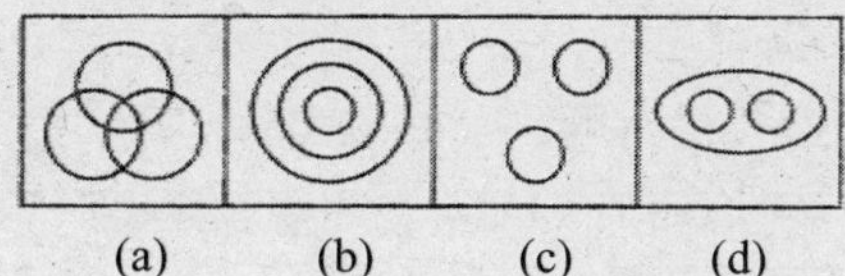

(a) (b) (c) (d)

सामान्य विज्ञान

81. एक शरीर का विराम अवस्था में होना निर्भर नहीं करता-

(a) घूर्णन अक्ष पर
(b) कोणीय वेग पर
(c) द्रव्यमान पर
(d) द्रव्यमान के विभाजन पर

82. निम्न में से प्रकाश के वायुमंडलीय अपवर्तन का परिणाम क्या नहीं है?

(a) सूर्य का सूर्यास्त के समय लाल दिखाई देना
(b) रात में तारों की टिमटिमाना
(c) सूर्य का आकाश में अपनी वास्तविक ऊँचाई से ज्यादा ऊँचाई पर दिखना
(d) सूर्य का अपने वास्तविक उदय से दो या तीन मिनट पहले दिखाई पड़ना

83. समान द्रव्यमान वाले एक धातु की गेंद तथा एक रबड़ के गेंद एक समान वेग से एक दीवार से टकराते हैं, तो रबड़ की गेंद उछल जाती है परंतु धातु की गेंद नहीं। इससे निष्कर्षित होता है कि-

(a) रबड़ की गेंद के संवेग में बृहद् परिवर्तन होता है
(b) धातु की गेंद के संवेग में बृहद् परिवर्तन होता है
(c) दोनों के संवेग में समान परिवर्तन होता है
(d) रबड़ की गेंद का प्रारंभिक संवेग धातु के गेंद से अधिक होता है

84. सूर्योदय और सूर्यास्त के समय सूर्य का रंग लाल क्यों दिखाई देता है?

(a) क्योंकि उस समय सूर्य केवल लाल रंग उत्सर्जित करता है
(b) लाल प्रकाश की तरंग दैर्ध्य अधिक होने के कारण प्रकीर्णन अधिक होता है
(c) सूर्य पर्वतों में से निकलता है
(d) लाल को छोड़कर अन्य सभी रंग प्रकीर्णित हो जाते हैं

85. विद्युत तथा चुम्बकत्व में सम्बन्ध किसने स्थापित किया?

(a) मैक्सवेल
(b) डीजल
(c) माइकल फैराडे
(d) वोल्टा

86. सड़क पर चलती बैलगाड़ी के पहिए की गति किसका उदाहरण है?

(a) दोलन तथा घूर्णन गति
(b) दोलन तथा रूपान्तरित गति
(c) रूपान्तरित तथा घूर्णन गति
(d) रूपान्तरित गति

87. 20 हर्ट्ज से कम आवृत्ति की ध्वनि को कहते हैं-

(a) अपश्रव्य ध्वनि
(b) पराश्रव्य ध्वनि
(c) आन्तरिक ध्वनि
(d) परावर्तित ध्वनि

88. $KMnO_4$ को .... के रूप में भी प्रयोग किया जाता है।

(a) उर्वरक
(b) कीटाणुनाशक
(c) संक्रमण नाशक
(d) कीटनाशक

89. धुंध में मौजूद कठोर द्रव जिससे आँखों में जलन उत्पन्न होती है-

(a) नाइट्रिक एसिड
(b) सल्फर डाइऑक्साइड
(c) परॉक्सिल एसिटिल नाइट्रेट
(d) कार्बन डाइऑक्साइड

90. अम्लीय वर्षा वनस्पति का नाश करती है, क्योंकि इसमें होता है-

(a) नाइट्रिक एसिड
(b) ओजोन
(c) कार्बन डाइऑक्साइड
(d) सल्फ्यूरिक एसिड

91. निम्न में से कौन-सा गुणधर्म ऊष्माक्षेपी अभिक्रियाओं से सम्बन्धित है?

(a) ऊष्मा का निष्कर्षण
(b) ऊष्मा का अवशोषण
(c) ताप परिवर्तन में संलिप्त नहीं होती।
(d) इनमें से कोई नहीं।

92. ऑक्सीकरण अभिक्रिया में क्या होता है?

(a) प्रोटॉनों का दान होता है।
(b) इलेक्ट्रॉनों का दान होता है।
(c) न्यूट्रॉनों का दान होता है।
(d) इलेक्ट्रॉन ग्रहण होते हैं।

93. रेडियोधर्मिता के अन्तर्गत निम्न में से किसका विघटन होता है-

(a) नाभिक (b) आयन
(c) परमाणु (d) अणु

94. लोहे पर जिंक की परत के जमाव की प्रक्रिया कहलाती है-

(a) यशदलेपन
(b) क्रिस्टलीकरण
(c) जंग लगने की प्रक्रिया
(d) वल्कनीकरण

95. तम्बाकू में उपस्थित कौन-सा घटक मनुष्य के उपभोग के लिए हानिकारक है?

(a) मारफिन
(b) निकोटिन
(c) हेरोइन
(d) इनमें से कोई नहीं

96. 'जैविक-संग्रहालय, जो पृथ्वी में जीवन को सुचारू रूप से चलाने के प्रति उत्तरदायी है।' इस कथन से क्या तात्पर्य है?

(a) जैव-अभियांत्रिकी प्रयोगशाला
(b) मानव जीन
(c) मानव जीनोम परियोजना
(d) जैव विविधता

97. इन्सुलिन एक प्रकार का ...... है।

(a) हार्मोन (b) प्रोटीन
(c) एन्जाइम (d) विटामिन

98. बच्चे में लिंग का निर्धारण कौन करता है?

(a) पिता का गुणसूत्र
(b) माता का गुणसूत्र
(c) अभिभावक का Rh कारक
(d) पिता का रक्त समूह

99. एनोना स्कावानमोसा वैज्ञानिक नाम है-

(a) कस्टर्ड सेब (b) पपीता
(c) बबूल (d) सहजन

100. 'डार्विन फिंच' किस समूह को कहते हैं-

(a) मछलियों (b) छिपकलियों
(c) पक्षियों (d) उभयचरों

उत्तर (हल/संकेत)

1. (c) **2.** (d) **3.** (d) **4.** (d)
5. (d) **6.** (a) **7.** (d) **8.** (b)
9. (b) **10.** (d) **11.** (a) **12.** (b)
13. (a) **14.** (b) **15.** (a) **16.** (a)
17. (d) **18.** (a) **19.** (d) **20.** (c)

21. (b) एटॉर्नी जनरल को संसद की कार्यवाही में भाग लेने का अधिकार है, लेकिन वोट करने का नहीं। भारतीय सर्वोच्च न्यायालय में हर वैसे मामलों में जिसमें भारत सरकार संबंधित होती है, उसमें वही भारत सरकार का प्रतिनिधित्व करता है।

22. (d) अमेरिकी आजादी का घोषणा पत्र थॉमस जैफरसन द्वारा तैयार किया गया था। जैफरसन ने उपनिवेशों के लोगों की कठिनाइयों और आवश्यकताओं का ध्यान रखकर नहीं, अपितु मनुष्य के प्राकृतिक अधिकारों के दार्शनिक सिद्धांतों को ध्यान में रखकर यह घोषणा-पत्र तैयार किया था। इस घोषणा-पत्र के तीन भाग थे : प्राकृतिक अधिकार सिद्धांत और सरकार का उद्देश्य, ब्रिटिश राजा के खिलाफ शिकायतों की एक सूची और इंग्लैंड से स्वतंत्रता का घोषणा-पत्र।

23. (c) तत्कालीन केंद्रीय वित्त मंत्री डॉ. मनमोहन सिंह, ने वर्ष 1994-95 के अपने बजट भाषण में सर्विस टैक्स की नई अवधारणा शुरु की। इसे वित्त अधिनियम 2003 के अध्याय VA द्वारा संवैधानिक दर्जा दिया गया था।

24. (a) इल्तुतमिश दिल्ली सल्तनत का प्रथम सुल्तान था जिसने 1229 में अबु खलीफा से अलंकरण का पत्र प्राप्त किया। इस पत्र के द्वारा उसे वफादार लेफ्टिनेंट के रूप में मान्यता मिली।

25. (d) तिब्बती बौद्ध धर्म के इतिहास के महत्वपूर्ण अध्यायों में 8वीं शताब्दी में बौद्ध मुनि पद्मसंभव का आगमन शामिल है। पद्मसंभाव ने कई बौद्ध ग्रन्थों का तिब्बती भाषा में अनुवाद किया और तांत्रिक बौद्ध परंपरा को स्थानीय बोद्ध धर्म से विलय कर तिब्बती बौद्ध धर्म को प्रश्रय दिया।

26. (d) 31 जुलाई, 1937 को गांधीजी ने हरिजन में एक लेख लिखा जिसके आधार पर अक्टूबर 1937 में एक अखिल भारतीय राष्ट्रीय शिक्षा सम्मेलन का आयोजन किया गया। इस सम्मेलन को वर्धा शिक्षा सम्मेलन के नाम से जाना जाता है।

27. (d) 'वॉट इज द थर्ड इस्टेट' एक राजनैतिक पैम्फलेट है जिसे फ्रांसीसी क्रांति के फैलने से पहले, फ्रांसीसी विचारक और पादरी अब्बे एम्मानुएल जोसफ सीएस ने जनवरी 1789 में लिखा था। इस पैम्फलेट में सीएस ने यह कहा कि फ्रांस का थर्ड इस्टेट-फ्रांस की सामान्य जनता-एक राष्ट्र है।

28. (d) गांधी का नमक सत्याग्रह, जिसकी शुरुआत 12 मार्च 1930 को दांडी यात्रा से हुई, सविनय अवज्ञा आंदोलन का हिस्सा था। नमक सत्याग्रह औपनिवेशिक भारत में ब्रिटिश नमक एकाधिकार के खिलाफ कर प्रतिरोध और अहिंसक विरोध प्रदर्शन की एक प्रत्यक्ष कार्यवाही थी। इसी सत्याग्रह के पश्चात् 6 अप्रैल, 1930 को सविनय अवज्ञा आंदोलन का शुभारंभ हुआ।

29. (d) अर्थशास्त्र में, अंग्रेजी शब्द स्टैगफ्लेशन उस स्थिति को दर्शाता है जब मुद्रास्फीति की दर और बेरोजगारी दर दोनों ही उच्च रहते हैं। यह एक देश के लिए आर्थिक रूप से एक मुश्किल स्थिति होती है। चूंकि इस समय दोनों ही मुद्रास्फीति और आर्थिक स्थिरता की समस्या एक साथ उत्पन्न होती हैं और कोई भी व्यापक आर्थिक नीति एक ही समय में इन समस्याओं पर एक साथ ध्यान केंद्रित नहीं कर सकती है।

30. (b) लोचहीन मांग का अर्थ यह है कि मूल्य परिवर्तन से मात्रा की मांग में ज्यादा बदलाव नहीं होगा। जो वस्तु जितनी ही आवश्यक होती है, उसकी लोच उतनी ही कम होती है क्योंकि उसकी कीमत कुछ भी हो लोग उसे खरीदेंगे ही। उदाहरणस्वरूप, जल एक आवश्यक वस्तु है; इसकी कीमत कुछ भी हो लोग इसे खरीदेंगे ही। इस प्रकार के वस्तुओं में पूरी तरह अलोचनीय प्रवृत्ति दिखती है।

31. (b) ग्रेट बैरियर रीफ, क्वींसलैंड (ऑस्ट्रेलिया) के उत्तरी-पूर्वी तट के समांतर बनी हुई, विश्व की यह सबसे बड़ी मूँगे की दीवार है। इस दीवार की लंबाई लगभग 1200 मील तथा चौड़ाई 10 मील से 90 मील तक है। यह कई स्थानों पर खंडित है एवं इसका अधिकांश भाग जलमग्न है।

32. (b) कोणार्क का सूर्य मंदिर भारत के उड़ीसा राज्य के पुरी जिले के पुरी नामक शहर में स्थित है। इसे लाल बलुआ पत्थर एवं काले ग्रेनाइट पत्थर से 1236-64 ई.पू. में गंग वंश के राजा नृसिंह देव द्वारा बनावाया गया था। इसे यूनेस्को द्वारा सन् 1984 में विश्व धरोहर स्थल घोषित किया गया।

33. (c) इन प्रभावों को कम करने के लिए हीलियम का इस्तेमाल किया जाता है जो ऑक्सीजन एवं नाइट्रोजन को तनुकरित कर कमजोर करने कार्य करता है। ऑक्सीजन को लघुकृत करने हेतु हीलियम का प्रयोग इसलिए किया जाता है क्योंकि यह एक आभ्यांतरिक गैस है। इसे अलावा हीलियम काफी पतली गैस होती है जो हवा की अपेक्षा अधिक संकोचनीय होती है और जिसके मादक गुण नाइट्रोजन की तुलना में नगण्य होते हैं।

34. (d) 'गैम्बुसिया' नामक मछली, जिसे मच्छरमार मछली के नाम से भी जाना जाता है, मच्छरों के प्रकोप से बचाने में काफी प्रभावशाली होती है। यह मच्छरों के लार्वा पर अपना पोषण करती है।

35. (c) जब परिवेश ह्रास दर –5.5 के/किलोमीटर से अधिक हो, तब ऊर्ध्वाधर विक्षोम की स्थिति होती है और वातावरण को स्थिर कहा जाता है। इस स्थिति को सब- एडियाबैटिक भी कहते हैं।

36. (c) जब दो या दो से अधिक रसायनों द्वारा उत्पन्न प्रभाव या प्रतिक्रिया रसायन द्वारा अलग-अलग उत्पन्न होने वाले प्रभावों या प्रतिक्रियाओं के योग से कम हो तो उसे प्रतिरोध कहते है। प्रतिरोध का विपरीत सहक्रिया होती है जिसमें दो या दो से अधिक रसायनों द्वारा उत्पन्न प्रभाव या प्रतिक्रिया रसायन द्वारा अलग-अलग उत्पन्न होने वाले प्रभावों या प्रतिक्रियाओं के योग से अधिक होती है।

37. (a) ट्रिकलिंग फिल्टर, जिसे पर्कोलेटिंग फिल्टर के भी नाम से जाना जाता है, पत्थर या टूटी ईंट सामग्री से निर्मित एक कृत्रिम बेड होता है, जिस पर अपशिष्ट जल या मलजल को बहाया जाता है। साफ पानी को जल निकासी व्यवस्था के द्वारा इकट्ठा कर लिया जाता है।

38. (a) धाराणीय आधार पर गेहूँ, चावल और दालों के उत्पादन और उत्पादकता में वृद्धि करने और पूरे देश में खाद्य सुरक्षा की स्थिति सुनिश्चित करने के लिए 2007 में राष्ट्रीय खाद्य सुरक्षा मिशन (NFSM) की स्थापना की गई थी। इसका मुख्य उद्देश्य संशोधित और उन्नत प्रौद्योगिकी और कृषि प्रबंधन प्रथाओं के प्रचार-प्रसार द्वारा इन फसलों के उत्पादन में अंतराल उत्पन्न करना है।

39. (d) तदर्थ सरकारी विधेयक (ऐडहॉक ट्रेजरी बिल) प्रणाली 1997-98 में पूर्णत: बन्द हो गई थी। राज्य सरकारों, अर्ध-सरकारी विभागों और विदेशी केन्द्रीय बैंकों को अस्थायी रूप से लाभ पहुँचाने के लिए तदर्थ सरकारी विधेयक जारी किए जाते हैं। ये विधेयक किसी भी जनसामान्य व्यक्ति (या बैंकों) या बाजार में बेचे नहीं जाते हैं।

40. (c)

41. (b) माना कि रेडियो का अंकित मूल्य = ₹ x

प्रश्न से,

$$x\times\left(\frac{100-20}{100}\right)\times\left(\frac{100-12}{100}\right)=704$$

$$x\times\frac{80}{100}\times\frac{88}{100}=704$$

$$\Rightarrow x\times\frac{4}{5}\times\frac{22}{25}=704$$

$$\Rightarrow x\times 4\times 22=704\times 5\times 25$$

$$\therefore\ x=\frac{704\times5\times25}{4\times22}=1000$$

अत: रेडियो का अंकित मूल्य ₹ 1000 है।

42. (c) $x-\frac{2x}{3}+\frac{x}{2}=15$

$$\Rightarrow \frac{3x-2x}{3}+\frac{x}{2}=15$$

$$\Rightarrow \frac{x}{3}+\frac{x}{2}=15$$

$$\Rightarrow \frac{2x+3x}{6}=15$$

$$\Rightarrow \frac{5x}{6}=15\ \therefore\ x=\frac{15\times6}{5}=18$$

43. (b) (18 × 24) पुरुष काम समाप्त करते हैं = 1 दिन में

$\therefore$ 1 पुरुष का 1 दिन का कार्य $=\frac{1}{432}$

(54 × 12) महिलायें काम समाप्त करती हैं = 1 दिन में

$\therefore$ 1 महिला का 1 दिन का कार्य $=\frac{1}{648}$ (16 × 54) बच्चे काम समाप्त करते हैं = 1 दिन में

$\therefore$ 1 बच्चे का 1 दिन का कार्य $=\frac{1}{864}$

पुन: प्रश्न से,

(3 पुरुषों + 9 महिलाओं + 6 बच्चों) का 1 दिन का काम

$$=\frac{3}{432}+\frac{9}{648}+\frac{6}{864}$$

$$=\frac{1}{144}+\frac{1}{72}+\frac{1}{144}$$

$$=\frac{1+2+1}{144}=\frac{4}{144}=\frac{1}{36}$$

= ये काम समाप्त करेंगे

= 36 दिन में

44. (d) माना रेलगाड़ी की लम्बाई = x मीटर

$$\left(\frac{110+x}{40}\right)=\frac{x}{30}$$

$$\Rightarrow 40x = 3300+30x$$

$$\therefore x=\frac{3300}{10}=330 \text{ मीटर}$$

45. (a) धारा की दिशा में तैराक की चाल = (5+1) किमी./घ. = 6 किमी./घ.

धारा की विपरीत तैराक की चाल = (5–1) किमी./घ.

= 4 किमी./घ.

माना अभीष्ट दूरी = x किमी. तब,

$$\frac{x}{6}+\frac{x}{4}=1 \Rightarrow 4x+6x=24$$

(2 से सभी में भाग देने पर)

$$2x+3x=12 \Rightarrow 5x=12$$

$$\therefore x=\frac{12}{5}=2.4$$

46. (a) मूलधन = ₹ 2500, समय = 6 वर्ष, साधारण ब्याज = ₹1875

$$\therefore \text{ दर } = \frac{\text{ब्याज} \times 100}{\text{समय} \times \text{मूलधन}}$$

$$=\frac{100 \times 1875}{6 \times 2500}=\frac{75}{6}$$

पुनः

$$\therefore \text{ ब्याज } = \frac{\text{मूलधन} \times \text{दर} \times \text{समय}}{100}$$

$$=\frac{6875\times75\times6}{100\times6}=\frac{6875\times3}{4}$$

$$=\frac{20625}{4}=₹5156.25$$

47. (a) प्रश्नानुसार,

माना अभीष्ट धनराशि = ₹x तथा दर = R%

$$\therefore \quad x\left(1+\frac{R}{100}\right)=650 \quad ...(i)$$

$$x\left(1+\frac{R}{100}\right)^2=676 \quad ...(ii)$$

समीकरण (ii) को (i) से भाग देने पर

$$\left(1+\frac{R}{100}\right)=\frac{676}{650}$$

$$\therefore \frac{R}{100}=\frac{676}{650}-1=\frac{676-650}{650}$$

$$=\frac{26}{650}=\frac{1}{25}$$

$$\therefore R=\left(\frac{1}{25}\times100\right)=4$$

$$\therefore R=4$$

48. (d) दिए गए वर्ग का क्षेत्रफल

$$=\left\{\frac{1}{2}\times\left(4\sqrt{2}\right)^2\right\} \text{ वर्ग सेमी.}$$

$$=\frac{1}{2}\times\left(\sqrt{32}\right)^2=\frac{1}{2}\times32=16 \text{ वर्ग सेमी.}$$

नये वर्ग का क्षेत्रफल

= 2 × 16

= 32 वर्ग सेमी.

$$\frac{1}{2}d^2=32 \Rightarrow d^2=64$$

$$\therefore d=\sqrt{64}=8$$

अतः बड़े विकर्ण की लम्बाई = 8 सेमी.

49. (a) माना दिए गए घनाभ की लम्बाई = x मी.

चौड़ाई = y मी. तथा ऊंचाई = z मी.

घनाभ का आयतन = xyz घन मीटर

घनाभ की नई लम्बाई = $\frac{x}{4}$ मी.

चौड़ाई = $\frac{y}{4}$ मी.

ऊँचाई = $\frac{z}{4}$ मी.

नये घनाभ का आयतन

$$=\left(\frac{x}{4}\times\frac{y}{4}\times\frac{z}{4}\right) \text{ घन मीटर}$$

नये घनाभ का भार $=\left(\frac{1}{64}\times16\right)$ किग्रा.

$=\frac{1}{4}$ किग्रा.

= 0.25 किग्रा.

50. (c) माना शंकु के आधार की त्रिज्या = r तथा ऊंचाई = h

शंकु का आयतन $=\frac{1}{3}\pi r^2 h$

$$\text{नई त्रिज्या } =\left(r\times\frac{50}{100}\right)=\frac{r}{2}$$

$$\text{नई ऊंचाई } =\left(h\times\frac{300}{100}\right)=3h$$

शंकु का नया आयतन

$$=\frac{1}{3}\pi\left(\frac{r}{2}\right)^2\times3h=\frac{1}{4}\pi r^2 h$$

आयतन में कमी

$$=\left(\frac{1}{3}\pi r^2 h-\frac{1}{4}\pi r^2 h\right)$$

$$=\left(\frac{1}{3}-\frac{1}{4}\right)\pi r^2 h=\frac{1}{12}\pi r^2 h$$

आयतन में कमी

$$\%=\left(\frac{1}{12}\pi r^2 h\times\frac{3}{\pi r^2 h}\times100\right)\%$$

= 25%

51. (a) $2^{6(2x-5)}=2^{3x-12+2}$

$\Rightarrow 6(2x-5)=3x-12+2$

$\Rightarrow 12x-30=3x-10$

$\Rightarrow 12x-3x=30-10$

$\Rightarrow 9x=20$

$\therefore \ x=\frac{20}{9}$

52. (a) प्रश्न से,

$$\left(\frac{x^a}{x^b}\right)^{\frac{1}{ab}}\cdot\left(\frac{x^b}{x^c}\right)^{\frac{1}{bc}}\cdot\left(\frac{x^c}{x^a}\right)^{\frac{1}{ca}}$$

$$=x^{\frac{a-b}{ab}}.x^{\frac{b-c}{bc}}.x^{\frac{c-a}{ca}}$$

$$=x^{\frac{1}{b}-\frac{1}{a}}.x^{\frac{1}{c}-\frac{1}{b}}.x^{\frac{1}{a}-\frac{1}{c}}$$

$$=x^{\frac{1}{b}-\frac{1}{a}+\frac{1}{c}-\frac{1}{b}+\frac{1}{a}-\frac{1}{c}}$$

$$=x^{\circ}=1$$

53. (b) माना संख्याएँ x, y और z (माना)

अतः $\frac{3x}{4}+\frac{3y}{4}+\frac{3z}{4}=39$

या, $\frac{3}{4}(x+y+z)=39$

$$\therefore x+y+z=\frac{39\times4}{3}=52$$

54. (a) संख्याएँ a और b हैं।

प्रश्नानुसार, $a+b=x$ तथा $a-b=y$

$xy=(a+b)(a-b)$

$xy=a^2-b^2$

55. (a) इकाई अंक = x (माना)

$\therefore$ दहाई अंक = $7-x$

$\therefore$ संख्या = $10(7-x)+x$

$\therefore [10(7-x)+x]-9=10x+(7-x)$

या, $70-10x+x-9=10x+7-x$

या, $61-9x=9x+7$

या, $61-7=9x+9x$

या, $18x=54$

$$\therefore x=\frac{58}{18}=3$$

$\therefore$ इकाई अंक = 3

दहाई अंक = 7 – 3 = 4

$\therefore$ संख्या = 10 × 4 + 3 = 43

(ऐसे प्रश्नों को विकल्पों की सहायता से हल करना चाहिए।)

56. (d) दूध की मात्रा = $\frac{11}{(11+2)}\times 52$

$= 44$ लीटर

पानी की मात्रा $= 52 - 44 = 8$ लीटर

अब प्रश्नानुसार, $\frac{44+x}{8}=\frac{12}{1}$

या, $44 + x = 96$

या, $x = 96 - 44 = 52$

$\therefore$ दूध की अभीष्ट मात्रा $= 52$ लीटर

57. (b) $\frac{1}{2}:\frac{1}{3}=\frac{1}{2}\times 6:\frac{1}{3}\times 6 = 3:2$

अत: संख्याएँ $3x$ और $2x$ हैं।

$\therefore (3x)^3 + (2x)^3 = 7560$

या, $27x^3 + 8x^3 = 7560$

या, $35x^3 = 7560$

या, $x^3 = \frac{7560}{35} = 216 = 6^3$

$\therefore x = 6$

अत: संख्याओं का योग

$= 3x + 2x = 5x = 5 \times 6 = 30$

58. (a) $(5x + 7y)^2 = (5x)^2 + 2.5x.7y + (7y)^2$

$= 25x^2 + 70xy + 49y^2$

59. (c) मध्यांक $= \frac{8+9}{2} = 8.5$

बहुलक $= 9$

परास $= 14 - 6 = 8$

अभीष्ट माध्य

$= \frac{8.5+9+8}{3} = \frac{25.5}{3} = 8.5$

60. (d) $\sqrt[6]{4} \div \sqrt[4]{6} = 4^{1/6} \div 6^{1/4}$

$= 4^{2/12} \div 6^{3/12}$

$= \frac{(4^2)^{1/12}}{(6^3)^{1/12}} = \frac{(4^2)}{(6^3)}^{1/12}$

$\left(\frac{16}{216}\right)^{1/12} = \left(\frac{2}{27}\right)^{1/12}$

61. (c) जिस प्रकार 'जूलूस' (शोभा यात्रा), 'मार्ग' पर निकाला जाता है, ठीक उसी प्रकार पृथ्वी परिक्रमा पथ पर चक्कर लगाती है।

62. (a)

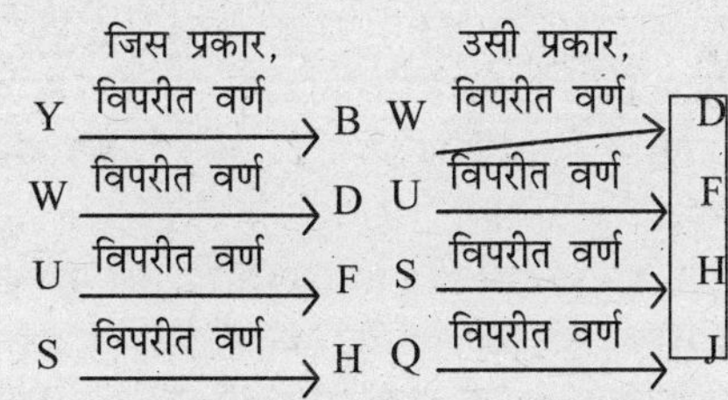

अत: WUSQ $\Rightarrow$ DFHJ को इसी प्रकार से लिखेंगे।

63. (c)

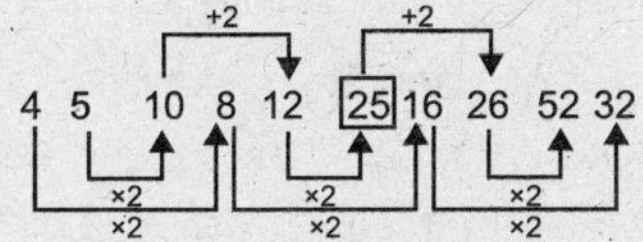

अत: 25 के स्थान पर 24 होगा।

64. (b)

4 6 10 12 34 66

×2–2 ×2–2 ×2–2 ×2–2 ×2–2

अत: 12 के स्थान पर 18 होगा।

65. (c) जिस प्रकार,

H E A R T ↓ ↓ ↓ ↓ ↓ @ 8 5 3 1   F E A S T ↓ ↓ ↓ ↓ ↓ # 8 5 4 1

उसी प्रकार,

F A R T H E S T

↓ ↓ ↓ ↓ ↓ ↓ ↓ ↓

5 3 1 @ 8 4 1

अत: 'FARTHEST' शब्द को कोड भाषा में '#531@841' लिखा जाएगा।

66. (d)

FAITH → 82731

HABIT → 12573

HEALTH → 192431

BELIEF → 594798

67. (c)

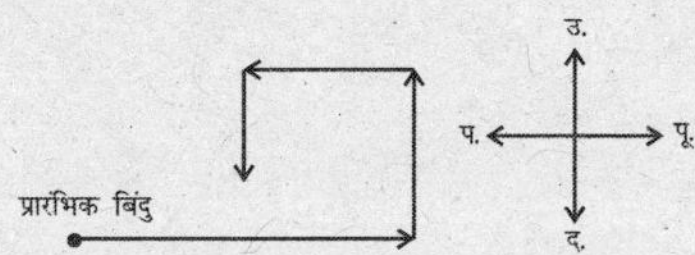

अत: ममता अब दक्षिण दिशा में मुंह किए हुए है।

68. (d) कुल विद्यार्थियों की संख्या

= छात्रों की संख्या +

छात्राओं की संख्या

कुल छात्रों की संख्या

$= 4 + 23 - 1 = 26$

तथा कुल छात्राओं की संख्या

$= 5 + 28 - 1 = 32$

$\therefore$ कुल विद्यार्थियों की संख्या

$= 26 + 32 = 58$

69. (c) कुल छात्रों की संख्या

$= 4 + 23 - 1 = 26$

70. (d) कुल छात्राओं की संख्या

$= 5 + 28 - 1 = 32$

71. (c) प्रश्नानुसार खेल दिवस = चौथा शनिवार

1 तारीख → मंगलवार

पहला शनिवार 5 तारीख

दूसरा शनिवार $5 + 7 = 12$ तारीख

तीसरा शनिवार $5 + 14 = 19$ तारीख

चौथा शनिवार $5 + 21 =$ **26** तारीख

72. (b) प्रश्नानुसार 15 सितंबर, 2000 से 15 सितंबर 2001 तक कुल दिनों की संख्या $= 365$

अत: $\frac{365}{7}$

= 52 सप्ताह और 1 दिन

यहाँ शेष 1 प्राप्त हुआ है। अत: 15 सितंबर 2001 को शुक्रवार के एक दिन बाद वाला दिन **शनिवार** होगा।

73. (c) आकृति (c) है क्योंकि 'गौरैया' पक्षी समूह में आती है जबकि चूहा स्तन प्राणी है।

74. (a) वेन आरेख (a) 'शिक्षकों' एवं 'स्नातकों' को दर्शाता है, जो मनुष्य से ही सम्बन्धित है।

75. (b) जिस प्रकार,

$5 + 4 = 9$

$\Rightarrow 9 + 4 = 13$

76. (c) जिस प्रकार,

$3^2 + 4^2 = 9 + 16 = 25$

तथा $5^2 + 9^2 = 25 + 81 = 106$

उसी प्रकार, $7^2 + 5^2 = 49 + 25 = 74$

अत: प्रश्नवाचक चिन्ह के स्थान पर 74 होगा।

77. (d) **78.** (d)

79. (b)

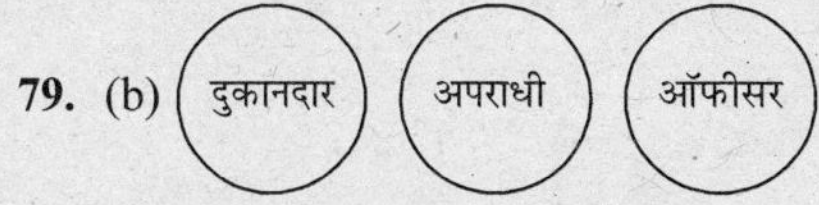

दुकानदार, अपराधी व ऑफीसर तीनों अलग-अलग समूहों को सूचित करते हैं।

80. (c) चूना, सीमेंट और ईंट तीनों अलग-अलग हैं।

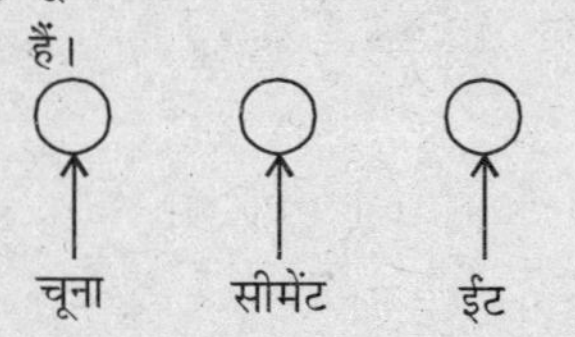

81. (b) जड़त्व शरीर के द्रव्यमान की विशिष्टता है। इसलिए शरीर का विराम अवस्था में होना कोणीय वेग पर निर्भर नहीं करता है।

82. (a) सूर्य का सूर्यास्त के समय लाल दिखना, प्रकाश के प्रकीर्णन के कारण होता है।

83. (a) रबड़ की गेंद के संवेग में हुआ परिवर्तन धातु के गेंद के सापेक्ष अधिक होता है। इसलिए रबड़ की गेंद उछल जाती है जबकि धातु की गेंद नहीं।

84. (d) लाल रंग की तरंगदैर्ध्य सबसे अधिक होने के कारण, लाल रंग प्रकीर्णित नहीं होता है तथा सभी अन्य रंग प्रकीर्णित हो जाते हैं। इसलिये सूर्योदय तथा सूर्यास्त के समय सूर्य का रंग लाल दिखाई देता है।

85. (c) विद्युत और चुम्बकत्व में सम्बन्ध माइकल फैराडे द्वारा निरूपित किया गया। विद्युत क्षेत्र के चारों ओर विद्युत क्षेत्र के निर्माण की घटना विद्युत चुम्बकीय प्रेरण कहलाती है।

86. (c) रूपान्तरित तथा घूर्णन गति सड़क पर चलती बैलगाड़ी के पहिए की गति का उदाहरण है। क्योंकि बैलगाड़ी बैलों की पेशीय ऊर्जा के रूपान्तरण तथा गाड़ी के पहिए के घूर्णन गति के कारण ही आगे बढ़ पाती है।

87. (a) अपश्रव्य ध्वनि की आवृत्ति 20 Hz से कम होती है। मानव श्रव्य सीमा की निचली सीमा 20 Hz होती है।

88. (c) $KMnO_4$ (पोटैशियम परमैग्नेंट) का प्रयोग एक संक्रमण नाशक के रूप में किया जाता है। इसका उपयोग कुएं के पानी को शुद्ध करने के लिए किया जाता है। इसको लाल दवा के नाम से भी जाना जाता है।

89. (c) नाइट्रस ऑक्साइड वाष्पशील कार्बनिक यौगिकों (मीथेन के अलावा) के साथ अभिक्रिया करके परॉक्सिल एसिटिल नाइट्रेट (धुँध का हिस्सा) का निर्माण करते हैं, जिसके फलस्वरूप आँखों में जलन उत्पन्न होती है।

90. (d) अम्लीय वर्षा में 60-70% H_2SO_4 और 30-40% HNO_8 होता है।

91. (a) ऊष्माक्षेपी अभिक्रियाएं वे अभिक्रियाएं होती हैं, जिनमें ऊष्मा का उत्सर्जन होता है। ऊष्माक्षेपी अभिक्रियाओं में अभिकारकों की ऊर्जा प्राप्त उत्पादों की ऊर्जा से अधिक होती है।

92. (b) ऑक्सीकरण अभिक्रिया में इलेक्ट्रॉनों का दान होता है।

उदाहरण : $Mg(s) \rightarrow Mg^{2+} + 2e^-$

93. (a) रेडियोधर्मिता के अन्तर्गत, असन्तुलित परमाणु नाभिक का विखण्डन होता है। यदि किसी परमाणु के नाभिक में उपस्थित न्यूट्रॉन तथा प्रोटीन के अनुपात (n/p ratio) का मान यदि एक से अधिक होता है, तो वह रमाणु नाभिक असन्तुलित होगा। जहाँ, n = न्यूट्रॉनों की संख्या तथा p = प्रोटॉनों की संख्या है। रेडियोधर्मिता वह प्रक्रिया है, जिसमें परमाणु नाभिक स्वभाविक रूप से विघटित होते हैं।

94. (a) लोहे को जंग से बचाने के लिए उस पर जिंक का आवरण चढ़ाने की प्रक्रिया यशदलेपन कहलाती है। यह लोहे को जंग से बचाने की सर्वोत्तम प्रक्रिया है।

95. (b) निकोटिन नाइट्रोजनधारी एलकेलॉइड रसायन है, जो प्रत्येक तम्बाकू उत्पादों में उपस्थित होता है। यह व्यसनीय ड्रग (औषधि) है, जिसका नकारात्मक प्रभाव मस्तिष्क और तंत्रिका तंत्र पर पड़ता है।

96. (d) विश्व में मौजूद विभिन्न तरह के पौधों व जानवरों की प्रजाति, जो अपने विशिष्ट तरह के लक्षणों, गुणों व पहचान के लिये प्रसिद्ध हो, किसी भी स्थल की जैव विविधता कहलाती है। जैवविविधता तीन तरह से बंटी हुई है-प्रजाति, जाति एवं पारिस्थितिक तंत्र।

97. (a) इन्सुलिन एक प्रकार का हार्मोन है, जो अग्नाशय की बीटा कोशिकाओं द्वारा स्रावित होता है। इन्सुलिन रक्त में शर्करा के स्तर को संतुलित रखता है। इन्सुलिन के अल्पस्राव से डायबिटिज मैलाइटस (मधुमेह) हो जाता है।

98. (a) बच्चे के लिंग का निर्धारण पिता के गुणसूत्र से होता है। नर युग्मक (शुक्राणु) के पास X तथा Y गुणसूत्रों का जोड़ा होता है। X गुणसूत्र युक्त शुक्राणु अंडे से निषेचित हो कर मादा भ्रूण (XX) तथा Y गुणसूत्र युक्त शुक्राणु अंडे से निषेचित होकर नर भ्रूण (XY) बनाता है।

99. (a) एनोना स्कावानमोसा, कस्टर्ड सेब का वैज्ञानिक नाम है। कुल-एनोनेसी

100. (c) 'डॉर्विन फिंच' पक्षियों के समूह को दर्शाता है। डार्विन ने गालापागोस द्वीप पर 14 प्रकार के पक्षियों का अध्ययन किया और देखा कि प्रत्येक जीव पर्यावरण के अनुसार अपने आप को विकसित करता है।

❑❑❑